JN087956

決定版！ 作りおき＆帰ってすぐでき！

糖質オフのラクうまレシピ350

やせる！

高雄病院理事長
江部康二／著
新谷友里江／料理

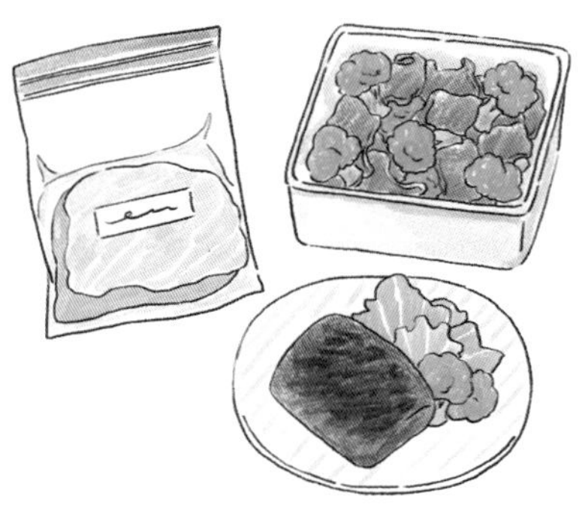

ナツメ社

どうしてやせる？　どうして続く？

糖質オフの作りおき＋速攻おかずで確実にやせる理由

ダイエットをしても思うようにやせない、続けられない…という人も多いのでは？
糖質オフの作りおきおかずと速攻おかずを活用して、今度こそダイエットを成功させましょう！

毎日のおかず作りがラクにおいしくできるうえ、糖質が低いものばかりだから何を食べてもやせられる!

糖質の少ない食事を食べてやせる「糖質オフダイエット」。いざ始めてみても、毎日のこととなると面倒ですぐに挫折してしまったり、マンネリで飽きてしまうことも。そんな人におすすめなのが、週末に『冷凍と冷蔵の作りおき』を仕込み、平日はそれらの作りおきと、『速攻でできる時短おかず』を組み合わせるという方法。今まで挫折してきた人も、これから挑戦する人も、ラクに、おいしくやせられること、間違いなしです！

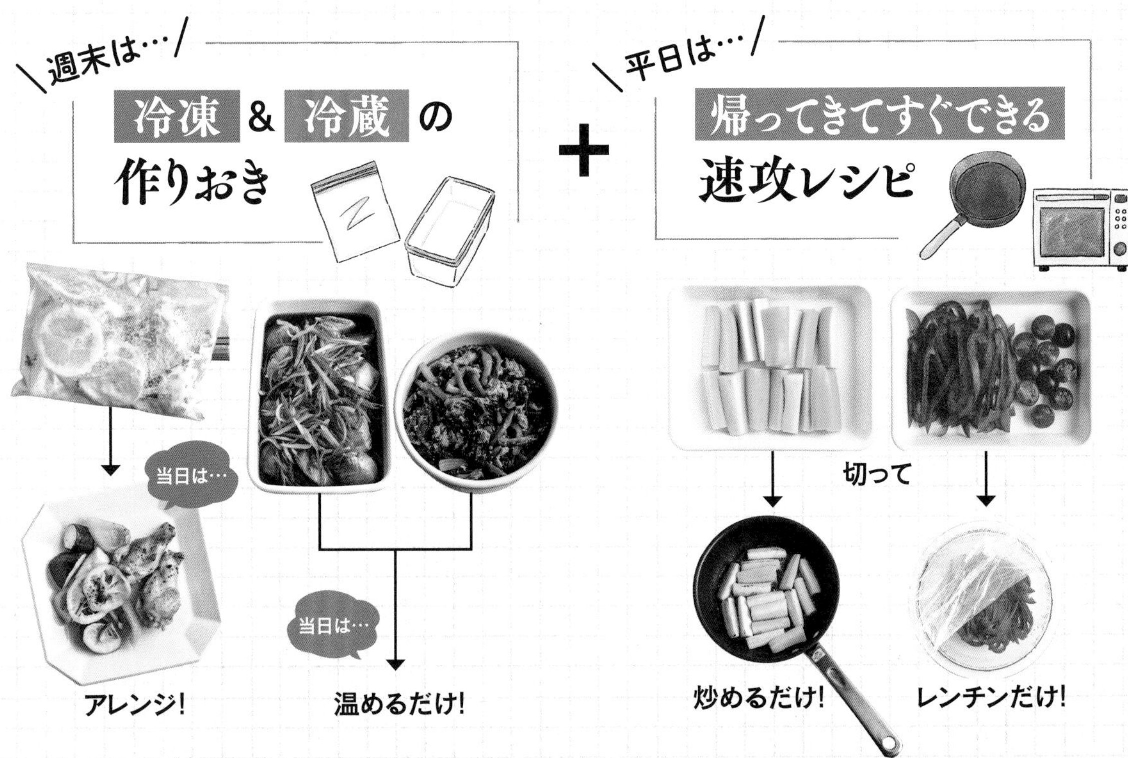

➡ 簡単＆毎日飽きずにおいしい！だから続けられる！

おいしく食べてやせられる！ 即やせルール

1 低糖質、高たんぱくの肉、魚、卵、大豆製品をしっかり食べる

糖質オフ中に野菜しか食べないような食事をしてしまうと、空腹で辛いだけでなく、エネルギー不足や、筋肉量が減るなどの原因に。野菜と一緒に肉、魚、卵、大豆製品などのたんぱく質をしっかりとり、健康的でやせやすい体作りをしていくことが大切です。

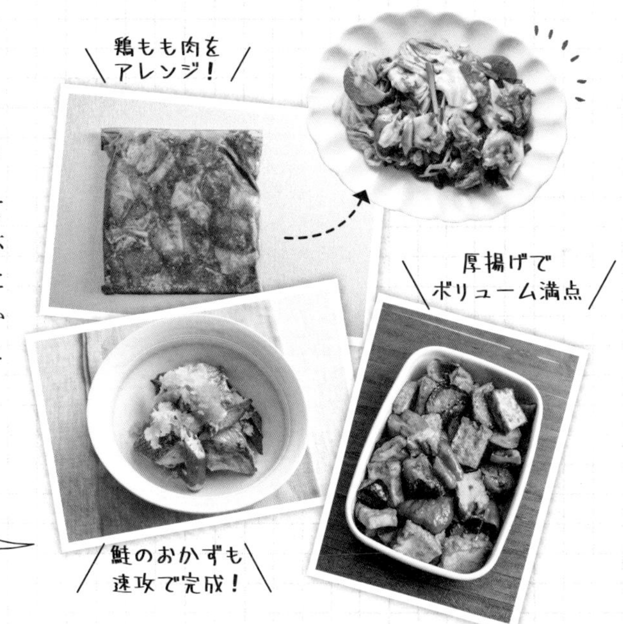
鶏もも肉をアレンジ！
厚揚げでボリューム満点
冷凍・冷蔵・速攻レシピで大満足！
鮭のおかずも速攻で完成！

2 野菜、きのこ、海藻のおかずもバランスよく

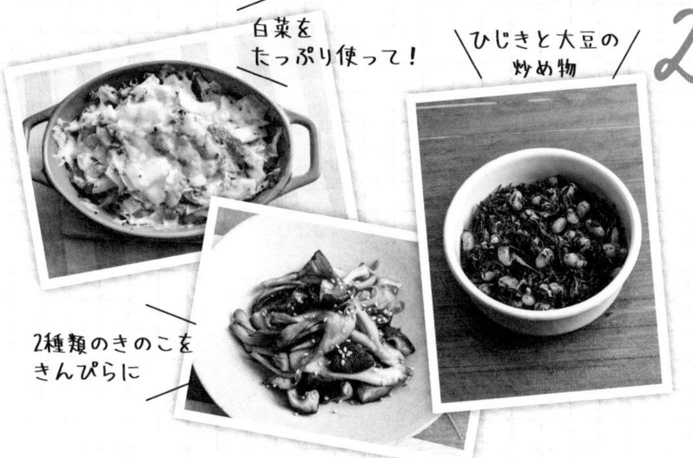
白菜をたっぷり使って！
ひじきと大豆の炒め物
2種類のきのこをきんぴらに

糖質オフの食事をしていると、食物繊維不足から便秘になってしまうことも。食物繊維を含む野菜、きのこ、海藻もしっかりとり入れながら、バランスのよい食事を心がけましょう。また、食物繊維を最初に食べると、糖質の吸収を抑える効果も期待できます。

3 夕食だけでなく朝食、ランチ、お弁当にも

せっかく夕飯で糖質オフの食事をしていても、朝と昼の食事で糖質が高いものを食べてしまうと、結果が出にくくなってしまいます。この本で紹介している作りおきおかずと、パパッと作れる速攻おかずを組み合わせれば、1日3回の食事も、無理なく糖質オフできます。

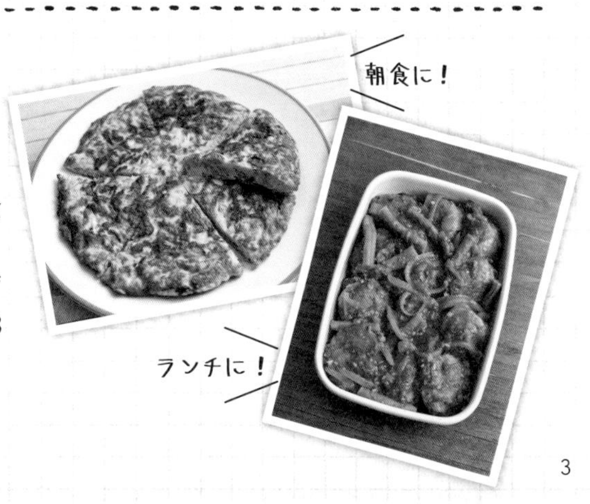
朝食に！
ランチに！

おいしい！無理なく続けられる！

この本でとことんこだわった4つの特徴

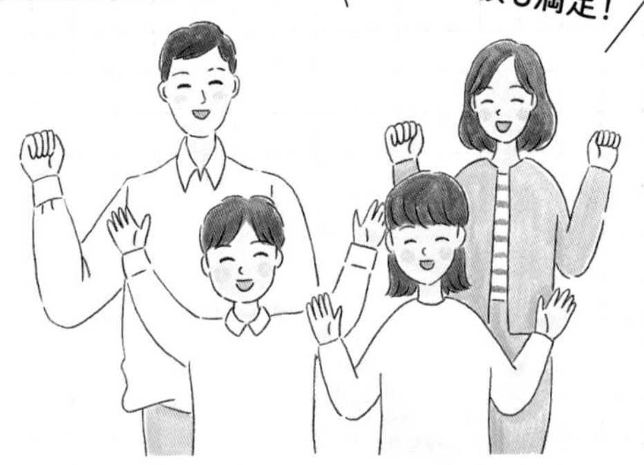

今や定番になった糖質オフのダイエットですが、やってはみたものの、続けられずに失敗に終わってしまった…という人もちらほら。本書では、続けられない原因をおさえながら、簡単でおいしく、続けやすい糖質オフレシピを豊富に紹介しています。これならきっと、続けられるはず！

特徴1 肉と魚は冷凍＆冷蔵作りおきで時短＆節約！

ジャンボパックや特売で、安く大量に買い込んだ肉や魚は、冷凍＆冷蔵作りおきがおすすめです。下味をつけて冷凍すれば、味が浸透するので、解凍後は野菜と一緒に炒めるだけ！調味もしなくていいから本当に簡単です。

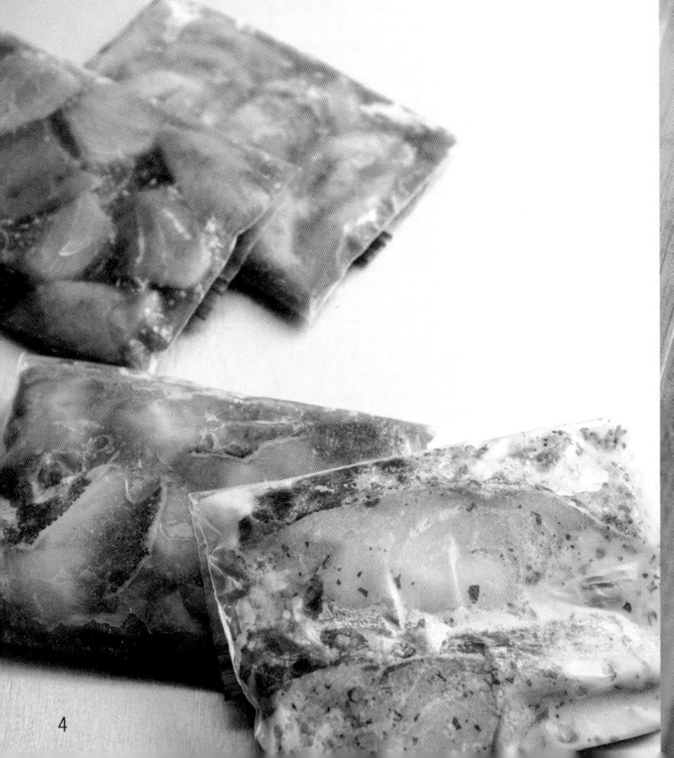

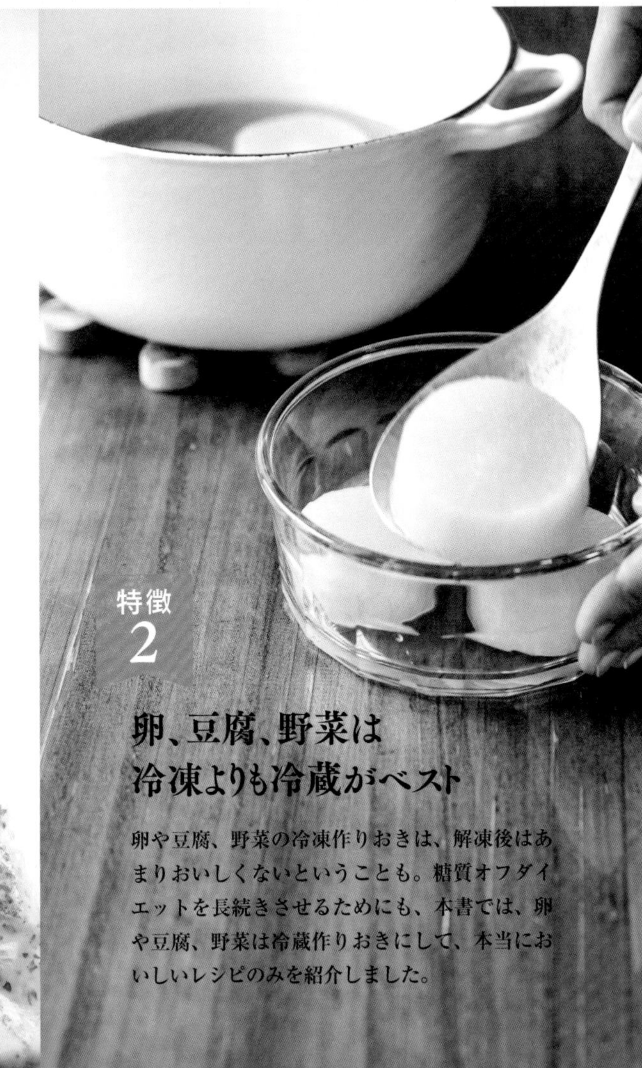

特徴2 卵、豆腐、野菜は冷凍よりも冷蔵がベスト

卵や豆腐、野菜の冷凍作りおきは、解凍後はあまりおいしくないということも。糖質オフダイエットを長続きさせるためにも、本書では、卵や豆腐、野菜は冷蔵作りおきにして、本当においしいレシピのみを紹介しました。

糖質オフダイエットで挫折する理由

どんな理由で糖質オフダイエットが続かなかったのか、4つの原因を見ていきましょう。

1 食費が高い!

炭水化物を減らし、たんぱく質と野菜がメインになる糖質オフ。肉や魚の量が多くなるので、普段よりも食費が多くかかってしまうことが…。

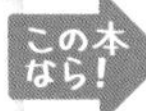

節約レシピが豊富!

2 ワンパターンで飽きる

糖質オフに限らず、ダイエット中の食事はいつも同じようなメニューになってしまい、バリエーションが少なく、飽きてしまいがち…。

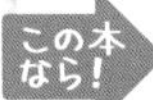

350レシピで飽きない!

3 家族と一緒の食事ができない

ダイエット中の食事は味気なく、家族が満足できずに同じものが食べられないということも。別の食事を作ってみても大変で続かず…。

この本なら!

家族も大満足の料理が豊富

4 便秘になりやすい

炭水化物をカットし、たんぱく質中心の食事になると、食物繊維が不足して便秘になることも。食物繊維を含んだ野菜のおかずもワンパターン…。

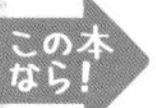

野菜、きのこ、海藻レシピが豊富

特徴 3

糖質オフでもお金をかけずにやせられる節約レシピを多数紹介

糖質オフダイエットは、食費が高いから長続きしない…という悩みもこの本で解消! 鶏むね肉、鶏手羽元、豚こま肉、ひき肉、卵、豆腐などの節約レシピを多数紹介。安くておいしい糖質オフおかずで効率的にやせられます。

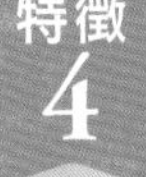

帰ってからすぐにできる速攻レシピで家族も大満足の食事

忙しくて作りおきする時間がない人にも嬉しい、帰ってからすぐ作れる「速攻おかず」も多数紹介。できたてのおいしさで大満足なうえ、ごはんによく合うおかずも豊富だから、糖質オフしていない家族にも喜ばれるはず。

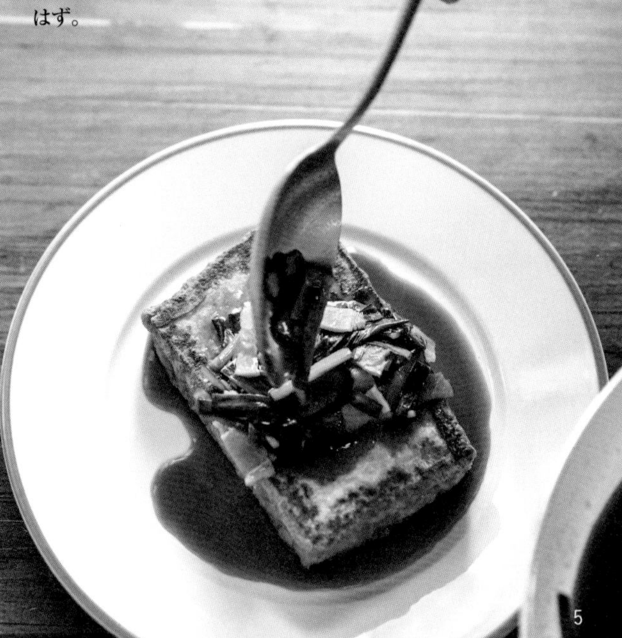

CONTENTS

Part2
糖質オフの魚介の作りおき&速攻レシピ

Part3
糖質オフの卵・大豆製品の作りおき&速攻レシピ

Part4
糖質オフの野菜の作りおき&速攻レシピ

ピーマン・パプリカ

ズッキーニ・黄ズッキーニ

青菜

ブロッコリー・カリフラワー

なす

白菜

大根

きゅうり

アボカド

きのこ

海藻

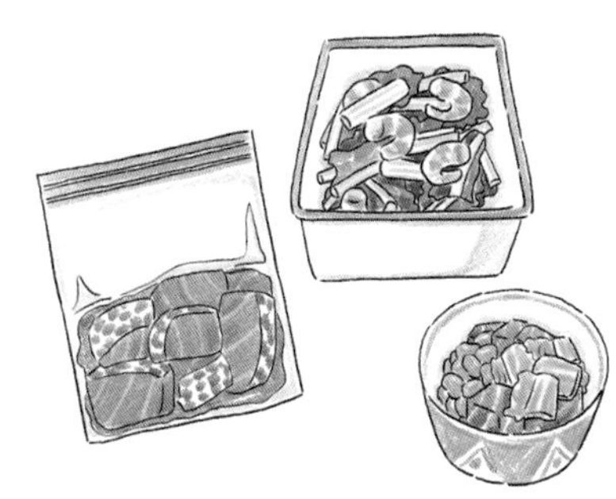

この本の特徴と決まり

糖質オフの食事が続けやすいポイントが満載の一冊です。
この本の特徴を知って使いこなせば、ダイエットの成功が待っているはず！

食材別に 冷凍・冷蔵作りおき、速攻Recipe を紹介！

食材（部位）別に、冷凍の作りおきとアレンジおかず、冷蔵の作りおきおかず、短時間で作れる速攻おかずを紹介しています。

気になるカロリー、糖質量、たんぱく質量もひと目でわかる

糖質オフ中は栄養価が気になるもの。冷凍作りおきは全量の栄養価、それ以外のアレンジおかず、冷蔵作りおき、速攻のおかずは1人分の栄養価を表示しています。

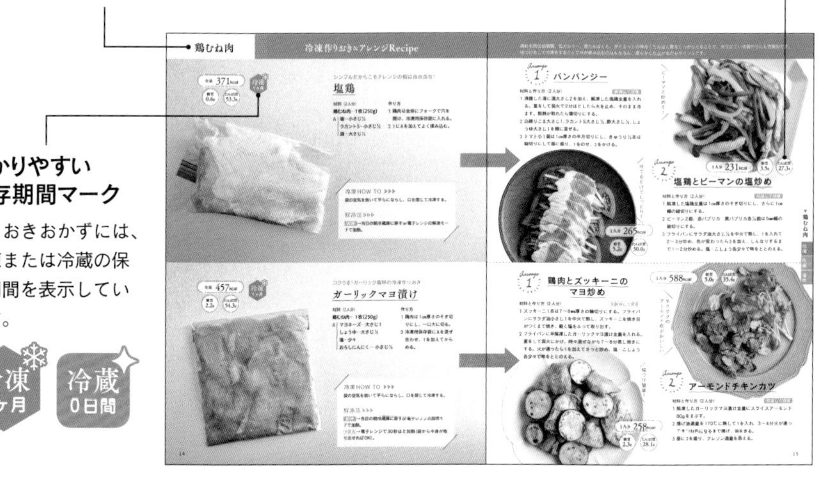

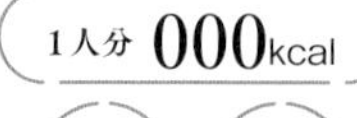

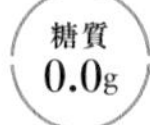

たんぱく質 0.0g

わかりやすい保存期間マーク

作りおきおかずには、冷凍または冷蔵の保存期間を表示しています。

冷凍 1ヶ月　冷蔵 0日間

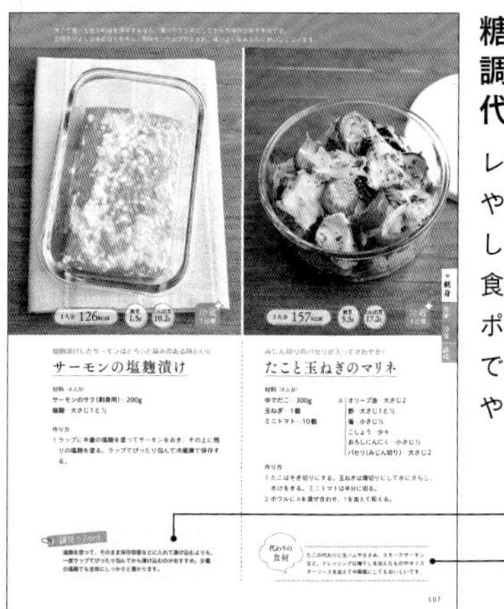

糖質オフのPoint、調理のPoint、代わりの食材を紹介！

レシピに対するポイントや、同じ味つけでもおいしく食べられる代わりの食材を紹介しています。ポイントを理解することで、糖質オフや調理がしやすくなるはず。

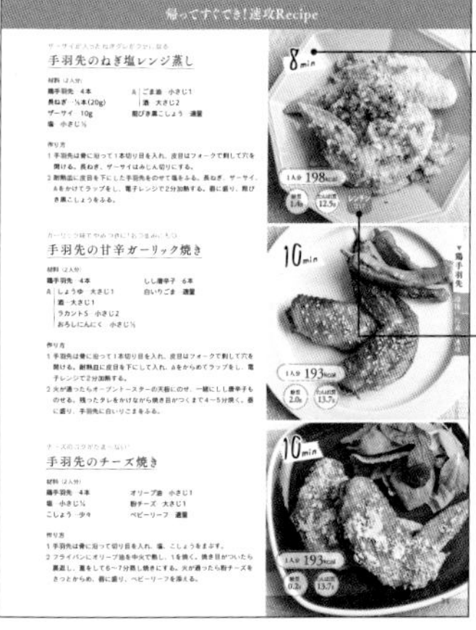

調理時間の目安がわかる

速攻Recipeには、目安の調理時間を表示。忙しい日のレシピ選びの参考になるから便利です。

電子レンジだけで作れるレンチンマーク

火を使わずに電子レンジだけで作れるレシピにはレンチンマークを表示。手軽に作りたいときに選んでも◎。

レンチンだけ

●この本の使い方

- 材料は2人分、または4人分、作りやすい分量を基本としています。
- 計算単位は1カップ=200ml、大さじ1=15ml、小さじ1=5mlとしています。
- 「少々」は小さじ1/6未満を、「適量」はちょうどよい量を、「適宜」は好みで必要であれば入れることを示します。
- 野菜類は特に記載のない場合、皮をむくなどの下処理を済ませてからの手順を説明しています。
- 電子レンジは600Wを基本としています。500Wの場合は、加熱時間を1.2倍にしてください。
- 保存期間は目安の期間です。季節や保存状態によって、保存期間に差がでるので、できるだけ早く食べ切りましょう。
- 本書で使用している「ラカントS」は血糖値に影響しないため、糖質量は「0」として計算しています。

●糖質制限を始める前の注意事項

- 糖尿病の方で経口血糖降下剤の内服やインスリン注射をしておられる場合は、低血糖を起こす心配があるため、必ず医師と相談してください。
- 診断基準を満たす膵炎がある場合、肝硬変の場合、そして長鎖脂肪酸代謝異常症は、糖質制限食の適応となりませんのでご注意ください。
- 腎不全の方が糖質制限食を実施する際は、必ず医師に相談してください。

Part 1

糖質オフの肉の作りおき＆速攻レシピ

まずは糖質オフで大活躍の、肉を使った冷凍＆冷蔵作りおきと速攻レシピをご紹介。
食べ応えがあり、家族みんなが喜ぶメニューが満載です。

糖質オフでやせる!

作りおき&速攻おかずで帰ってから15分でできる時短献立①

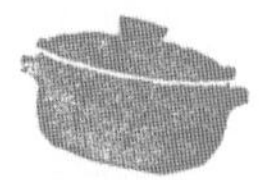

冷凍しておいた塩鶏と色合いのきれいなピーマンの炒め物がメインの献立です。冷蔵作りおきしておいたツナとなすのトロトロ煮はよく味がなじんでおいしく、速攻で作れるキャベツのピリ辛ディップは、火を使わずに作れるのがうれしい!

主菜

冷凍 作りおき 塩鶏とピーマンの塩炒め(P15)

前日まで

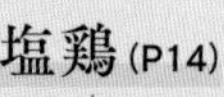
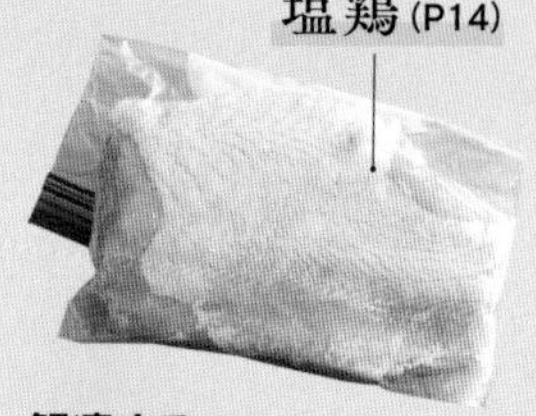

解凍する
冷蔵庫に移して解凍。

帰ってから

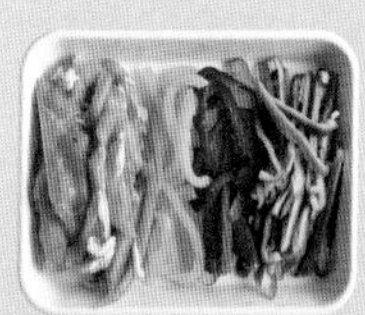

切る
鶏肉、ピーマン、パプリカを細切りにする。

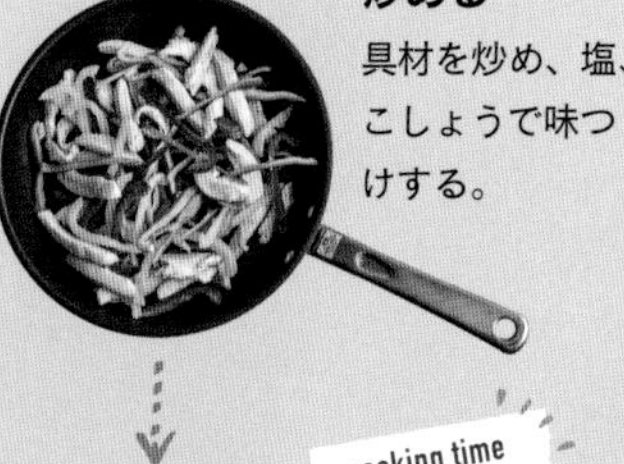

炒める
具材を炒め、塩、こしょうで味つけする。

完成! cooking time 10min

副菜1

冷蔵 作りおき ツナとなすのとろとろ煮(P152)

前日まで

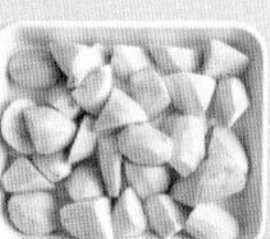

切る
なすは乱切りにする。

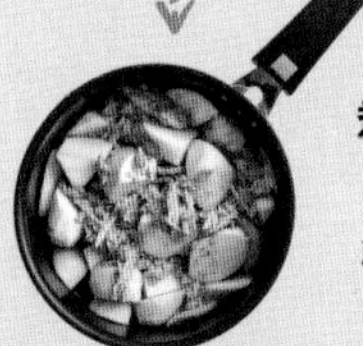

煮る
しょうゆを加えただし汁でなすとツナを煮る。

帰ってから

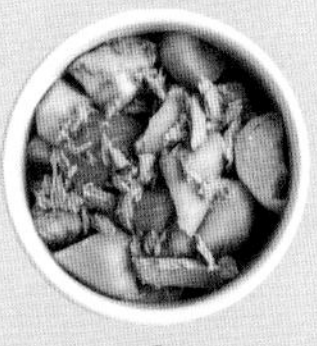

温める
電子レンジで温め、小口切りにした万能ねぎをふる。

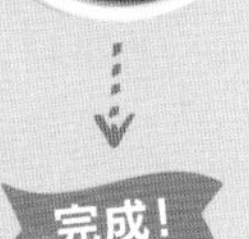

副菜2

速攻 おかず キャベツのピリ辛ディップ(P136)

前日まで

準備なしでOK

帰ってから

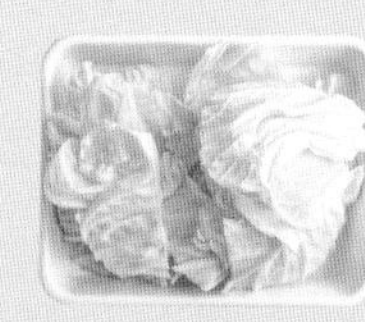

切る
キャベツを大きめに切る。

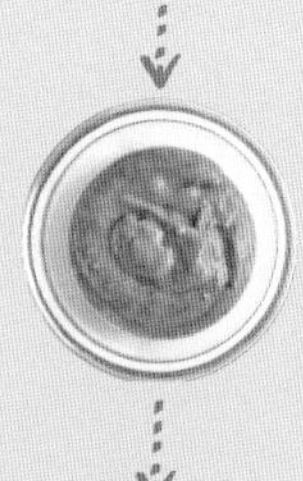

混ぜる
マヨネーズ、みそ、豆板醤を混ぜ合わせる。

cooking time 5min

献立MEMO

冷凍×冷蔵×速攻の合わせワザ!

味つけして冷凍した作りおきは、炒めるときに、味をととのえる程度でOKなのがラク!残りの副菜2品は、どちらも火を使わずに作れます。

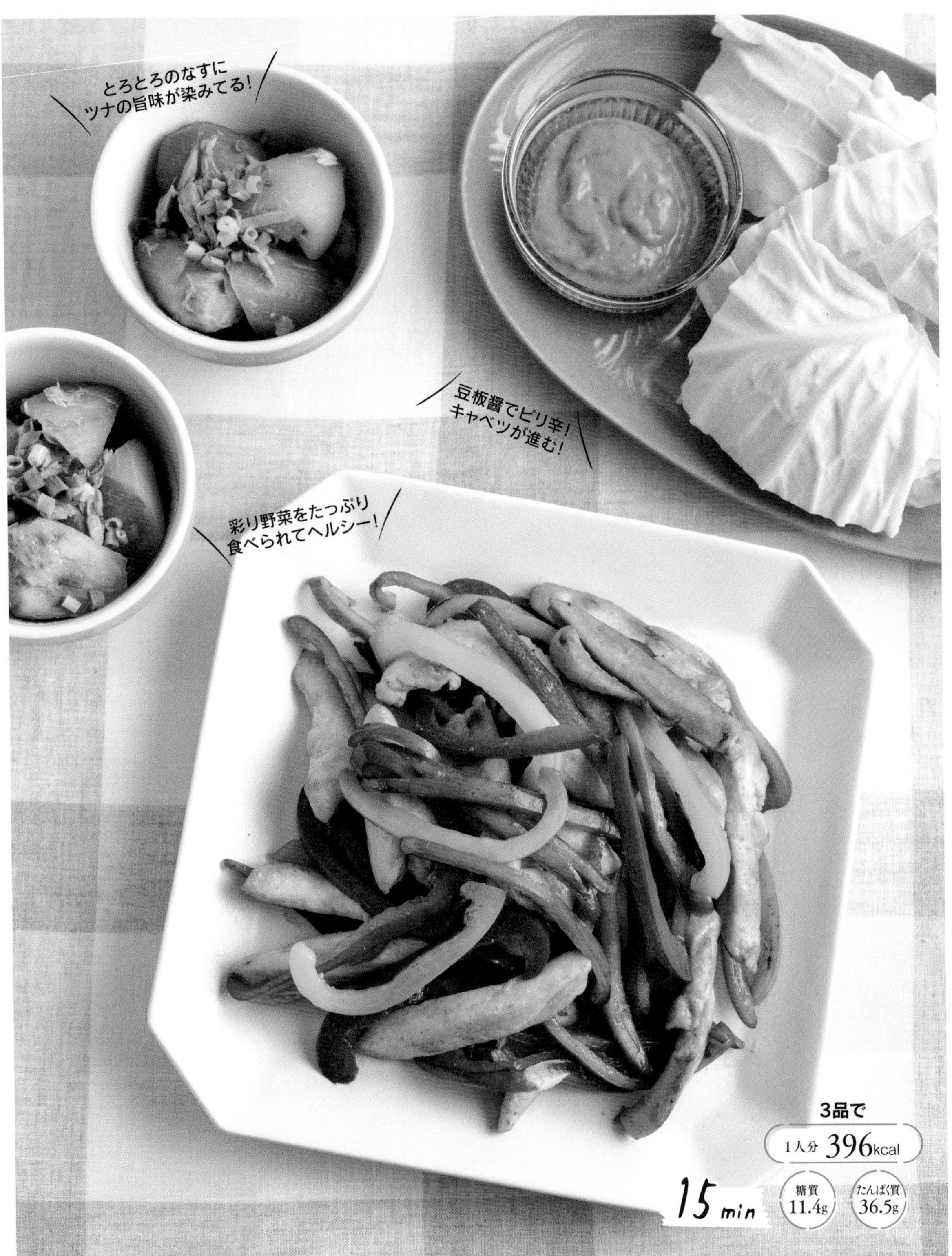
とろとろのなすに
ツナの旨味が染みてる！
豆板醤でピリ辛！
キャベツが進む！
彩り野菜をたっぷり
食べられてヘルシー！
3品で
1人分 396kcal
15 min
糖質 11.4g
たんぱく質 36.5g

全量 371kcal

糖質 0.6g

たんぱく質 53.3g

冷凍 1ヶ月

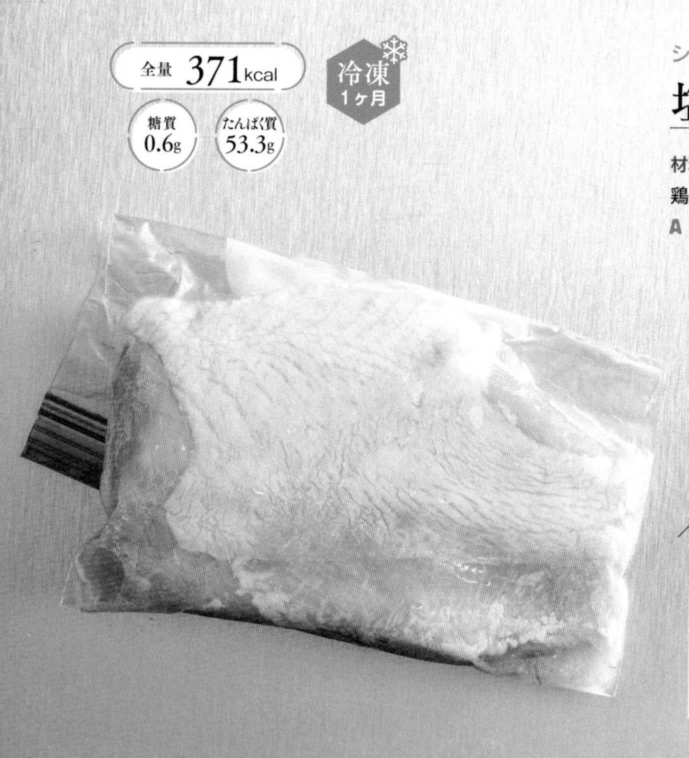

シンプルだからこそアレンジの幅は自由自在!

塩鶏

材料（2人分）

鶏むね肉…1枚(250g)

A
- 塩…小さじ½
- ラカントS…小さじ½
- 酒…大さじ½

作り方

1 鶏肉は全体にフォークで穴を開け、冷凍用保存袋に入れる。

2 1にAを加えてよく揉み込む。

冷凍HOW TO ▶▶▶

袋の空気を抜いて平らにならし、口を閉じて冷凍する。

解凍法 ▶▶▶

解凍 →当日の朝冷蔵庫に移すor電子レンジの解凍モードで加熱。

全量 457kcal

糖質 2.2g

たんぱく質 54.3g

冷凍 1ヶ月

コクうま!ガーリック風味の冷凍作りおき

ガーリックマヨ漬け

材料（2人分）

鶏むね肉… 1枚(250g)

A
- マヨネーズ…大さじ1
- しょうゆ…大さじ½
- 塩…少々
- おろしにんにく… 小さじ½

作り方

1 鶏肉は1㎝厚さのそぎ切りにし、一口大に切る。

2 冷凍用保存袋にAを混ぜ合わせ、1を加えてからめる。

冷凍HOW TO ▶▶▶

袋の空気を抜いて平らにならし、口を閉じて冷凍する。

解凍法 ▶▶▶

解凍 →当日の朝冷蔵庫に移すor電子レンジの解凍モードで加熱。

半解凍 →電子レンジで30秒ほど加熱(袋から中身が取り出せればOK)。

鶏むね肉は低糖質、低カロリー、高たんぱくと、ダイエットの味方！たんぱく質をしっかりとることで、太りにくい体質作りにも効果的です。味つけをして冷凍をすることで味が染み込むのはもちろん、柔らかく仕上がるのもポイントです。

Arrange 1 バンバンジー

材料と作り方（2人分） 解凍して調理

1 沸騰した湯に酒大さじ2を加え、解凍した塩鶏全量を入れる。蓋をして弱火で2分ほどしたら火を止め、そのまま冷ます。粗熱が取れたら薄切りにする。
2 白練りごま大さじ1、ラカントS大さじ½、酢大さじ½、しょうゆ大さじ1を順に混ぜる。
3 トマト小1個は1cm厚さの半月切りにし、きゅうり½本は細切りにして器に盛り、1をのせ、2をかける。

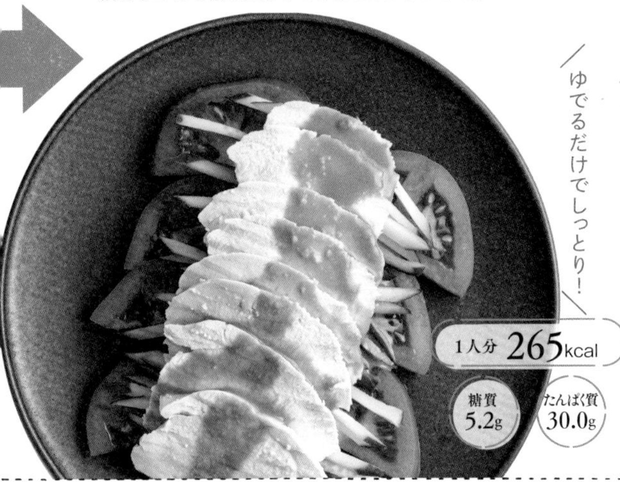

ゆでるだけでしっとり！

1人分 265kcal　糖質 5.2g　たんぱく質 30.0g

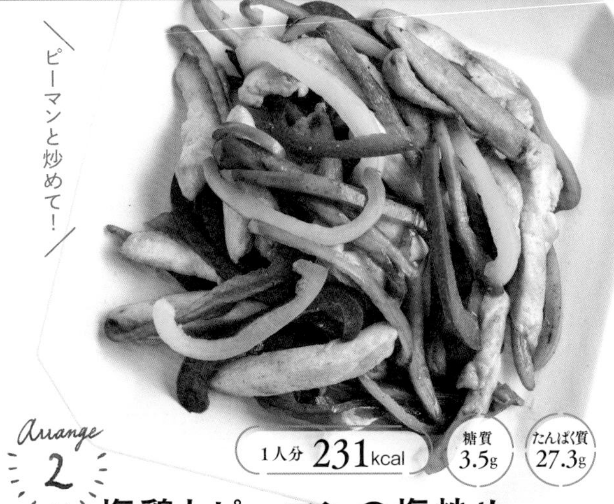

ピーマンと炒めて！

1人分 231kcal　糖質 3.5g　たんぱく質 27.3g

Arrange 2 塩鶏とピーマンの塩炒め

材料と作り方（2人分） 解凍して調理

1 解凍した塩鶏全量は1cm厚さのそぎ切りにし、さらに1cm幅の細切りにする。
2 ピーマン2個、赤パプリカ・黄パプリカ各¼個は5mm幅の細切りにする。
3 フライパンにサラダ油大さじ½を中火で熱し、1を入れて2～3分炒め、色が変わったら2を加え、しんなりするまで1～2分炒める。塩・こしょう各少々で味をととのえる。

Arrange 1 鶏肉とズッキーニのマヨ炒め

材料と作り方（2人分） 半解凍して調理

1 ズッキーニ1本は7～8mm厚さの輪切りにする。フライパンにサラダ油小さじ1を中火で熱し、ズッキーニを焼き目がつくまで焼き、軽く塩をふって取り出す。
2 フライパンに半解凍したガーリックマヨ漬け全量を入れる。蓋をして弱火にかけ、時々混ぜながら7～8分蒸し焼きにする。火が通ったら1を加えてさっと炒め、塩・こしょう各少々で味をととのえる。

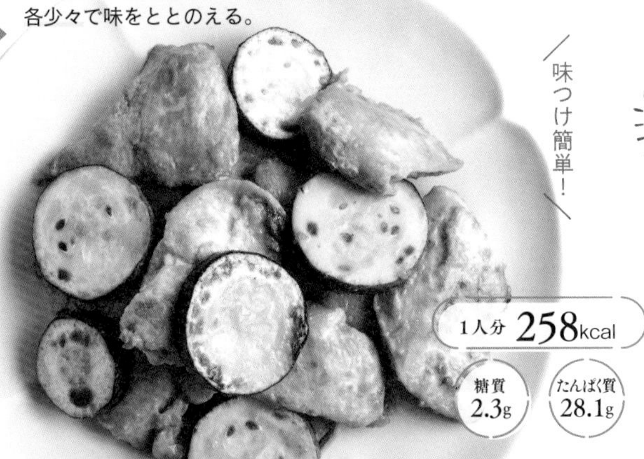

味つけ簡単！

1人分 258kcal　糖質 2.3g　たんぱく質 28.1g

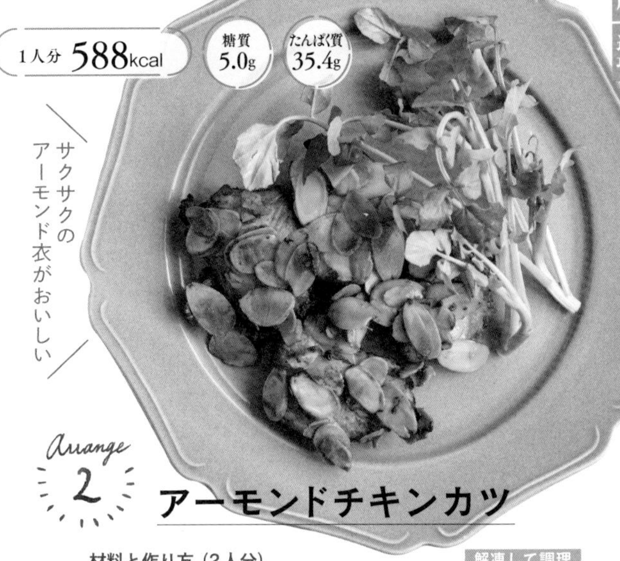

サクサクのアーモンド衣がおいしい

1人分 588kcal　糖質 5.0g　たんぱく質 35.4g

Arrange 2 アーモンドチキンカツ

材料と作り方（2人分） 解凍して調理

1 解凍したガーリックマヨ漬け全量にスライスアーモンド80gをまぶす。
2 揚げ油適量を170℃に熱して1を入れ、3～4分火が通ってきつね色になるまで揚げ、油をきる。
3 器に2を盛り、クレソン適量を添える。

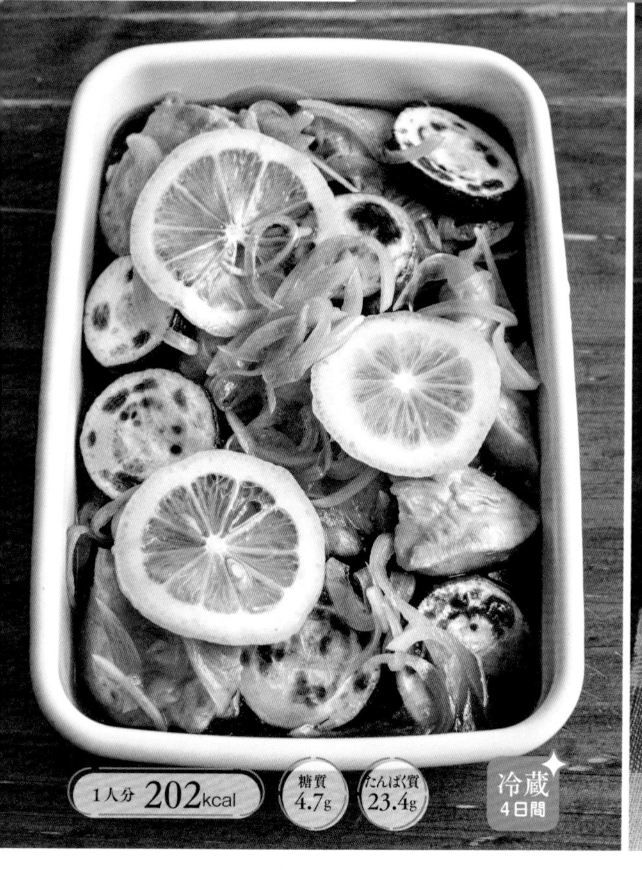
1人分 202kcal
糖質 4.7g
たんぱく質 23.4g
冷蔵 4日間

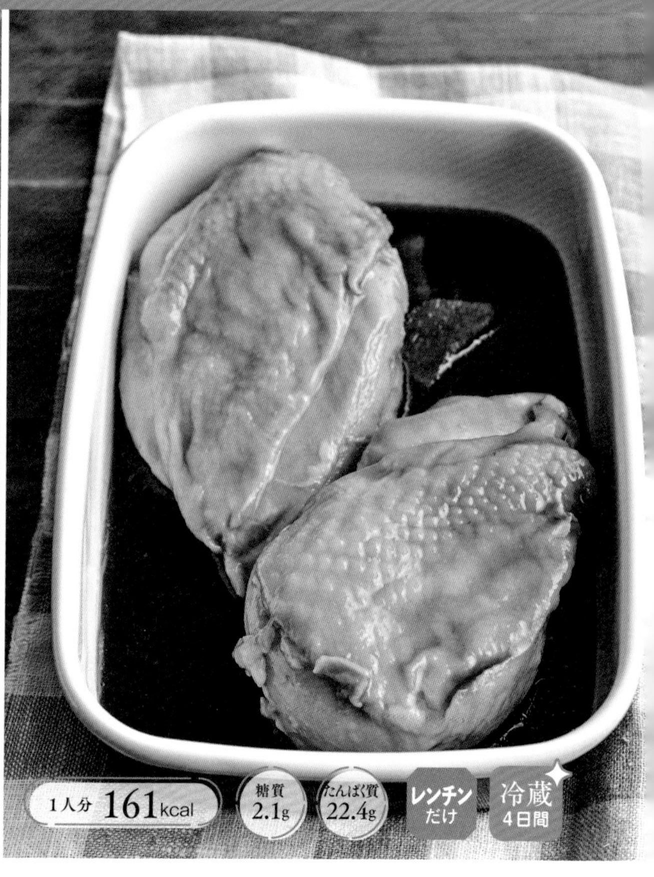
1人分 161kcal
糖質 2.1g
たんぱく質 22.4g
レンチンだけ
冷蔵 4日間

レモンの風味でさっぱり！食べ応え満点おかず

鶏むね肉のレモン南蛮

材料（4人分）

鶏むね肉…2枚（400g）
塩…小さじ⅓
こしょう…少々
ズッキーニ…1本
玉ねぎ…½個
レモン（薄切り）…½個分

A
水…120ml
しょうゆ…大さじ4
酢…大さじ2
レモン汁…大さじ2
ラカントS…大さじ2

サラダ油…大さじ1

作り方

1 鶏肉は1㎝厚さのそぎ切りにし、塩、こしょうをふる。ズッキーニは1㎝の輪切り、玉ねぎは薄切りにする。バットに**A**を混ぜ、玉ねぎ、レモンを加えてさっと混ぜる。
2 フライパンに半量のサラダ油を中火で熱し、ズッキーニを焼く。焼き目がついたら裏返し、弱火にして2〜3分焼く。火が通ったら**1**のバットに入れる。
3 **2**のフライパンに残りのサラダ油を中火で熱し、鶏肉を焼く。焼き目がついたら裏返し、蓋をして弱火にし、2〜3分蒸し焼きにする。火が通ったら**1**のバットに加えてさっと混ぜ、上下を返しながら15分以上漬ける。

電子レンジで簡単に作れる！しっとりチャーシュー

鶏チャーシュー

材料（4人分）

鶏むね肉…2枚（400g）
しょうが…½かけ

A
しょうゆ…大さじ2
ラカントS…大さじ2
オイスターソース…大さじ1
酒…大さじ1

作り方

1 鶏肉は全体にフォークで穴を開ける。しょうがは薄切りにする。
2 耐熱ボウルに**A**を混ぜ合わせ、**1**を加えてからめる。鶏肉の皮目を下にし、ラップをして電子レンジで5〜6分加熱する。

調理のPoint

肉にフォークで穴をあけることで味がよく染み込みます。味つけはオイスターソースでコクを出し、淡白なむね肉でもおいしくいただけるようにしました。

旨味がありつつ、あっさりとした鶏むね肉は、運動した後にとりたいたんぱく質補給に最適。
爽やかで食べやすいレモン南蛮や、柔らかくてジューシーなしょうが焼きなど、バラエティ豊かに紹介します。

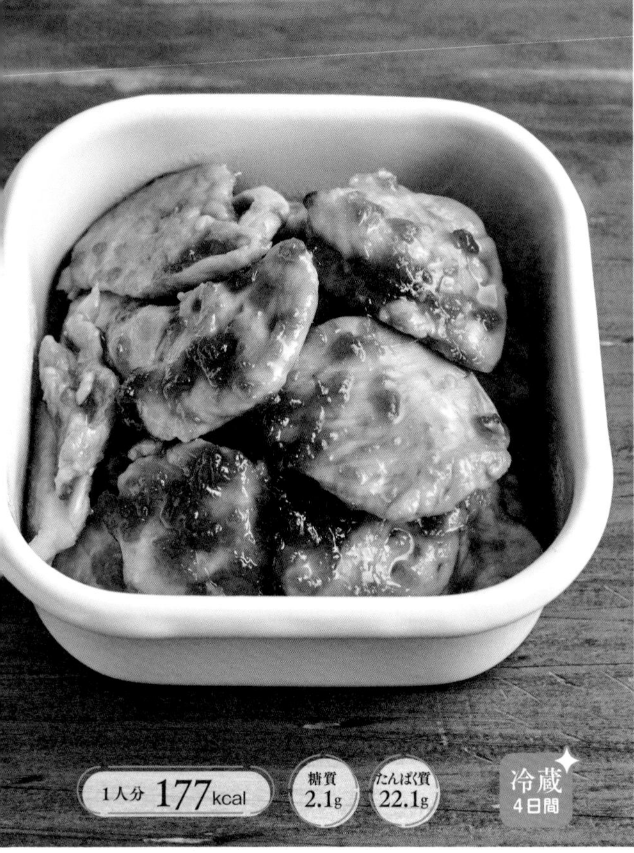

1人分 177kcal　糖質 2.1g　たんぱく質 22.1g　冷蔵 4日間

柔らかいお肉に濃厚ダレがからんでおいしい！

鶏肉のしょうが焼き

材料（4人分）

鶏むね肉…2枚（400g）

A
- おろししょうが…1かけ分
- おろし玉ねぎ…大さじ2
- しょうゆ…大さじ2
- 酒…大さじ2
- ラカントS…大さじ2

サラダ油…大さじ½

作り方

1 鶏肉は1㎝くらいのそぎ切り、大きければ一口大に切り、めん棒などで叩き、薄く伸ばす。Aは合わせておく。

2 フライパンにサラダ油を中火で熱し、鶏肉を焼く。焼き目がついたら裏返し、弱火にして2分ほど焼く。火が通ったらAを加えてさっとからめる。

調理のPoint

鶏肉はそぎ切りにしてさらに叩くことで繊維を壊し、柔らかく仕上がります。おろし玉ねぎを加えることでタレに濃度が出るので、小麦粉を使わなくても肉にしっかりからみます。

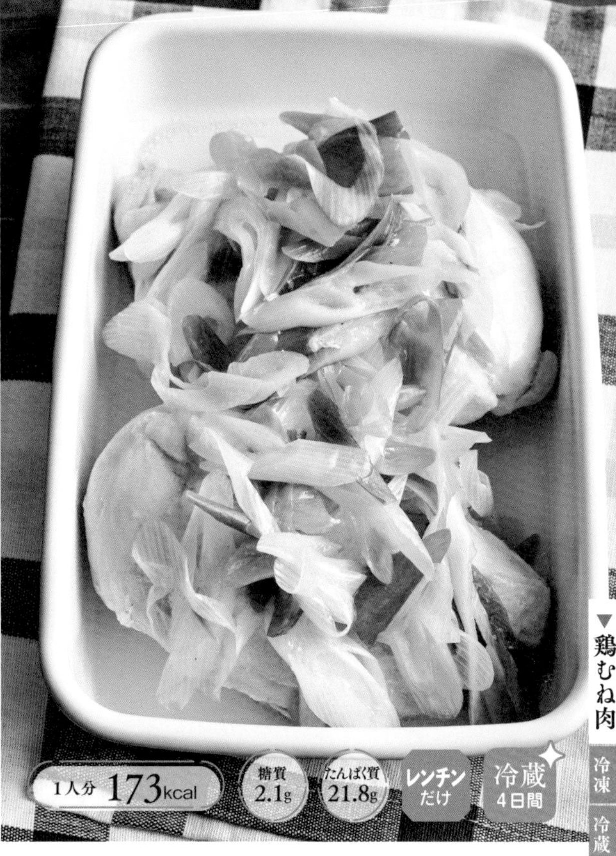

1人分 173kcal　糖質 2.1g　たんぱく質 21.8g　レンチンだけ　冷蔵 4日間

塩と鶏がらスープの味つけがやさしい！

ねぎ塩チキン

材料（4人分）

鶏むね肉…2枚（400g）
長ねぎ…1本
塩…小さじ⅓
こしょう…少々

A
- 酒…大さじ1
- 鶏がらスープの素…小さじ1
- ごま油…大さじ½
- 塩…少々

作り方

1 長ねぎは青い部分も全て5㎜幅の斜め薄切りにする。

2 鶏肉は皮目を下にして耐熱皿にのせ、塩、こしょうをふり、1をのせる。Aを順にかけてラップをし、電子レンジで8〜10分加熱する。

3 食べるときに鶏肉を食べやすく切る。

調理のPoint

上から長ねぎをたっぷりのせることで、ねぎの水分が鶏肉をしっとり仕上げてくれます。電子レンジ加熱でもパサつかずにおいしくいただけます。

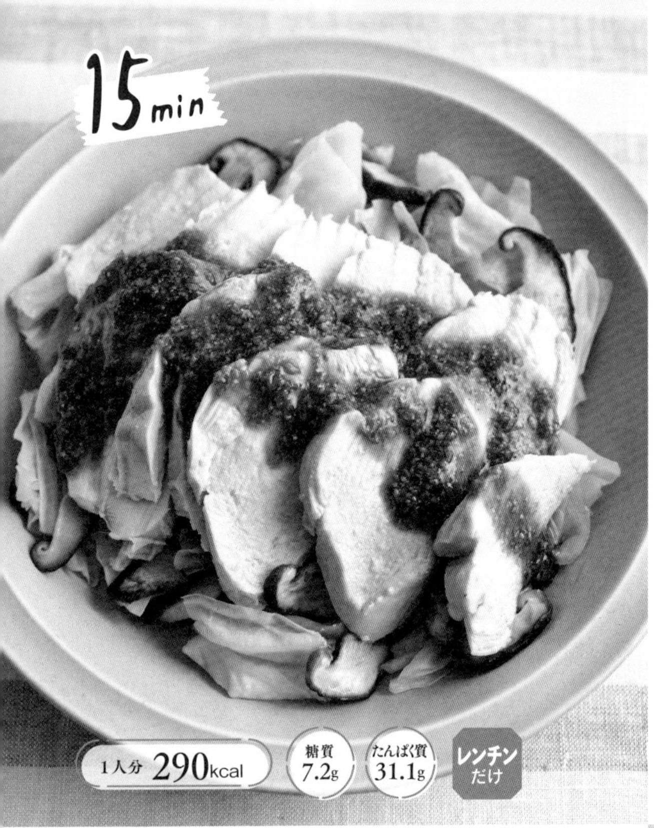
15min
1人分 290kcal
糖質 7.2g
たんぱく質 31.1g
レンチンだけ

すりごまとオイスターソースの濃厚ダレがよく合う

鶏肉とキャベツのレンジ蒸し

材料（2人分）

鶏むね肉…1枚（250g）
塩…小さじ¼
こしょう…少々
キャベツ…200g
しいたけ…4枚
酒…大さじ1

A
オイスターソース…大さじ1
しょうゆ…大さじ½
酢…大さじ½
ごま油…大さじ½
おろししょうが…小さじ1
白すりごま…大さじ1

作り方

1 鶏肉に塩、こしょうをふる。キャベツは4～5cm角のざく切りにし、しいたけは5mmの薄切りにする。
2 耐熱皿にキャベツ、しいたけ、鶏肉を順にのせ、酒を回しかける。ラップをして電子レンジで8～9分加熱し、食べやすく切る。
3 器に水けをきった2を盛り、混ぜ合わせたAをかける。

代わりの食材

鶏むね肉の代わりに豚しゃぶしゃぶ用肉、鮭、めかじきなどもおすすめ。キャベツの代わりにもやし、小松菜、白菜、レタスなどでも。

ケチャップとマヨネーズで子どもも喜ぶ味つけ

鶏肉のオーロラソース

材料（2人分）

鶏むね肉…1枚（250g）
塩…小さじ¼
こしょう…少々
玉ねぎ…⅙個

A
マヨネーズ…大さじ1と½
トマトケチャップ…大さじ1
塩…少々

オリーブ油…大さじ½
グリーンカール…適量

作り方

1 鶏肉は1cm厚さのそぎ切りにし、大きければ一口大に切る。塩、こしょうで下味をつける。玉ねぎはみじん切りにしてボウルに入れ、Aを加えて混ぜる。
2 フライパンにオリーブ油を中火で熱し、鶏肉を焼く。焼き目がついたら裏返し、蓋をして弱火で2～3分蒸し焼きにする。火が通ったら1のボウルに加えてさっと和える。
3 器に2を盛り、食べやすくちぎったグリーンカールを添える。

調理のPoint

フライパンにAを加えると、マヨネーズが溶けて油っぽくなるので、Aのボウルに焼いた鶏肉を入れて。

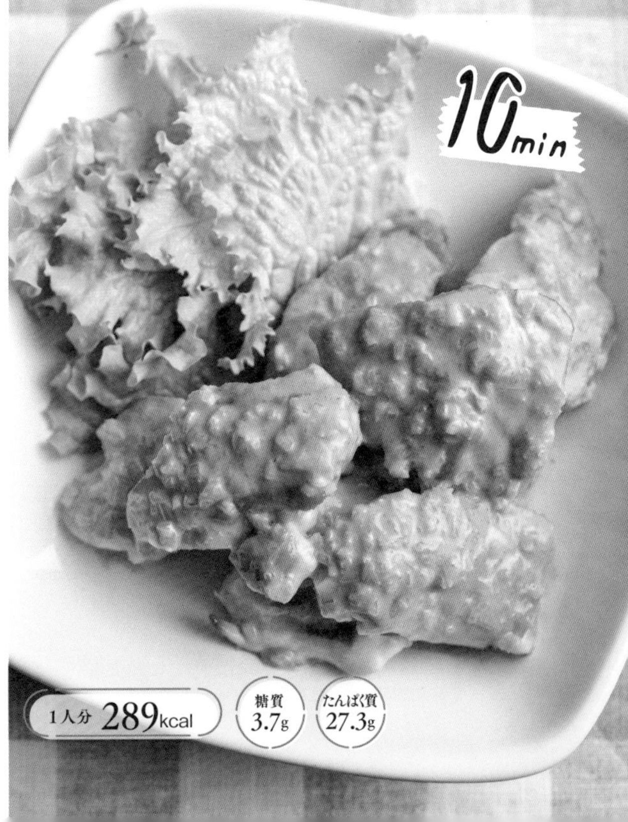
10min
1人分 289kcal
糖質 3.7g
たんぱく質 27.3g

鶏もも肉よりリーズナブルなうえ、ヘルシーでたんぱく質量も多い鶏むね肉は、コンビニのサラダチキンでも大注目。
淡白な味のむね肉によく合う、しっかり味のソースと一緒にできたてを召し上がれ。

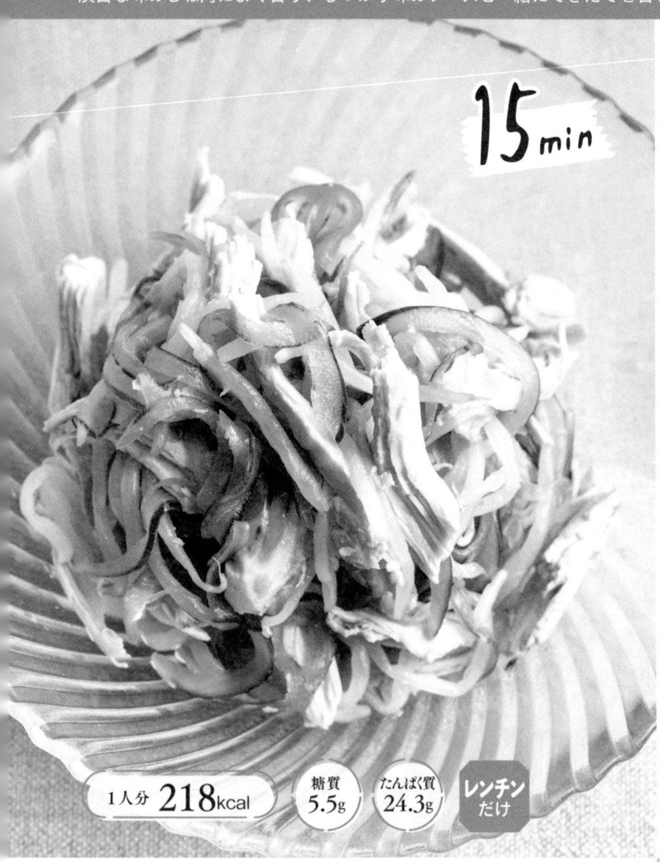

15min
1人分 218kcal
糖質 5.5g
たんぱく質 24.3g
レンチンだけ

しょうがとごま油の風味が広がる！メインになるマリネ

鶏肉ともやしの中華マリネ

材料（2人分）

鶏むね肉…小1枚(200g)
A 塩…小さじ¼
　こしょう…少々
もやし…1袋
酒…大さじ1
紫玉ねぎ…⅓個
塩…小さじ¼
B しょうゆ…大さじ1と½
　酢…大さじ1と½
　ごま油…大さじ½
　ラカントS…小さじ½
　おろししょうが…½かけ分

作り方

1 鶏肉はAで下味をつけ、皮目を下にして耐熱皿にのせる。鶏肉の上にもやしをのせて酒を回しかけ、ラップをして電子レンジで9〜10分加熱する。粗熱が取れたらもやしの水けを絞り、鶏肉は食べやすくほぐす。
2 紫玉ねぎは薄切りにして塩をまぶし、10分ほどおいてしんなりしたら水けを絞る。
3 ボウルにBを入れて混ぜ合わせ、1、2を加えてさっと和える。

淡白なむね肉もこってり味で食べ応えバッチリ！

鶏肉のタルタルチーズ焼き

材料（2人分）

鶏むね肉…小2枚(400g)
塩…小さじ⅓
こしょう…少々
ゆで卵…1個
A マヨネーズ…大さじ2
　塩…少々
ピーマン…2個
オリーブ油…大さじ½
ピザ用チーズ… 30g
粗びき黒こしょう…少々

作り方

1 鶏肉は塩、こしょうをふる。ゆで卵は白身は粗く刻み、黄身はつぶしてAを混ぜ、タルタルソースを作る。ピーマンは食べやすく切る。
2 フライパンにオリーブ油を中火で熱し、鶏肉を皮目から焼く。ピーマンも一緒に焼いて、火が通ったら取り出す。鶏肉に焼き色がついたら裏返し、蓋をして弱火で5〜6分蒸し焼きにする。火が通ったらタルタルソース、チーズをのせ、チーズが溶けるまで蒸し焼きにする。
3 器にピーマン、2を盛り、粗びき黒こしょうをふる。

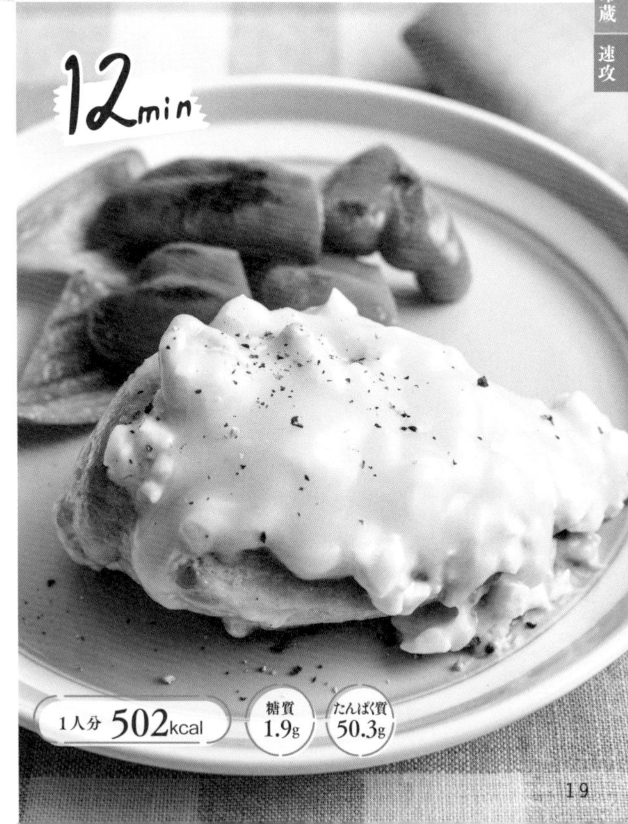

12min
1人分 502kcal
糖質 1.9g
たんぱく質 50.3g

全量 644kcal

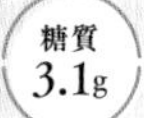

たんぱく質 51.3g

使いやすいしょうがじょうゆ味は、ストックしておくと便利

しょうがじょうゆ漬け

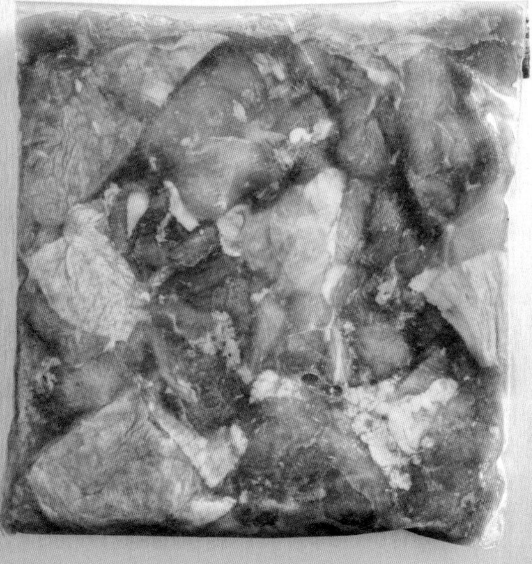

材料（2人分）

鶏もも肉…1枚（300g）

A
- おろししょうが…1かけ分
- しょうゆ…大さじ1
- 酒…大さじ1

作り方

1 鶏肉は白い脂身を取り除き、一口大に切る。

2 冷凍用保存袋にAを混ぜ合わせ、1を加えて揉み込む。

冷凍HOW TO ▶▶▶

袋の空気を抜いて平らにならし、口を閉じて冷凍する。

解凍法 ▶▶▶

解凍 →当日の朝冷蔵庫に移すor電子レンジの解凍モードで加熱。

半解凍 →電子レンジで30秒ほど加熱（袋から中身が取り出せればOK）。

全量 749kcal

糖質 7.4g　たんぱく質 54.4g

これがあれば、韓国料理がパッと作れる！

韓国風甘辛チキン

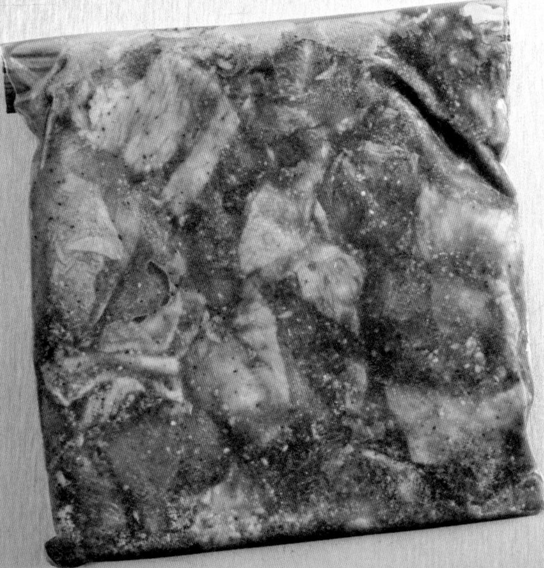

材料（2人分）

鶏もも肉…1枚（300g）

A
- みそ…大さじ1と½
- 酒…大さじ1
- ラカントS…大さじ1
- しょうゆ…小さじ2
- ごま油…大さじ½
- おろしにんにく…小さじ½
- 一味唐辛子…小さじ¼

作り方

1 鶏肉は白い脂身を取り除き、一口大に切る。

2 冷凍用保存袋にAを混ぜ合わせ、1を加えてからめる。

冷凍HOW TO ▶▶▶

袋の空気を抜いて平らにならし、口を閉じて冷凍する。

解凍法 ▶▶▶

半解凍 →電子レンジで30秒ほど加熱（袋から中身が取り出せればOK）。

ジューシーな鶏もも肉にしっかり味の染み込んだ冷凍作りおきは、揚げる、焼く、煮る、どんな調理方法でも大活躍です。
漬け込んだタレだけで野菜にもしっかり味がつくので、ボリューミーな一品が簡単に完成します。

Arrange 1 から揚げ

材料と作り方（2人分） 解凍して調理

1 高野豆腐2個をすりおろし、解凍し軽く汁けをきったしょうがじょうゆ漬け全量にまぶす。
2 170℃に熱した揚げ油で4〜5分揚げる。青じそ適量と一緒に器に盛る。

1人分 499kcal　糖質 1.9g　たんぱく質 34.5g

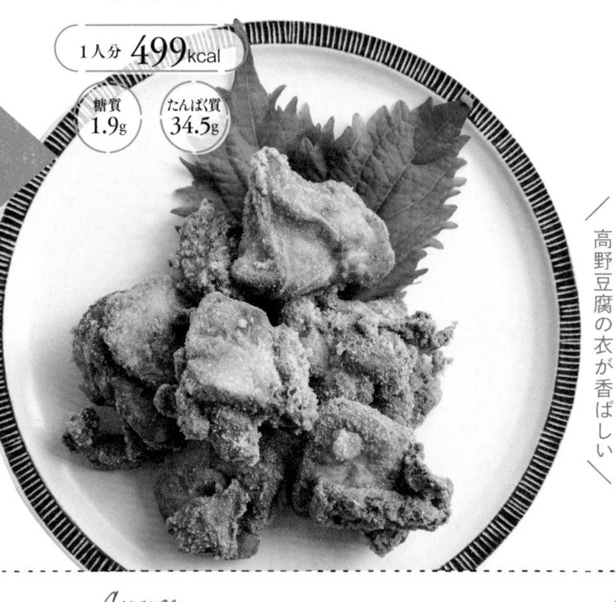

高野豆腐の衣が香ばしい

Arrange 2 鶏肉と長ねぎの炒め物

野菜と炒めるだけ

1人分 340kcal　糖質 3.7g　たんぱく質 27.4g

材料と作り方（2人分） 半解凍して調理

1 長ねぎ½本（50g）を5mm幅の斜め切りにし、しめじ1袋は根元を落として小房に分ける。
2 フライパンに半解凍したしょうがじょうゆ漬け全量を入れ、蓋をして中火にかける。フライパンが温まったら弱火にし、時々ほぐしながら7〜8分蒸し焼きにする。鶏肉の色が変わったら1を加え、しんなりするまで2〜3分炒め、塩少々で味をととのえる。器に盛り、七味唐辛子少々をふる。

Arrange 1 チーズタッカルビ

材料と作り方（2人分） 半解凍して調理

1 キャベツ200gは4〜5cm角に切る。にんじん⅙本は3mm厚さの半月切りにし、にら⅓袋は5cm長さに切る。
2 フライパンに半解凍した韓国風甘辛チキン全量を入れ、蓋をして中火にかけ、フライパンが温まったら弱火にし、時々混ぜながら6〜7分蒸し焼きにする。ほぐれてきたらキャベツ、にんじんを加えてさらに2〜3分炒め、火が通ったらにらを加えてさっと混ぜる。
3 ピザ用チーズ60gをのせて蓋をし、チーズが溶けるまで蒸し焼きにする。

1人分 520kcal　糖質 8.9g　たんぱく質 37.2g

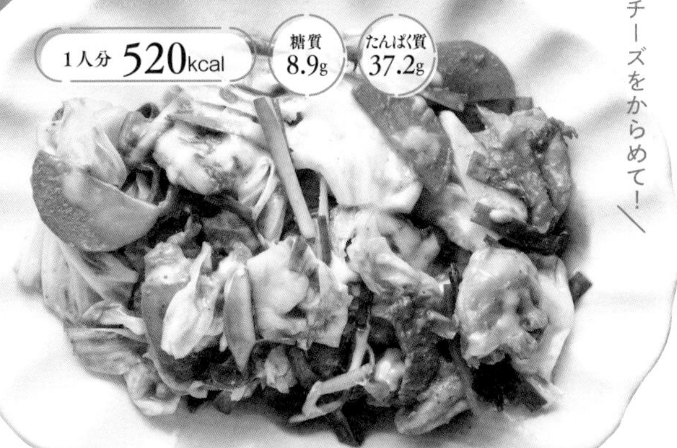

チーズをからめて！

Arrange 2 鶏肉とかぶのピリ辛煮

1人分 397kcal　糖質 6.6g　たんぱく質 28.5g

かぶに味がよく染みて美味！

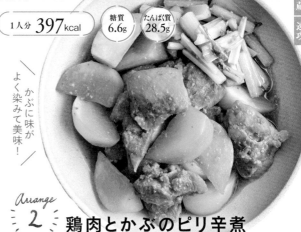

材料と作り方（2人分） 半解凍して調理

1 かぶ2個（150g）は6等分のくし形切りにし、かぶの葉は3cm長さに切る。
2 鍋に半解凍した韓国風甘辛チキン全量、水⅓カップを入れて蓋をし、中火にかける。煮立ったら弱火にし、時々混ぜながら蒸し煮にする。ほぐれてきたらかぶ、しょうゆ小さじ1を加え、火が通るまで5〜6分煮る。
3 仕上げにかぶの葉を加えてさっと煮る。

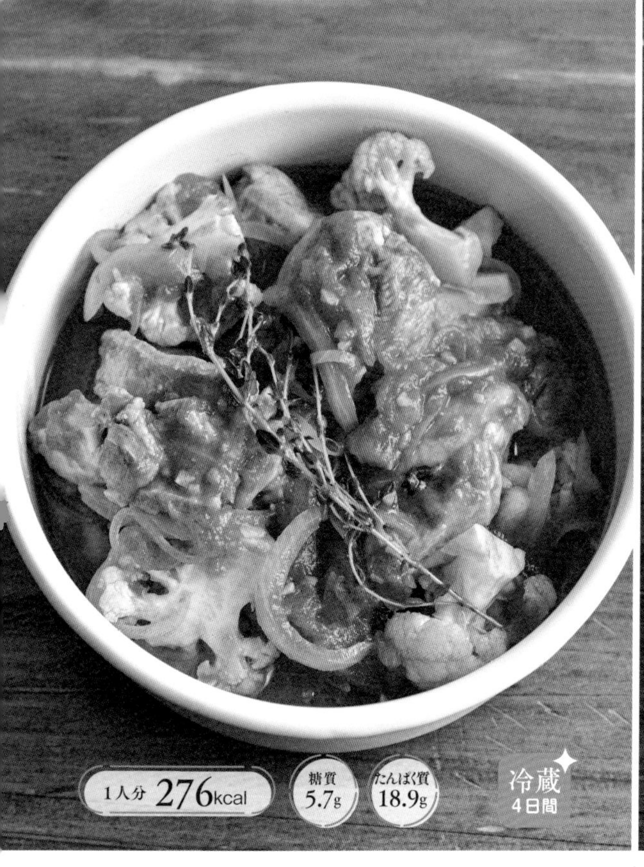
1人分 276kcal
糖質 5.7g
たんぱく質 18.9g
冷蔵 4日間

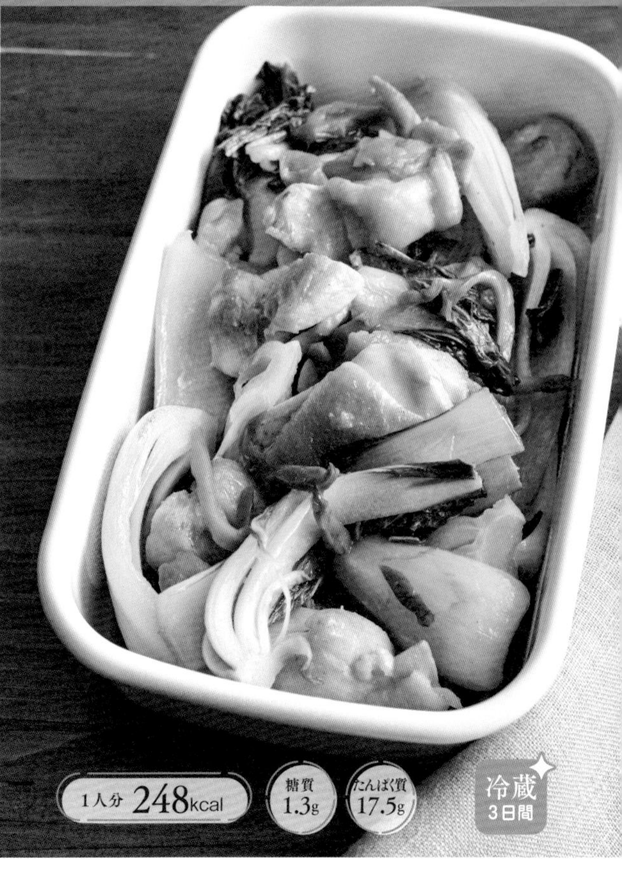
1人分 248kcal
糖質 1.3g
たんぱく質 17.5g
冷蔵 3日間

味の染みたトマト煮は満足感大!

鶏もも肉と玉ねぎ、カリフラワーのトマト煮

材料（4人分）

鶏もも肉…小2枚(400g)
塩…小さじ½
こしょう…少々
オリーブ油…大さじ1
玉ねぎ(薄切り)…½個分
にんにく(みじん切り)…1かけ分
白ワイン…大さじ2

A
ホールトマト缶…1缶
水…¼カップ
塩…小さじ½
タイム…3〜4本

カリフラワー(小房に分ける)…150g
塩・こしょう…各少々

作り方

1 鶏肉は白い脂身を取り除き、1枚を6等分に切って塩、こしょうをふる。Aのトマト缶の中身はつぶしておく。
2 フライパンにオリーブ油を中火で熱し、鶏肉を焼く。焼き目がついたら裏返し、玉ねぎ、にんにくを加えて炒める。しんなりしたら白ワインを回しかけ、Aを加える。
3 沸騰したらカリフラワーを加えて蓋をし、弱火にして15分ほど煮る。塩、こしょうで味をととのえる。

中華風の味つけがあとを引くおいしさ

鶏肉とチンゲン菜のピリ辛ザーサイ炒め

材料（4人分）

鶏もも肉…小2枚(400g)
塩…小さじ½
こしょう…少々
チンゲン菜…4株(400g)
ごま油…大さじ1
ザーサイ(せん切り)…20g

A
豆板醤…小さじ⅓
酒…大さじ1
しょうゆ…大さじ½
塩・こしょう…各少々

作り方

1 鶏肉は白い脂身を取り除き、小さめの一口大に切って塩、こしょうをふる。チンゲン菜は葉と茎に分け、葉は4〜5cm長さに切り、茎は6〜8等分のくし形切りにする。
2 フライパンに半量のごま油を中火で熱し、鶏肉を焼く。焼き目がついたら裏返し、弱火にして4〜5分焼き、火が通ったら一度取り出す。
3 2のフライパンを拭いて残りのごま油を中火で熱し、チンゲン菜の茎を炒める。しんなりしたら葉とザーサイを加えさっと炒め、2を戻し入れる。Aを加えてさっとからめる。

マスタードとチーズで濃厚な味わい

鶏肉とブロッコリーの粒マスタードチーズ蒸し

材料(2人分)

鶏もも肉…1枚(300g)
ブロッコリー(小房に分ける)…100g
A | ミニトマト(半分に切る)…5個分
　| ピザ用チーズ…40g
粒マスタード…大さじ1

B | オリーブ油…小さじ1
　| 塩…小さじ⅓
　| こしょう…少々
　| おろしにんにく…小さじ½

作り方

1 鶏肉は白い脂身を取り除き、一口大に切ってBをからめる。フライパンにブロッコリーと一緒に入れて中火にかけ、温まったら弱火にして蓋をし、3〜4分蒸し焼きにする。
2 火が通ったら粒マスタードを塗り、Aをのせて1〜2分加熱する。

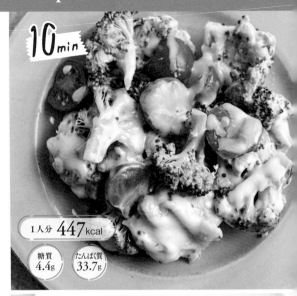

簡単に作れるにらダレで中華風に

鶏肉とエリンギのソテー　にらダレがけ

材料(2人分)

鶏もも肉…1枚(300g)
塩…小さじ¼
こしょう…少々
エリンギ…1パック
にら(小口切り)…½袋分

A | しょうゆ…大さじ1と½
　| 酢…大さじ1
　| ラカントS…小さじ1
　| 白いりごま…大さじ½
サラダ油…大さじ½

作り方

1 鶏肉は白い脂身を取り除き、一口大に切って塩、こしょうをふる。エリンギは長さを半分にして縦半分に切る。にらは耐熱ボウルに入れ、ラップをして電子レンジで1分加熱し、Aを加えて混ぜる。
2 フライパンにサラダ油を中火で熱し、鶏肉とエリンギを焼き、エリンギは火が通ったら取り出す。鶏肉は焼き目がついたら裏返し、弱火で4〜5分蒸し焼きにする。火が通ったら器に盛り、にらダレをかける。

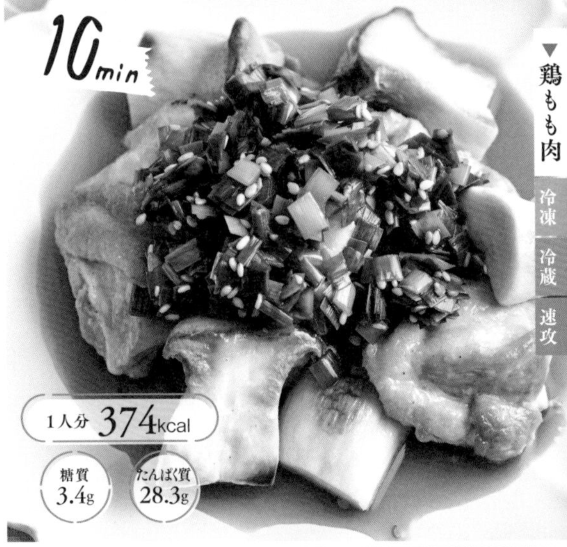

卵でとじてボリューム満点な一品に!

鶏もも肉と長ねぎの卵とじ

材料(2人分)

鶏もも肉…1枚(300g)
A | 長ねぎ(斜め切り)…1本分
　| まいたけ(小房に分ける)…1パック分
卵…2個
サラダ油…小さじ1

B | だし汁…1カップ
　| しょうゆ・酒…各大さじ1
　| ラカントS…大さじ½
　| 塩…少々

作り方

1 鶏肉は白い脂身を取り除き、一口大に切る。
2 鍋にサラダ油を中火で熱し、鶏肉を焼く。焼き目がついたらBを加え、煮立ったらアクを取り除いてAを加える。蓋をして弱火にし、3〜4分煮る。火が通ったら溶いた卵を回し入れ、蓋をして2〜3分煮る。

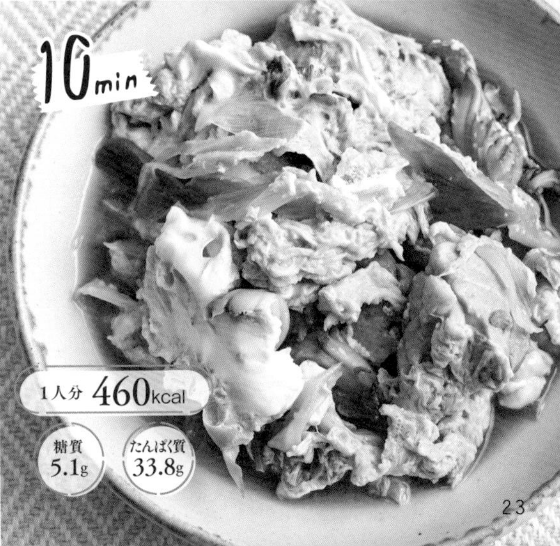

全量 322kcal

糖質 11.7g　たんぱく質 24.7g

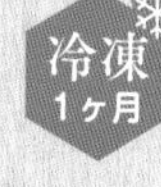

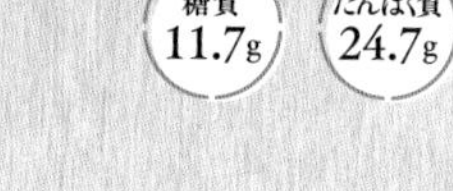

冷凍することでより柔らかく、味の染みたタンドリーに！

タンドリー風

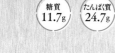

材料（2人分）
鶏手羽元…4本
A
プレーンヨーグルト…大さじ3
トマトケチャップ…大さじ2
カレー粉…小さじ2
おろししょうが…小さじ1
おろしにんにく…小さじ½
塩…小さじ⅓
こしょう…少々

作り方
1 手羽元は骨に沿って1本切り目を入れる。
2 冷凍用保存袋にAを混ぜ合わせ、1を加え揉み込む。

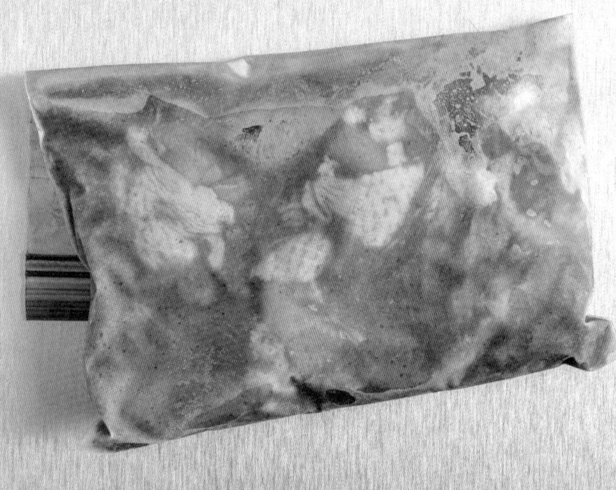

冷凍HOW TO ▶▶▶
袋の空気を抜いて平らにならし、口を閉じて冷凍する。

解凍法 ▶▶▶
半解凍→電子レンジで30秒ほど加熱（袋から中身が取り出せればOK）。

全量 369kcal

糖質 2.7g　たんぱく質 22.2g

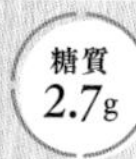

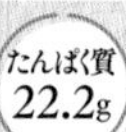

さっぱり食べられる！爽やかなレモン風味

レモンマリネ

材料（2人分）
鶏手羽元…4本
塩…小さじ½
こしょう…少々
にんにく…1かけ
A
レモン汁…大さじ1
白ワイン…大さじ1
オリーブ油…大さじ1
レモン（薄切り）…4枚
タイム…3本

作り方
1 手羽元は骨に沿って1本切り目を入れ、塩、こしょうを揉み込む。にんにくは薄切りにする。
2 冷凍用保存袋にAを混ぜ合わせ、1を加えて揉み込む。

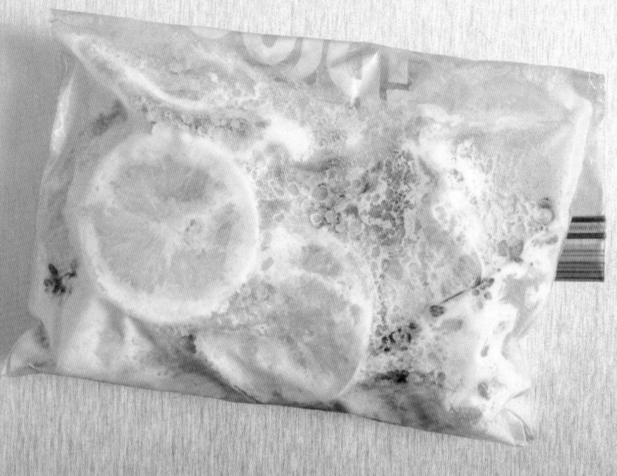

冷凍HOW TO ▶▶▶
袋の空気を抜いて平らにならし、口を閉じて冷凍する。

解凍法 ▶▶▶
解凍→当日の朝冷蔵庫に移すor電子レンジの解凍モードで加熱。
半解凍→電子レンジで30秒ほど加熱（袋から中身が取り出せればOK）。

旨味の強い手羽元は塩・こしょうで焼くだけでも十分おいしくいただけますが、今回はしっかりカレー味と、爽やかなレモン風味の作りおきをお試しあれ！旨味が溶け込むスープ仕立てのアレンジや、こんがり焼いてかぶりつくアレンジも絶品です！

Arrange 1 タンドリー手羽元

材料と作り方（2人分） 半解凍して調理

1 フライパンに半解凍したタンドリー風全量、水¼カップを入れて蓋をし、中火にかける。煮たったら弱火にして6〜7分蒸し焼きにする。火が通ったら蓋を取って中火にし、2〜3分加熱して汁けを飛ばしてからめる。器に盛り、パクチー適量を添える。

1人分 164kcal 糖質 6.3g たんぱく質 12.5g

＼カレー味があとを引く／

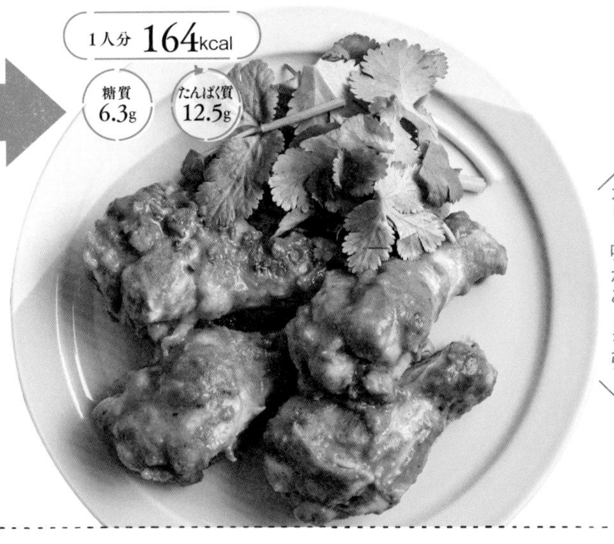

Arrange 2 手羽元とブロッコリーのカレースープ

1人分 206kcal 糖質 8.0g たんぱく質 13.5g

＼一滴残さず飲み干したい！／

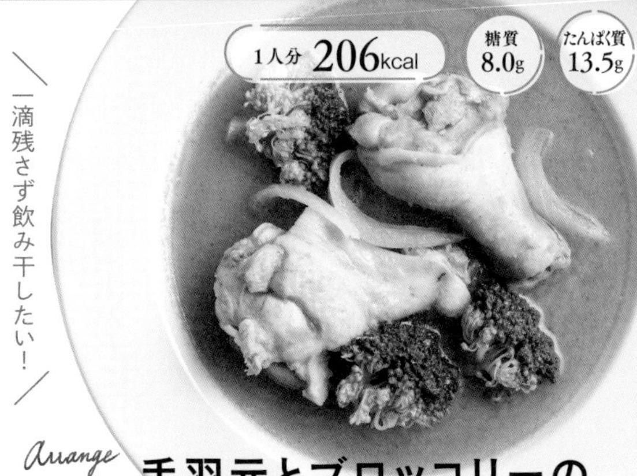

材料と作り方（2人分） 半解凍して調理

1 玉ねぎ¼個は5mm幅の薄切り、ブロッコリー40gは小房に分ける。
2 鍋にオリーブ油大さじ½を中火で熱し、玉ねぎを炒める。しんなりしたら半解凍したタンドリー風全量、水2カップ、洋風スープの素小さじ⅔を加えて蓋をする。沸騰したら弱火にし、火が通るまで15〜20分煮る。
3 仕上げにブロッコリーを加え、2分ほど煮て、塩・こしょう各少々で味をととのえる。

Arrange 1 手羽元と野菜のオーブン焼き

材料と作り方（2人分） 解凍して調理

1 ズッキーニ1本と黄パプリカ½個は乱切りにする。
2 耐熱皿に1を入れて塩・粗びき黒こしょう各少々をふり、解凍したレモンマリネ全量を汁ごとのせる。230℃に予熱したオーブンで20分ほど焼く。

1人分 208kcal 糖質 5.1g たんぱく質 12.5g

＼レモン風味が絶品／

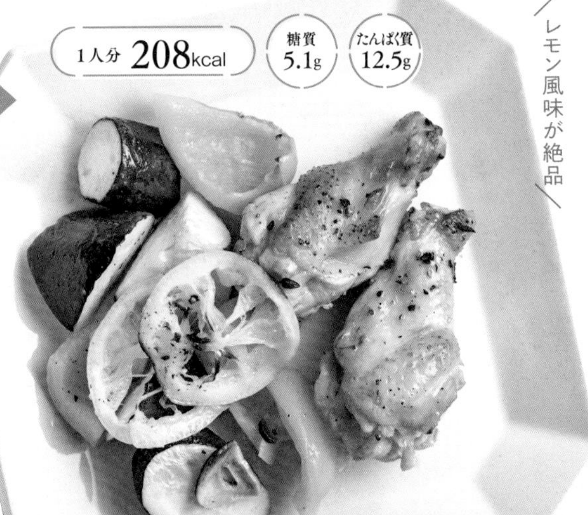

＼まろやか味のスープ煮／

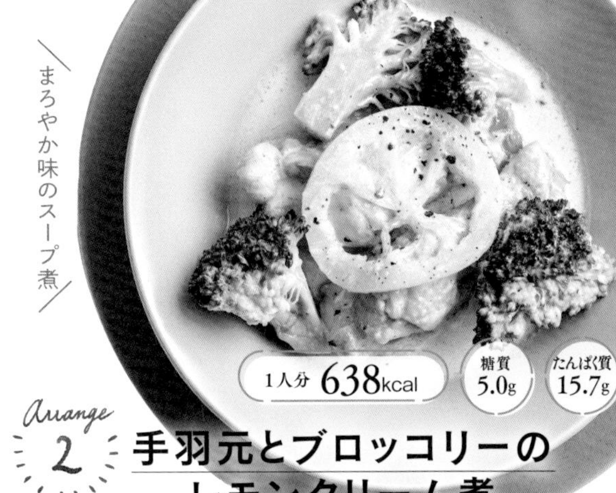

1人分 638kcal 糖質 5.0g たんぱく質 15.7g

Arrange 2 手羽元とブロッコリーのレモンクリーム煮

材料と作り方（2人分） 半解凍して調理

1 ブロッコリー½株（120g）は小房に分ける。
2 フライパンに半解凍したレモンマリネ全量、水¼カップを入れて蓋をし、中火にかける。煮立ったら弱火にし、火が通るまで8〜10分煮る。生クリーム1カップ、塩少々を加えてさっと煮立たせ、1を加えて2〜3分煮る。
3 器に2を盛り、粗びき黒こしょう少々をふる。

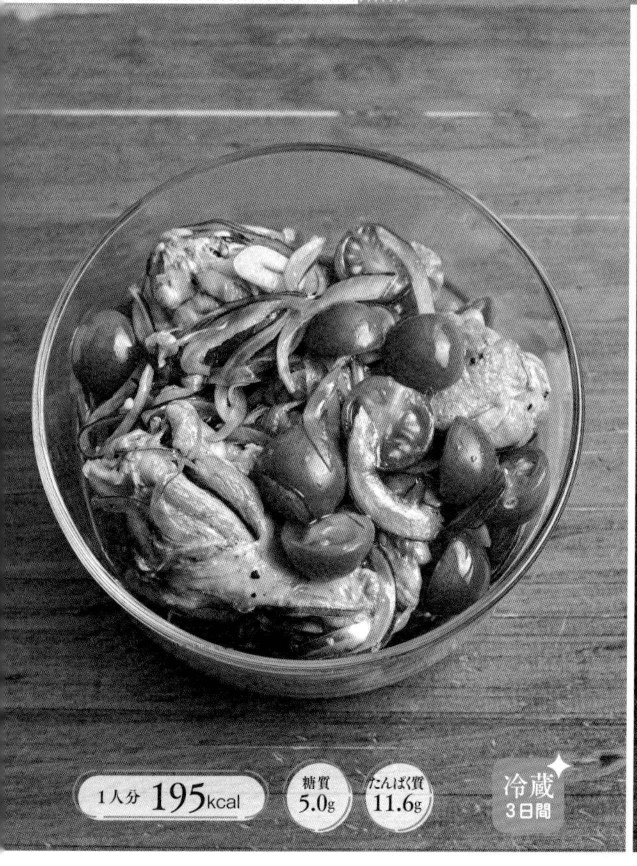
1人分 195kcal
糖質 5.0g
たんぱく質 11.6g
冷蔵 3日間

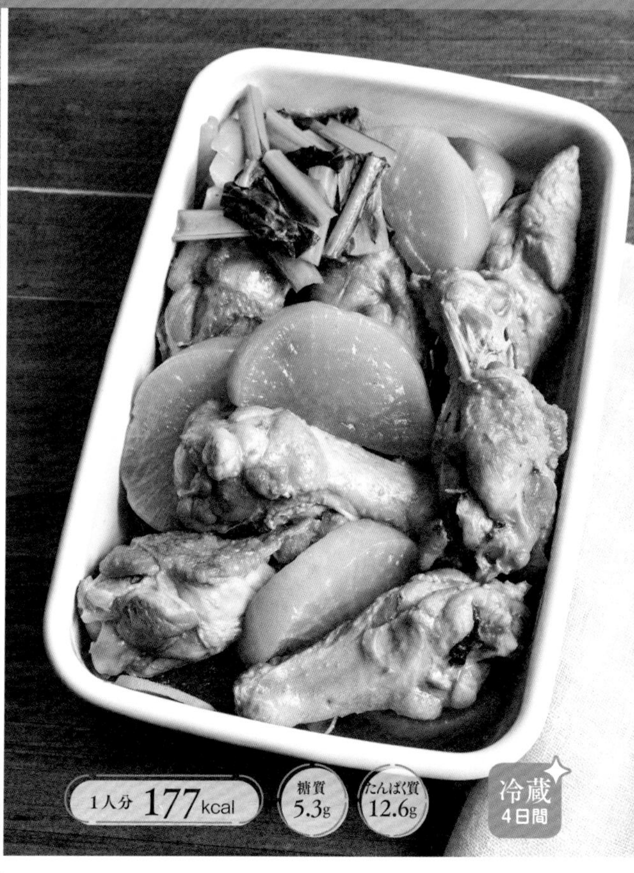
1人分 177kcal
糖質 5.3g
たんぱく質 12.6g
冷蔵 4日間

バルサミコ酢の酸味が手羽元の旨味とマッチ!

手羽元と紫玉ねぎ、ミニトマトのマリネ

材料（4人分）

鶏手羽元…8本
塩…小さじ½
こしょう…少々
紫玉ねぎ…½個
ミニトマト…10個

A
オリーブ油…大さじ1と½
バルサミコ酢…大さじ1と½
にんにく（薄切り）…1かけ分
塩…小さじ⅓
粗びき黒こしょう…少々

オリーブ油…小さじ1

作り方

1 手羽元は骨に沿って1本切り目を入れ、塩、こしょうをふる。紫玉ねぎは薄切り、ミニトマトは半分に切る。耐熱性のポリ袋にAを混ぜ合わせておく。

2 フライパンにオリーブ油を中火で熱し、手羽元を焼く。弱火にして蓋をし、時々転がしながら全体に焼き目がつくまで8分焼く。

3 火が通ったら2を1のポリ袋に入れ、紫玉ねぎ、ミニトマトも加えてさっと混ぜ合わせ、30分以上なじませる。

手羽元の旨味と味の染みた大根がたまらない!

手羽元と大根のオイスター煮

材料（4人分）

鶏手羽元…8本
大根…400g
小松菜…⅓袋
サラダ油…大さじ½

A
しょうが（薄切り）…4枚
水…1と½カップ
酒…¼カップ
オイスターソース…大さじ1と½
しょうゆ…大さじ1
ラカントS…小さじ2

作り方

1 手羽元は骨に沿って1本切り目を入れる。大根は1.5cm厚さの半月切りにし、耐熱皿に入れてラップをし、電子レンジで5～6分加熱する。小松菜は3cm長さのざく切りにする。

2 鍋にサラダ油を中火で熱し、手羽元を焼く。全体に焼き目がついたらAと大根を加え、弱火にして落とし蓋をして12～15分煮る。仕上げに小松菜を加えて中火にし、3～4分加熱して汁けを煮詰める。

糖質オフでも安心の照り焼き！

手羽元の照り焼き

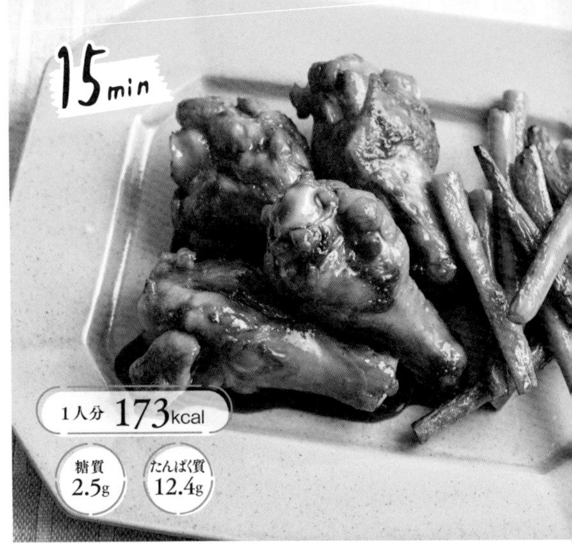
15min
1人分 173kcal
糖質 2.5g
たんぱく質 12.4g

材料（2人分）

鶏手羽元…4本
さやいんげん…10本
サラダ油…大さじ½
A しょうゆ・酒…各大さじ1と½
ラカントS…大さじ1

作り方

1 手羽元は骨に沿って1本切り目を入れる。さやいんげんは半分に切る。
2 フライパンにサラダ油を中火で熱し、手羽元を焼く。一緒にさやいんげんも入れ、火が通るまで炒めたら取り出す。手羽元は、全体に焼き目がついたら蓋をして弱火にし、火が通るまで7〜8分蒸し焼きにする。
3 混ぜ合わせたAを加えて汁けがなくなるまで3〜4分煮からめる。

野菜の甘みが染みわたる！ホッとする洋風煮込み

手羽元とかぶのレンジポトフ

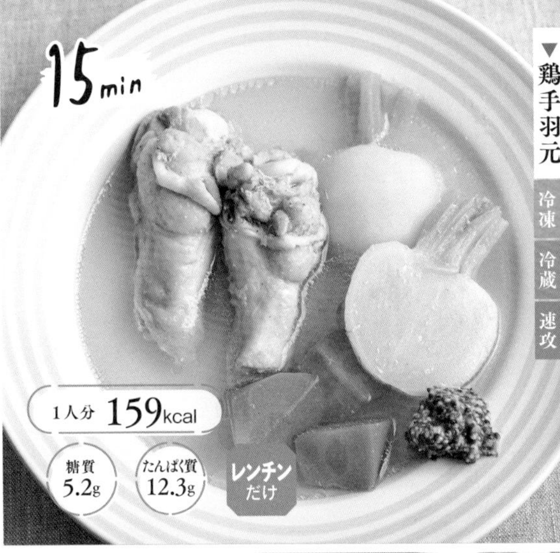
15min
1人分 159kcal
糖質 5.2g
たんぱく質 12.3g
レンチンだけ

材料（2人分）

鶏手羽元…4本
塩…小さじ⅓
こしょう…少々
かぶ…2個
にんじん（乱切り）…⅓本分（50g）
A 水…1と½カップ
洋風スープの素…小さじ½
塩…小さじ¼
ローリエ…1枚
塩・こしょう…各少々
粒マスタード…適量

作り方

1 手羽元は骨に沿って1本切り目を入れ、塩、こしょうを揉み込む。
2 耐熱ボウルに1、茎を3cm残して半分に切ったかぶ、にんじん、Aを入れてラップをし、電子レンジで10〜12分加熱する。火が通ったら塩、こしょうで味をととのえ、器に盛り、粒マスタードを添える。

ザワークラウトの酸味が効いてさっぱりとした味わい

手羽元とカリフラワーのザワークラウト煮込み

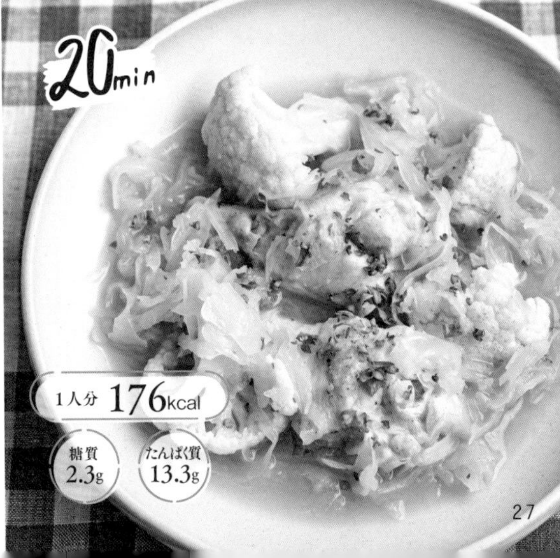
20min
1人分 176kcal
糖質 2.3g
たんぱく質 13.3g

材料（2人分）

鶏手羽元…4本
塩…小さじ¼
こしょう…少々
カリフラワー（小房に分ける）…½株分（100g）
オリーブ油…大さじ½
ザワークラウト（市販）…100g
A 水…1カップ
白ワイン…大さじ1
洋風スープの素…小さじ½
塩…小さじ¼
パセリ（みじん切り）…適量

作り方

1 手羽元は骨に沿って1本切り目を入れ、塩、こしょうをまぶす。
2 フライパンにオリーブ油を中火で熱し、1を焼く。全体に焼き目がついたらザワークラウトを加えて炒め、Aを加え弱火で5〜6分煮る。カリフラワーを加えてさらに5〜6分煮て、器に盛り、パセリを散らす。

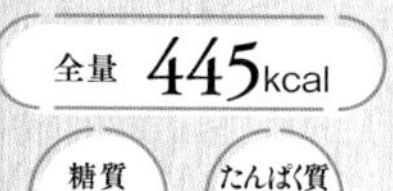

全量 445kcal　冷凍1ヶ月
糖質 1.4g　たんぱく質 24.7g

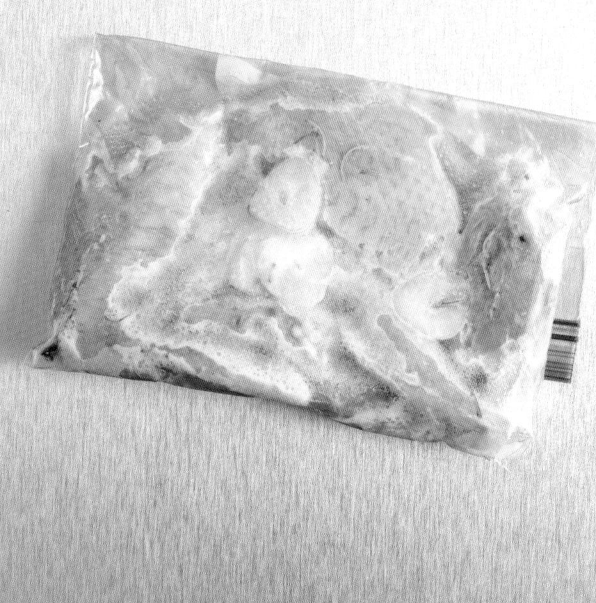

にんにくとローズマリーの香りが引き立つ

にんにく塩漬け

材料（2人分）

鶏手羽先…4本
塩…小さじ⅓
こしょう…少々
にんにく…1かけ
A
- 白ワイン…大さじ1
- オリーブ油…大さじ1
- ドライローズマリー…小さじ½

作り方

1 手羽先は骨に沿って1本切り目を入れ、塩、こしょうをまぶす。にんにくは薄切りにする。
2 冷凍用保存袋に1、Aを加えてよく揉み込む。

冷凍HOW TO ▶▶▶

袋の空気を抜いて平らにならし、口を閉じて冷凍する。

解凍法 ▶▶▶

解凍→当日の朝冷蔵庫に移すor電子レンジの解凍モードで加熱。
半解凍→電子レンジで30秒ほど加熱（袋から中身が取り出せればOK）。

全量 364kcal　冷凍1ヶ月
糖質 5.5g　たんぱく質 26.7g

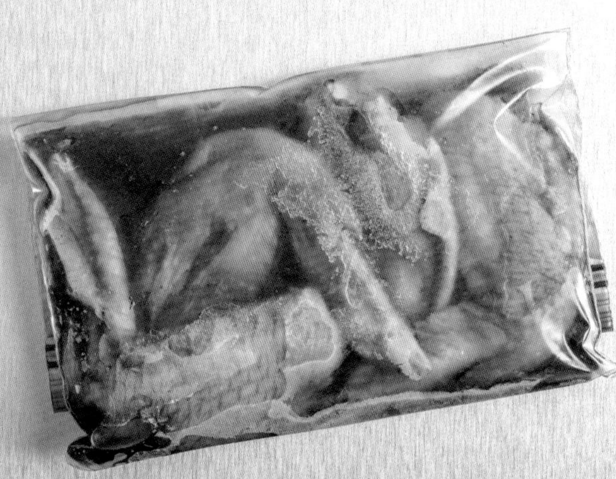

コクのあるまろやかな酸味と風味でおいしさアップ！

さっぱり漬け

材料（2人分）

鶏手羽先…4本
A
- しょうゆ…大さじ1と½
- 黒酢…大さじ1と½
- ラカントS…大さじ1
- 酒…大さじ1

作り方

1 手羽先は骨に沿って1本切り目を入れ、皮目はフォークで穴を開ける。
2 冷凍用保存袋にAを混ぜ合わせ、1を加えてよく揉み込む。

冷凍HOW TO ▶▶▶

袋の空気を抜いて平らにならし、口を閉じて冷凍する。

解凍法 ▶▶▶

半解凍→電子レンジで30秒ほど加熱（袋から中身が取り出せればOK）。

食欲をそそるガーリック風味と酢の効果でふっくらホロホロに仕上げる手羽先の作りおき。
おかずにも、お酒のおつまみにも喜ばれる一品が、冷凍作りおきを使えば簡単に作れます。

Arrange 1

手羽先のガーリック焼き

材料と作り方（2人分）　解凍して調理

1 フライパンにオリーブ油小さじ1を中火で熱し、解凍したにんにく塩漬け全量を焼く。焼き目がついたら裏返し、弱火で7～8分焼く。火が通ったら器に盛り、ローズマリー適量を添える。

1人分 242kcal　糖質 0.8g　たんぱく質 12.4g

にんにく風味でやみつきに

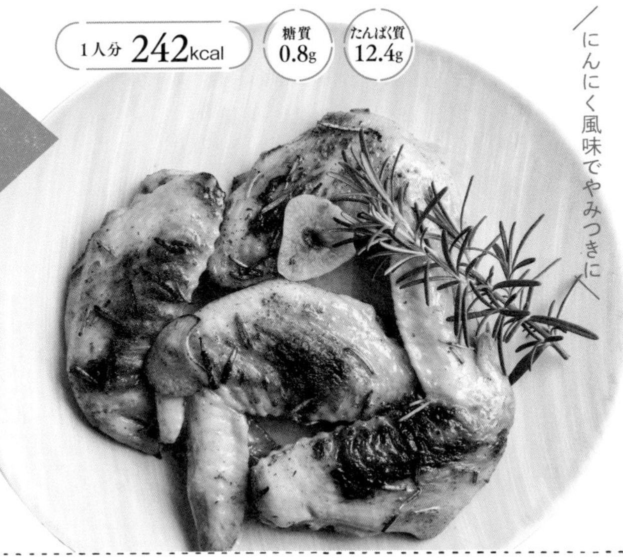

旨味を余すことなく食べられる

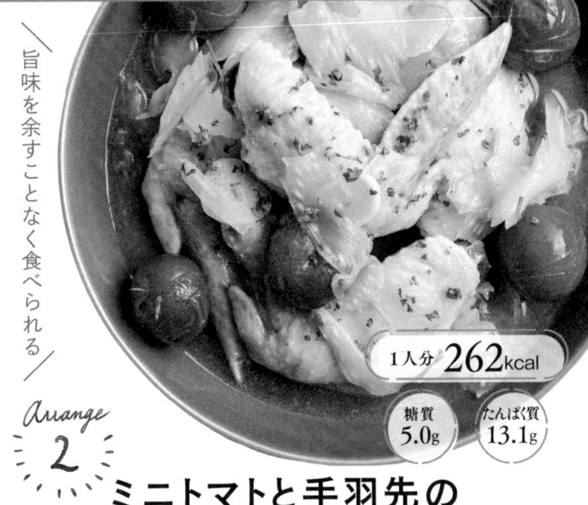

1人分 262kcal　糖質 5.0g　たんぱく質 13.1g

Arrange 2

ミニトマトと手羽先の白ワイン蒸し

材料と作り方（2人分）　半解凍して調理

1 セロリ1本は2～3mm厚さの斜め薄切りにする。

2 フライパンに半解凍したにんにく塩漬け全量、白ワイン¼カップ、水½カップを入れ蓋をして中火にかける。沸騰したら時々混ぜながら解凍し、火が通ったら1、ミニトマト6個を入れてさっと蒸し煮にする。塩小さじ⅓、こしょう少々を加えて味をととのえ、みじん切りにしたパセリ少々を散らす。

▼鶏手羽先

冷凍　冷蔵　速攻

Arrange 1

さっぱり照り焼き

材料と作り方（2人分）　半解凍して調理

1 フライパンに半解凍したさっぱり漬け全量を入れて蓋をし、中火にかける。時々上下を返しながら、汁けがほとんどなくなるまで8～10分蒸し焼きにする。器に盛り、白髪ねぎ適量を添える。

1人分 187kcal　糖質 3.6g　たんぱく質 13.6g

白髪ねぎをたっぷりのせて

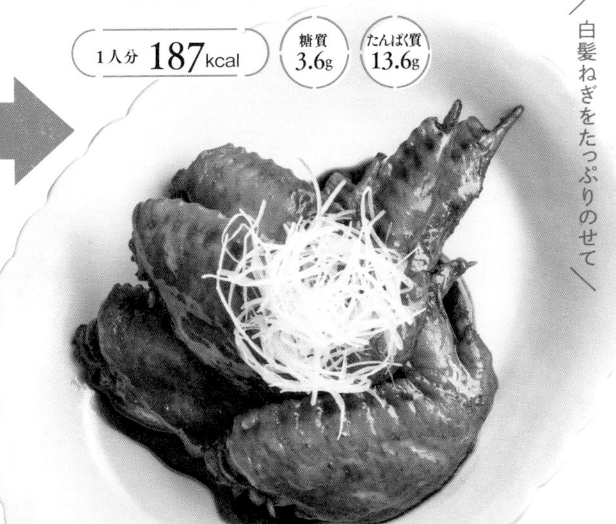

1人分 201kcal　糖質 6.0g　たんぱく質 14.2g

野菜にも味がしっかり！

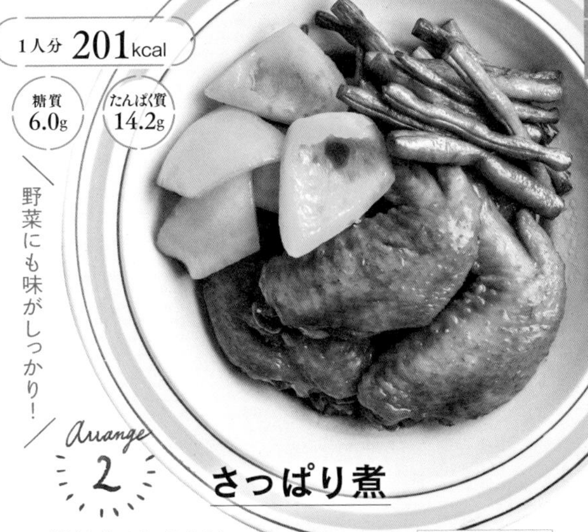

Arrange 2

さっぱり煮

材料と作り方（2人分）　半解凍して調理

1 黄パプリカ½個は一口大の乱切りにする。さやいんげん50gは半分に切る。

2 鍋に半解凍したさっぱり漬け全量、水½カップを入れて中火にかける。沸騰したら蓋をして弱火にし、12～15分ほど煮る。火が通ったら1を加えてさらに3～4分煮る。しんなりしたら蓋を取り、強火にして2～3分煮詰める。

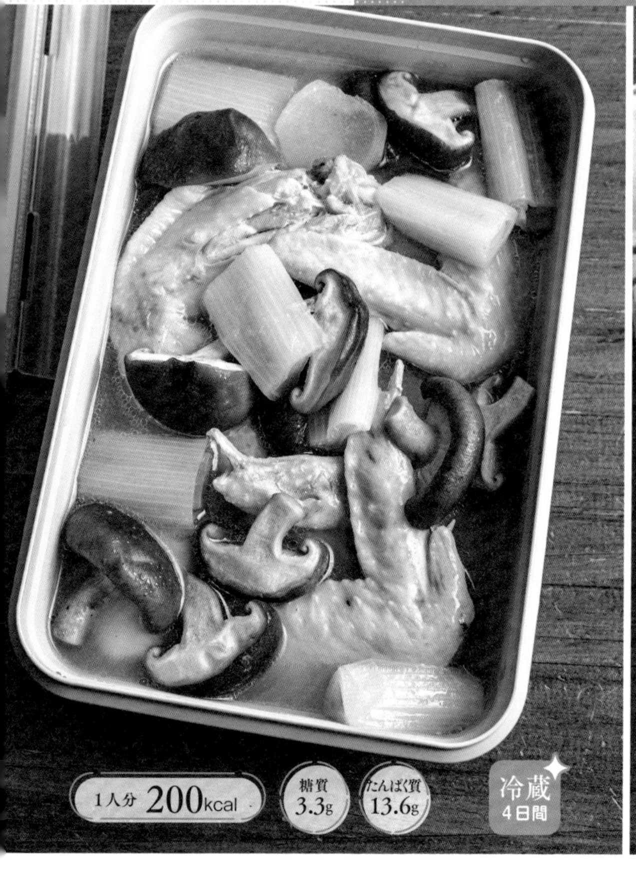

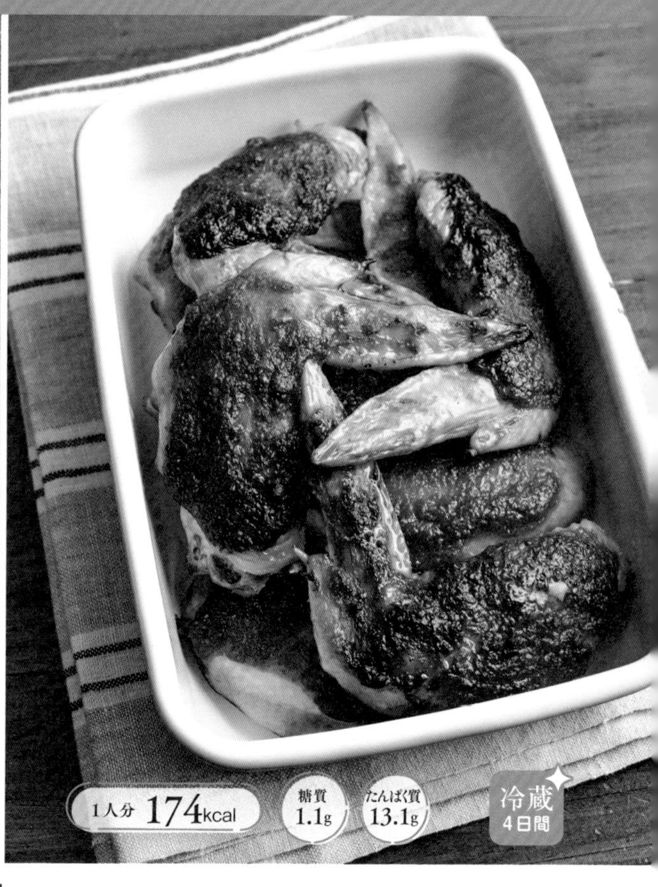
1人分 174kcal
糖質 1.1g
たんぱく質 13.1g
冷蔵 4日間

とろとろ、プルプルのコラーゲンたっぷり！

手羽先のサムゲタン風

材料（4人分）

鶏手羽先…8本
しいたけ…6個
長ねぎ…1本
にんにく…2かけ
しょうが(薄切り)…4枚

A
水…3カップ
酒…¼カップ
塩…小さじ⅔
こしょう…少々

塩・こしょう…各少々
ごま油…小さじ1

作り方

1 手羽先は骨に沿って1本切り目を入れる。しいたけは半分に切る。長ねぎは4cm長さのぶつ切りにする。にんにくはつぶす。

2 鍋に手羽先、長ねぎ、にんにく、しょうが、**A**を入れて中火にかける。沸騰したらアクを取って弱火にし、しいたけを加え、蓋をして20～25分煮る。塩、こしょうで味をととのえ、ごま油を加えてさっと混ぜる。

こんがり焼いたごまみそが香ばしい

手羽先の甘みそ焼き

材料（4人分）

鶏手羽先…8本

A
みそ…小さじ4
ラカントS…小さじ4
水…小さじ2
白すりごま…小さじ1

作り方

1 手羽先は皮目を下にして、骨に沿って1本切り目を入れる。皮目を下にして耐熱皿に入れ、ラップをし、火が通るまで電子レンジで3～4分加熱する。

2 混ぜ合わせた**A**を皮目に塗り、魚焼きグリルで焦げ目がつくまで3～4分焼く。

調理のPoint

手羽先の骨の周りは火が通りにくいので、電子レンジで加熱してから仕上げに魚焼きグリルに入れ、カリッと香ばしく焼くのがコツ。生焼けの心配もいりません。

ザーサイが入ったねぎダレがクセになる

手羽先のねぎ塩レンジ蒸し

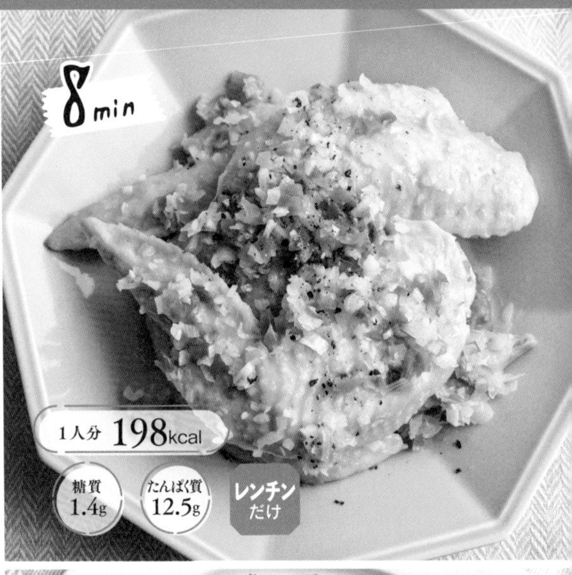
8min
1人分 198kcal
糖質 1.4g
たんぱく質 12.5g
レンチン だけ

材料（2人分）

鶏手羽先…4本
長ねぎ…⅕本(20g)
ザーサイ…10g
塩…小さじ⅓
A ごま油…小さじ1
　酒…大さじ2
粗びき黒こしょう…適量

作り方

1 手羽先は骨に沿って1本切り目を入れ、皮目はフォークで刺して穴を開ける。長ねぎ、ザーサイはみじん切りにする。
2 耐熱皿に皮目を下にした手羽先をのせて塩をふる。長ねぎ、ザーサイ、Aをかけてラップをし、電子レンジで2分加熱する。器に盛り、粗びき黒こしょうをふる。

ガーリック味でやみつきに！おつまみにも◎

手羽先の甘辛ガーリック焼き

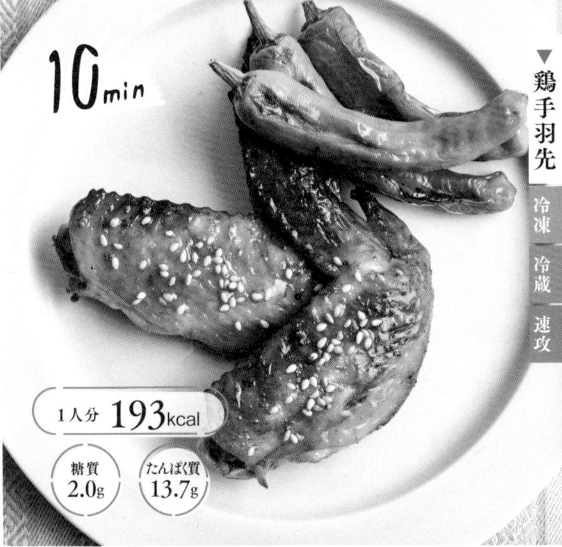
10min
1人分 193kcal
糖質 2.0g
たんぱく質 13.7g

材料（2人分）

鶏手羽先…4本
A しょうゆ…大さじ1
　酒…大さじ1
　ラカントS…小さじ2
　おろしにんにく…小さじ½
しし唐辛子…6本
白いりごま…適量

作り方

1 手羽先は骨に沿って1本切り目を入れ、皮目はフォークで刺して穴を開ける。耐熱皿に皮目を下にして入れ、Aをからめてラップをし、電子レンジで2分加熱する。
2 火が通ったらオーブントースターの天板にのせ、一緒にしし唐辛子ものせる。残ったタレをかけながら焼き目がつくまで4～5分焼く。器に盛り、手羽先に白いりごまをふる。

チーズのコクがたまらない！

手羽先のチーズ焼き

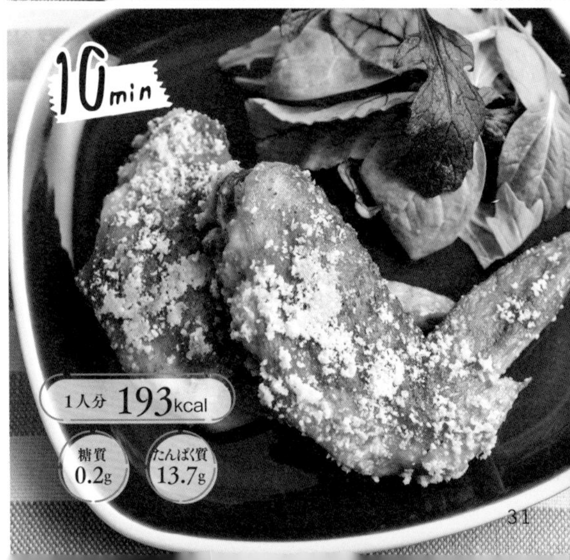
10min
1人分 193kcal
糖質 0.2g
たんぱく質 13.7g

材料（2人分）

鶏手羽先…4本
塩…小さじ¼
こしょう…少々
オリーブ油…小さじ1
粉チーズ…大さじ1
ベビーリーフ…適量

作り方

1 手羽先は骨に沿って切り目を入れ、塩、こしょうをまぶす。
2 フライパンにオリーブ油を中火で熱し、1を焼く。焼き目がついたら裏返し、蓋をして6～7分蒸し焼きにする。火が通ったら粉チーズをさっとからめ、器に盛り、ベビーリーフを添える。

全量 218kcal
糖質 0.4g　たんぱく質 46.1g

ゆずこしょうがアクセント。焼いても揚げてもOK

ゆずこしょう漬け

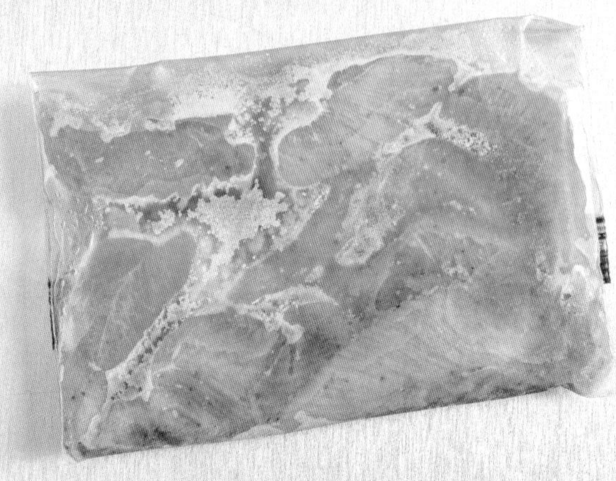

材料（2人分）
鶏ささみ…200g
A
- 酒…小さじ1
- ゆずこしょう…小さじ1
- 塩…少々

作り方
1 ささみは筋を取り除いて斜め半分に切り、冷凍用保存袋に入れる。
2 1にAを加えて揉み込む。

冷凍HOW TO ▶▶▶
袋の空気を抜いて平らにならし、口を閉じて冷凍する。

解凍法 ▶▶▶
解凍 →当日の朝冷蔵庫に移すor電子レンジの解凍モードで加熱。

全量 413kcal
糖質 4.1g　たんぱく質 48.6g

マヨネーズで柔らかく、みそで深みのある味つけに！

みそマヨ漬け

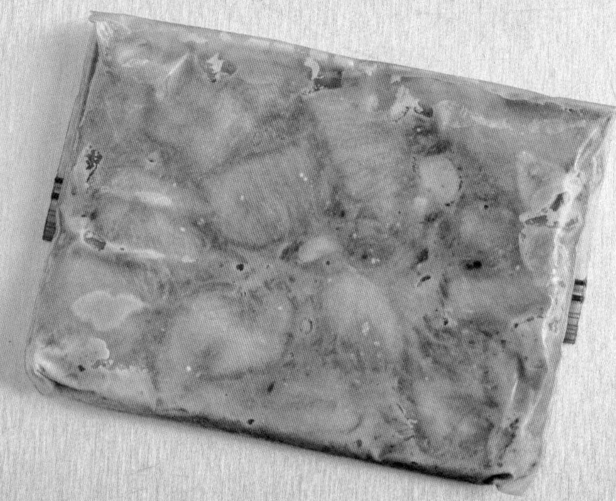

材料（2人分）
鶏ささみ…200g
A
- マヨネーズ…大さじ2
- みそ…大さじ1
- 塩…小さじ⅛

作り方
1 ささみは筋を取り除いて全部で12等分に切る。
2 冷凍用保存袋にAを混ぜ合わせ、1を加えてよく揉み込む。

冷凍HOW TO ▶▶▶
袋の空気を抜いて平らにならし、口を閉じて冷凍する。

解凍法 ▶▶▶
解凍 →当日の朝冷蔵庫に移すor電子レンジの解凍モードで加熱。

たんぱく質が多く低脂肪、低糖質の鶏ささみはダイエットの定番食材。食べ応えがあるので満腹感を得られるのも◎。
のりで巻いて風味をアップさせたり、ホイル蒸しでしっとり仕上げたりしてよりおいしく！

Arrange 1

磯辺焼き

材料と作り方（2人分／8本分） 解凍して調理

1 焼きのり1枚を8等分にして、解凍したゆずこしょう漬け全量に1枚ずつ巻く。
2 フライパンにサラダ油小さじ1を中火で熱し、1を焼く。焼き目がついたら裏返し、弱火にして2〜3分焼く。

1人分 131kcal
糖質 0.4g たんぱく質 23.7g

お弁当のおかずにも

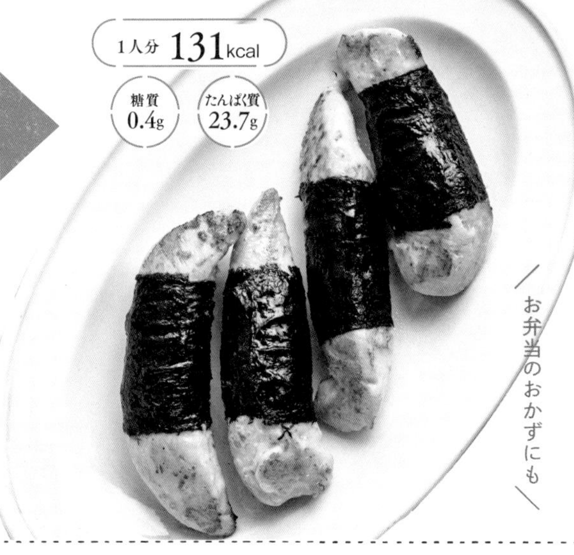

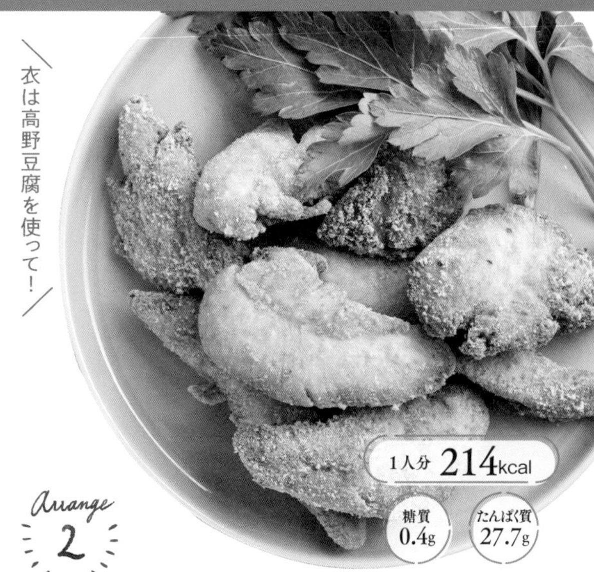

衣は高野豆腐を使って！

1人分 214kcal
糖質 0.4g たんぱく質 27.7g

Arrange 2

ささみのゆずこしょうフライ

材料と作り方（2人分） 解凍して調理

1 高野豆腐1個をすりおろし、解凍したゆずこしょう漬け全量にまぶす。
2 1を170℃に熱した揚げ油適量で3〜4分揚げる。器に盛り、イタリアンパセリ適量を添える。

▼鶏ささみ

冷凍 冷蔵 速攻

Arrange 1

ささみとねぎの串焼き

材料と作り方（2人分／6本分） 解凍して調理

1 長ねぎ1本は3cm長さに12個切る。
2 串に解凍したみそマヨ漬け全量、1を交互に2つずつ刺す。
3 オーブントースターの天板に2をのせて10分ほど焼く。焦げそうな場合はアルミホイルをかぶせ、火が通ったら取り出して長ねぎに塩少々をふる。

みそマヨ味のヘルシーな焼き鳥

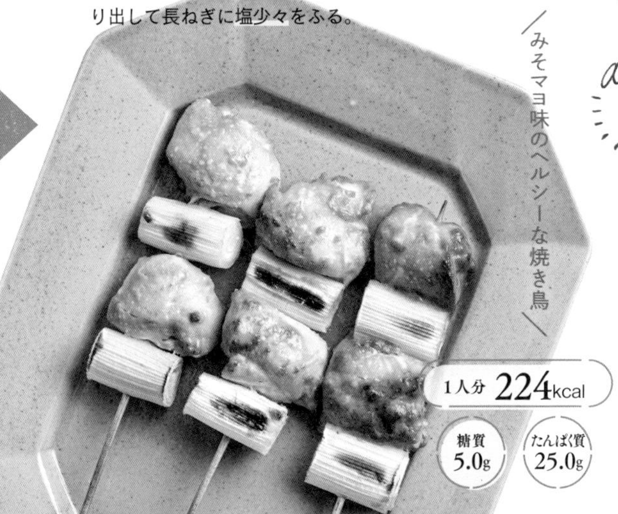

1人分 224kcal
糖質 5.0g たんぱく質 25.0g

きのこの旨味たっぷり

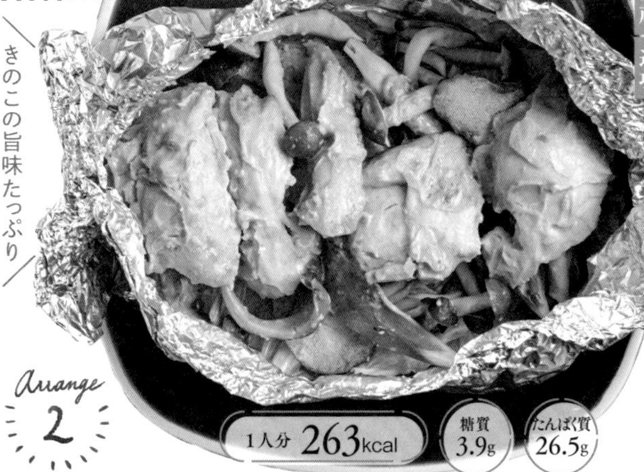

1人分 263kcal
糖質 3.9g たんぱく質 26.5g

Arrange 2

ささみときのこのホイル蒸し

材料と作り方（2人分） 解凍して調理

1 しめじ½袋、まいたけ½袋は根元を落として小房に分ける。キャベツ50gは3〜4cm角のざく切りにする。
2 アルミホイル2枚に1を等分にのせ、塩・こしょう各少々をふる。解凍したみそマヨ漬け全量、バター10gを等分にのせてホイルを包む。フライパンに入れて水½カップを加え、蓋をして中火にかける。沸騰したら弱火にし、10〜12分蒸し焼きにする。

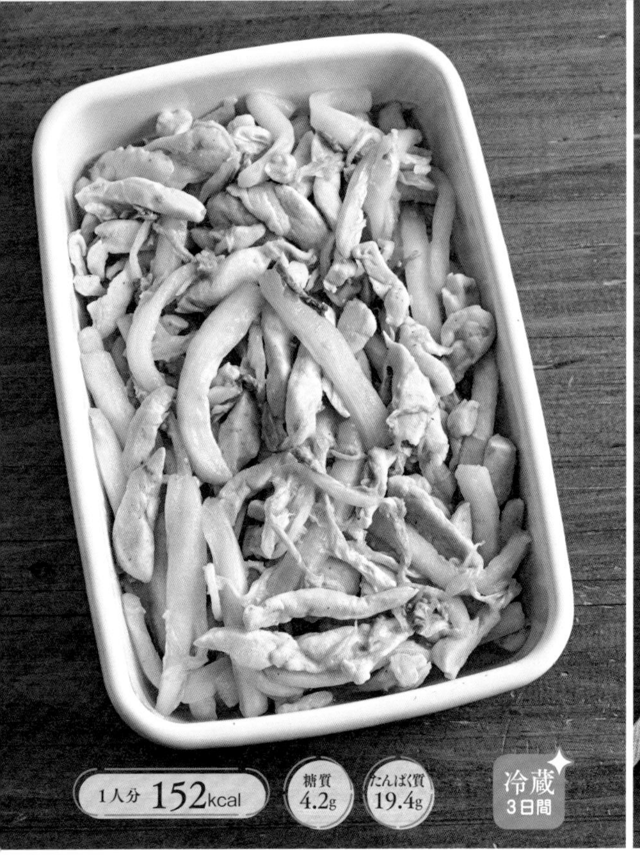

1人分 152kcal　糖質 4.2g　たんぱく質 19.4g　冷蔵 3日間

淡白な白菜とささみもみそバター味で大満足の一品に

ささみと白菜のみそバター炒め

材料（4人分）

鶏ささみ…300g

A　塩…小さじ¼
　　こしょう…少々
　　酒…小さじ1

白菜…500g

塩…小さじ½

B　酒…大さじ1
　　みそ…大さじ2
　　バター…10g

サラダ油…大さじ½

作り方

1 ささみは筋を取り除いて細切りにし、Aを揉み込む。白菜は7cm長さに切り、1cm幅の細切りにしてボウルに入れ、塩をまぶして10分ほどおく。しんなりしたら水けを絞る。Bは合わせておく。

2 フライパンにサラダ油を中火で熱し、ささみを炒める。色が変わったら白菜を加えて炒め、しんなりしたらBを加えてさっとからめる。

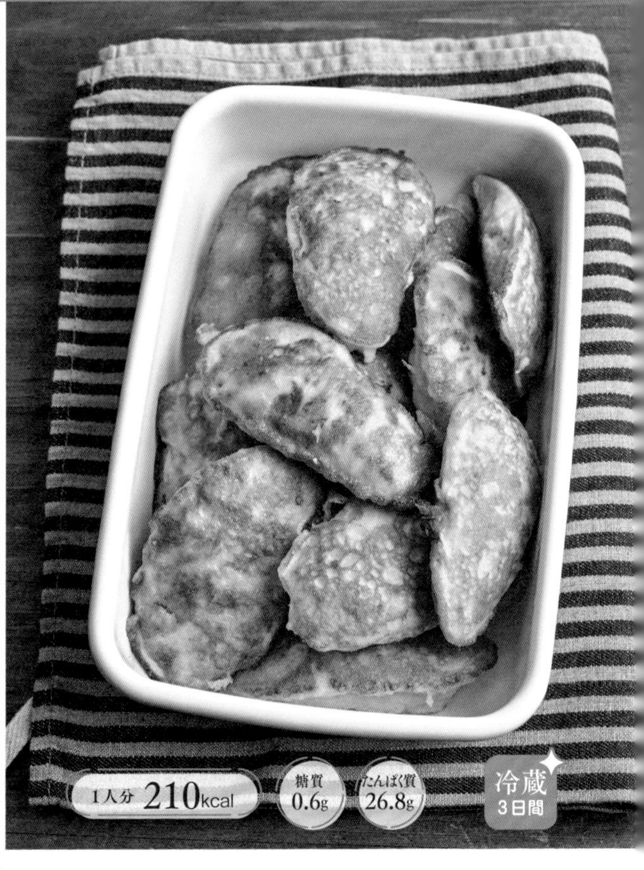

1人分 210kcal　糖質 0.6g　たんぱく質 26.8g　冷蔵 3日間

小麦粉の代わりにおからパウダーを使って糖質オフ

ささみのピカタ

材料（4人分）

鶏ささみ…400g

塩…小さじ½

こしょう…少々

卵…2個

A　マヨネーズ…大さじ2
　　塩・こしょう…各少々

おからパウダー…適量

サラダ油…大さじ½

作り方

1 ささみは半分にそぎ切りにして、塩、こしょうをまぶす。卵は溶きほぐし、Aを混ぜる。

2 ささみにおからパウダーをまぶし、卵液をからめる。

3 フライパンにサラダ油を中火で熱し、2を入れて焼く。焼き目がついたら裏返し、蓋をして弱火で3～4分蒸し焼きにする。

糖質オフのPoint

直接卵液をからめても肉にからみづらいので、普通は小麦粉をまぶしますが、糖質を抑えるためにおからパウダーを使用すれば糖質オフに。

ごまのコクとしょうがの香りが効いたドレッシングが◎

ささみと水菜のごまドレッシング

材料（2人分）

鶏ささみ…2本

A 酒…小さじ1
塩…小さじ¼
こしょう…少々

水菜…100g
にんじん…30g

B 白練りごま…大さじ1
ラカントS…大さじ½
しょうゆ…大さじ½
酢…大さじ½
ごま油…小さじ1
おろししょうが…小さじ½

作り方

1 ささみは耐熱皿に入れて**A**をからめ、ラップをして電子レンジで2分加熱する。火が通ったら粗熱を取って大きめにほぐす。水菜は5cm長さのざく切りにし、にんじんはせん切りにする。**B**は上から順に混ぜ合わせておく。

2 ボウルにささみ、水菜、にんじんを入れ、**B**を加えてさっと和える。

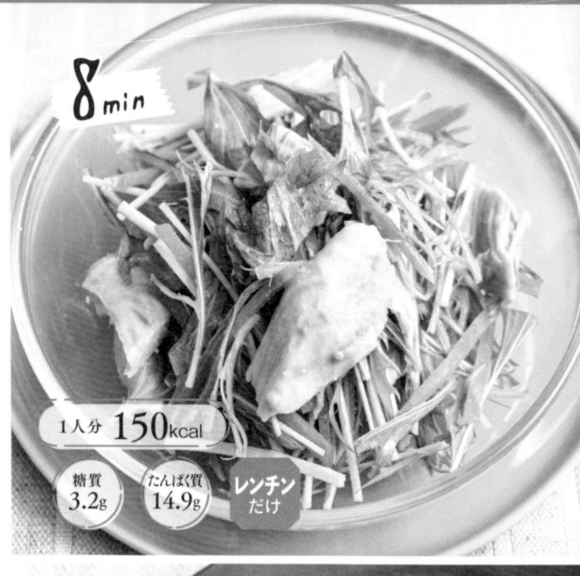
8min
1人分 150kcal
糖質 3.2g
たんぱく質 14.9g
レンチンだけ

相性のよいバターとしょうゆで、あとを引くおいしさ！

ささみと絹さやのバターしょうゆ炒め

材料（2人分）

鶏ささみ…200g
塩…小さじ¼
こしょう…少々
絹さや…1パック（50g）
バター…10g
しょうゆ…小さじ1
塩・こしょう…各少々

作り方

1 ささみは一口大のそぎ切りにし、塩、こしょうをふる。絹さやは筋を取り除く。

2 フライパンにバターを中火で熱し、ささみを焼く。焼き目がついたら裏返し、端に寄せて絹さやを加え、炒める。しんなりしてささみに火が通ったら、しょうゆ、塩、こしょうを加えてさっとからめる。

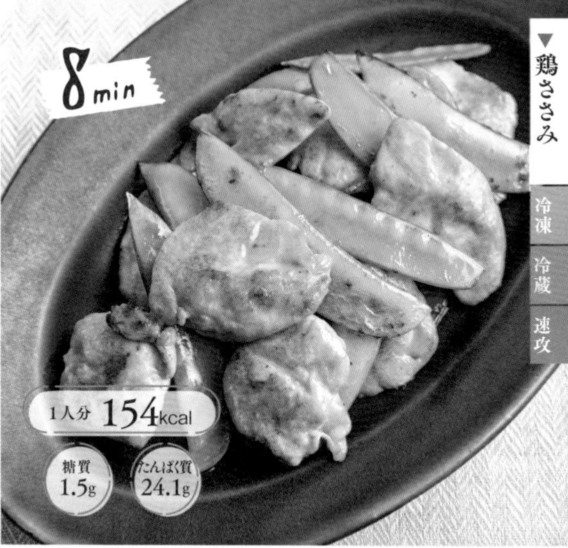
8min
1人分 154kcal
糖質 1.5g
たんぱく質 24.1g

ケチャップソースとチーズでピザ風に！

ささみのチーズ焼き

材料（2人分）

鶏ささみ…4本
塩・こしょう…各少々

A トマトケチャップ…小さじ2
粒マスタード…小さじ1

ピザ用チーズ…30g
グリーンカール…適量

作り方

1 ささみは開いて厚みを均一にし、塩、こしょうをふる。

2 1をオーブントースターの天板にのせ、混ぜ合わせた**A**を塗る。チーズをのせて5〜6分焼く。

3 器に2を盛り、グリーンカールを添える。

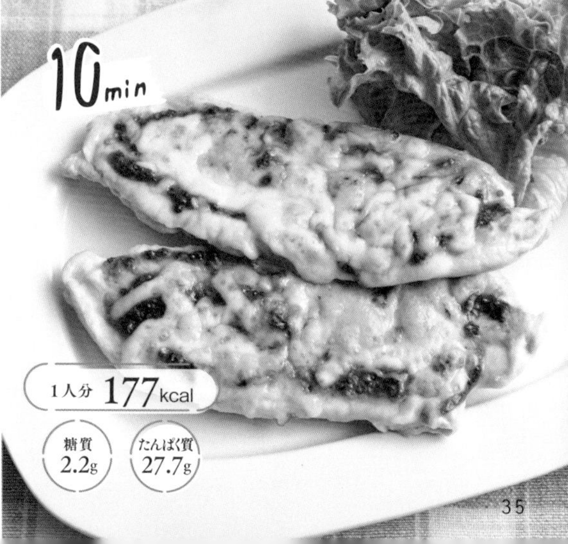
10min
1人分 177kcal
糖質 2.2g
たんぱく質 27.7g

全量 402kcal
糖質 2.4g　たんぱく質 36.4g

さっぱり梅味にかつお節を加えて深い味わいに！

梅塩漬け

材料（2人分）
鶏ひき肉…200g
梅干し…2個(30g)
A｜酒…大さじ1
　｜塩…小さじ¼
　｜かつお節…½袋

作り方
1 梅干しは種を取って叩く。
2 冷凍用保存袋に1、Aを入れて混ぜ、ひき肉を加えて箸でさっくりと混ぜる。

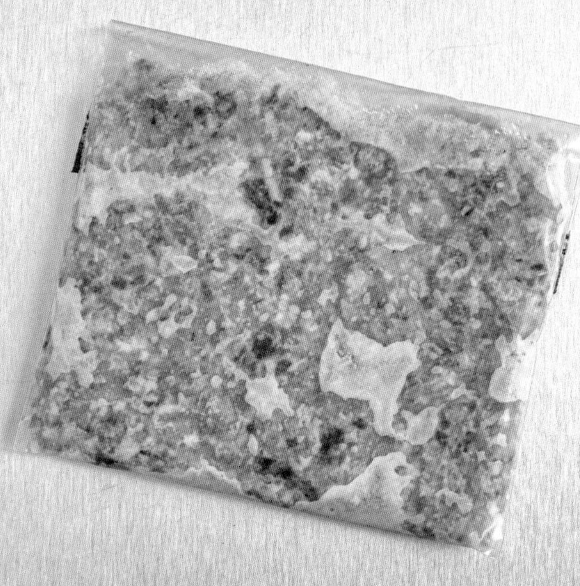

冷凍HOW TO ▶▶▶
袋の空気を抜いて平らにならし、口を閉じて冷凍する。

解凍法 ▶▶▶
半解凍→電子レンジで30秒ほど加熱(袋から中身が取り出せればOK)。

全量 419kcal
糖質 4.4g　たんぱく質 37.2g

定番の甘辛味でアレンジしやすい！しょうがの風味が◎

甘辛そぼろ

材料（2人分）
鶏ひき肉…200g
しょうが…1かけ
A｜酒…大さじ1と½
　｜しょうゆ…大さじ1と½
　｜ラカントS…大さじ1

作り方
1 しょうがはみじん切りにする。
2 冷凍用保存袋に1、Aを入れて混ぜ、ひき肉を加えて箸でさっくりと混ぜる。

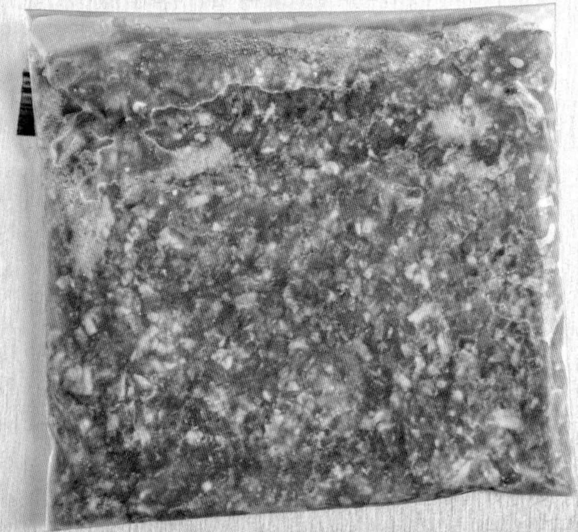

冷凍HOW TO ▶▶▶
袋の空気を抜いて平らにならし、口を閉じて冷凍する。

解凍法 ▶▶▶
解凍→当日の朝冷蔵庫に移すor電子レンジの解凍モードで加熱。
半解凍→電子レンジで30秒ほど加熱(袋から中身が取り出せればOK)。

あっさりと淡白な味の鶏ひき肉は、様々な料理と相性がよく、使いやすいのが特徴です。
そぼろやつくねといった定番おかずはもちろん、和洋中どの料理にも幅広く使えるので、色々なレシピを楽しんで。

Arrange 1

白菜の梅塩そぼろ煮

材料と作り方（2人分） 半解凍して調理

1 白菜350gは3cm幅のそぎ切りにする。
2 フライパンに半解凍した梅塩漬け全量を入れて中火にかける。フライパンが温まったら弱火にし、ほぐすように混ぜながら5〜6分蒸し焼きにする。ポロポロにほぐれてきたら1、水½カップを加え、蓋をして火が通るまで弱火で5〜6分煮る。

1人分 226kcal　糖質 4.6g　たんぱく質 19.6g

ほんのり梅が香る！

Arrange 2

チンゲン菜の梅塩そぼろ炒め

1人分 212kcal　糖質 2.2g　たんぱく質 19.0g

そぼろがよくからんで美味

材料と作り方（2人分） 半解凍して調理

1 チンゲン菜2株（250g）は長さを3等分にし、茎は6〜8等分のくし形切り、葉は長さを半分にする。葉と茎に分けておく。
2 フライパンに半解凍した梅塩漬け全量を入れて中火にかける。フライパンが温まったら弱火にし、ほぐすように混ぜながら蓋をして5〜6分蒸し焼きにする。ほぐれてきたらチンゲン菜の茎を加え、水大さじ1を回し入れる。蓋をしてしんなりするまで2分ほど炒め、チンゲン菜の葉を加えてさっと炒める。

Arrange 1

厚揚げのひき肉のせ

材料と作り方（2人分） 解凍して調理

1 厚揚げ1枚はさっと湯通しして油抜きし、水けを拭き取り、半分に切って厚みを半分にする。
2 耐熱皿に1をのせてしょうゆ小さじ½をからめ、解凍した甘辛そぼろ全量を上にのせる。ラップをして電子レンジで3〜4分加熱し、器に盛り、せん切りにした青じそ適量を添える。

1人分 361kcal　糖質 2.5g　たんぱく質 29.5g　レンチンだけ

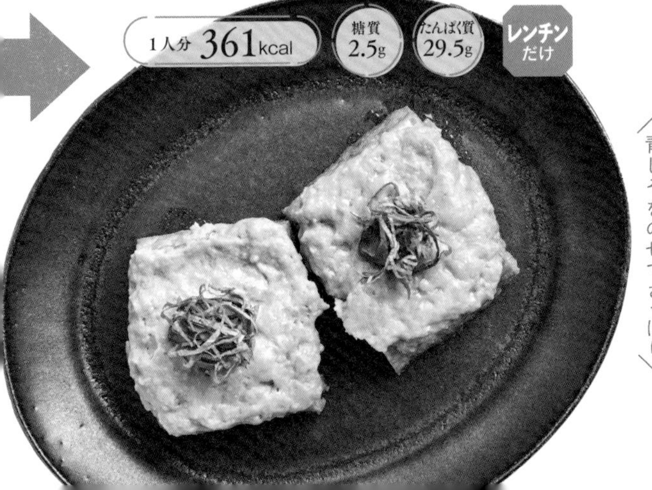

青じそをのせてさっぱり

Arrange 2

ちぎりキャベツの甘辛そぼろのせ

噛むほどに旨味広がる！

1人分 231kcal　糖質 5.4g　たんぱく質 19.8g

材料と作り方（2人分） 半解凍して調理

1 キャベツ⅙個は大きめにちぎって器に盛る。
2 フライパンに半解凍した甘辛そぼろ全量を入れて中火にかける。フライパンが温まったら弱火にし、ほぐすように混ぜながら蓋をして5〜6分蒸し焼きにする。ポロポロにほぐれて火が通ったら1の上にのせる。

▼鶏ひき肉　冷凍　冷蔵　速攻

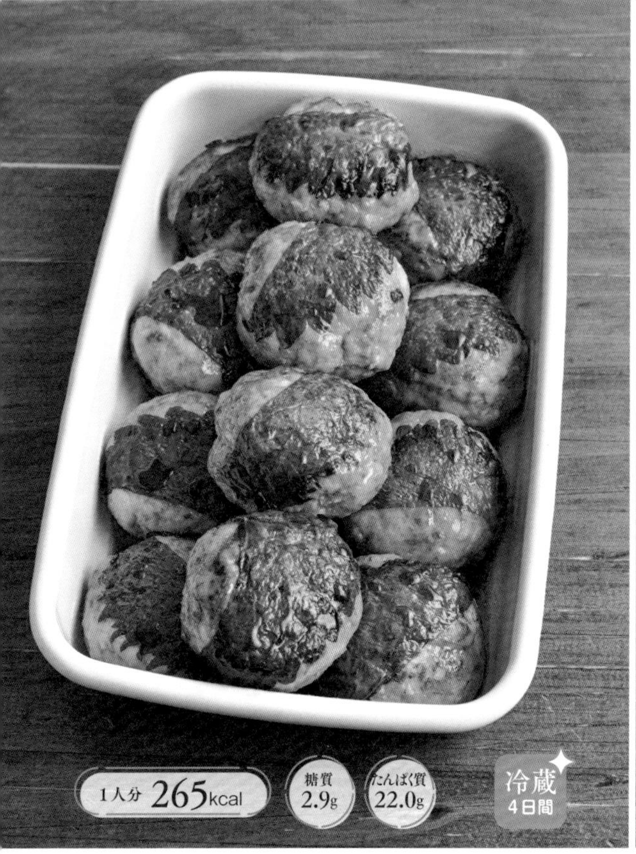
1人分 265kcal
糖質 2.9g
たんぱく質 22.0g
冷蔵 4日間

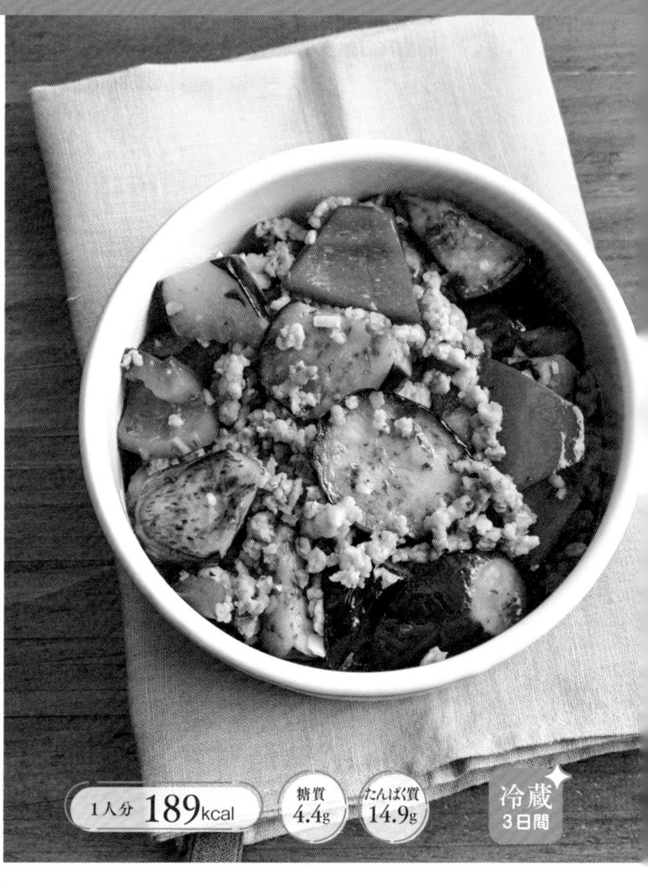
1人分 189kcal
糖質 4.4g
たんぱく質 14.9g
冷蔵 3日間

豆腐が入ってふんわり食感！甘辛味に青じそがあう

しそつくね

材料（4人分）

鶏ひき肉…400g
木綿豆腐…½丁
長ねぎ…½本(50g)
青じそ…6枚

A 塩…小さじ¼
こしょう…少々
おからパウダー…大さじ2

サラダ油…大さじ½

B しょうゆ…大さじ2
酒…大さじ2
ラカントS…大さじ2

作り方

1 豆腐はペーパータオルに包んで耐熱皿に入れ、ラップはせずに電子レンジで1分加熱して水きりする。長ねぎはみじん切りにする。青じそは縦半分に切る。

2 ボウルにひき肉、長ねぎ、豆腐、**A**を入れてよく練り混ぜる。12等分にして小判形に成形し、青じそを1枚ずつはりつける。

3 フライパンにサラダ油を中火で熱し、**2**を焼く。焼き目がついたら裏返し、蓋をして弱火で2～3分蒸し焼きにする。火が通ったら合わせた**B**を加えてさっとからめる。

彩り鮮やかな野菜をエスニック風味でいただく

パプリカとなすのエスニック炒め

材料（4人分）

鶏ひき肉…300g
なす…3本
赤パプリカ…½個
にんにく…1かけ
サラダ油…大さじ½

A 酒…大さじ2
ナンプラー…大さじ1と½
オイスターソース…小さじ2
ラカントS…大さじ½
ドライバジル…小さじ1

作り方

1 なすは乱切りにして水にさらす。パプリカは一口大に切る。にんにくはみじん切りにする。**A**は混ぜ合わせておく。

2 フライパンにサラダ油を中火で熱し、なすを炒める。しんなりしたらパプリカを加えて炒め、端に寄せてひき肉、にんにくを加えて炒める。色が変わったら**A**を加え、さっと炒める。

マイルドな豆乳のスープは寒い日にぴったり

鶏団子と豆苗の豆乳煮

材料（2人分）

A 鶏ひき肉…200g
長ねぎ（みじん切り）…30g
卵…½個
おからパウダー…大さじ½
塩…小さじ¼
こしょう…少々

B だし汁…¾カップ
しょうゆ…小さじ½
塩…小さじ¼
こしょう…少々

無調整豆乳…½カップ
豆苗（半分に切る）…1袋分

作り方

1 ボウルにAを入れてよく練り混ぜ、6等分にして丸める。
2 鍋にBを入れて火にかけ、煮立ったら1を加え、蓋をして弱火で4～5分煮る。火が通ったら豆乳と豆苗を加えてさっと煮る。

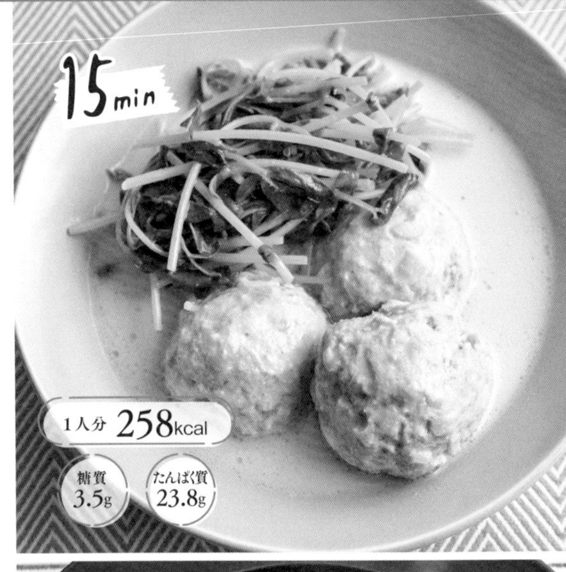
15min
1人分 258kcal
糖質 3.5g
たんぱく質 23.8g

塩味の麻婆は糖質オフにおすすめの味つけ

ひき肉と大根の塩麻婆

材料（2人分）

鶏ひき肉…100g
大根（1cm角に切る）…250g
にら（3cm長さに切る）…30g

A 水…½カップ
鶏がらスープの素…小さじ1
酒…大さじ1
塩…小さじ⅓
赤唐辛子（小口切り）…1本分
にんにく・しょうが（みじん切り）…各1かけ分
おからパウダー…大さじ½

粉山椒・ラー油…各適量

作り方

1 耐熱ボウルにひき肉、Aを入れてさっと混ぜ、大根とにらをのせる。ラップをして電子レンジで7～8分加熱し、全体をざっくりと混ぜて器に盛り、粉山椒、ラー油をかける。

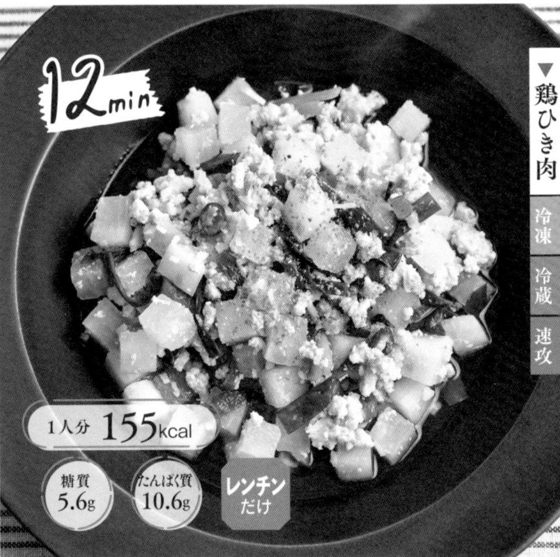
12min
1人分 155kcal
糖質 5.6g
たんぱく質 10.6g
レンチンだけ

▼鶏ひき肉
冷凍
冷蔵
速攻

アボカドのコクとひき肉の旨味がクセになるおいしさ

ひき肉とアボカドの炒め物

材料（2人分）

鶏ひき肉…150g
アボカド…1個
さやいんげん…10本（80g）
塩・粗びき黒こしょう…各少々

A 酒…大さじ1
しょうゆ…小さじ1
おろしにんにく…小さじ¼

オリーブ油…大さじ½

作り方

1 アボカドは8等分のくし形切りにして斜め半分に切る。さやいんげんは2～3等分に切る。Aは合わせておく。
2 フライパンにオリーブ油を中火で熱し、さやいんげんを炒める。2～3分炒めてしんなりしたらひき肉を加えて炒める。ひき肉がポロポロになったらアボカドを加えて軽く炒め、Aを回し入れたらさっとからめる。塩で味をととのえ、器に盛り、粗びき黒こしょうをふる。

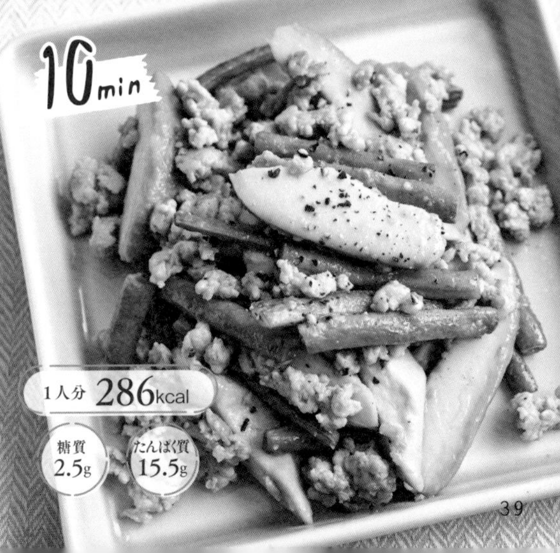
10min
1人分 286kcal
糖質 2.5g
たんぱく質 15.5g

糖質オフでやせる!

作りおき＆速攻おかずで帰ってから15分でできる時短献立②

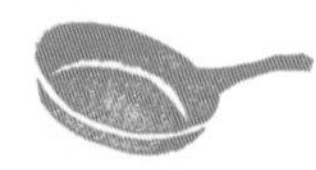

マスタードの風味がアクセントになった豚肉といんげんの炒め煮と、
パプリカ、トマトを紅しょうがとオリーブオイルで和えた副菜の献立です。
糖質の低いブランパンを添えれば、あっという間に夕飯が完成します。

主菜

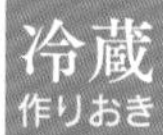

冷蔵 作りおき 豚肉といんげんのマスタード煮 (P50)

前日まで

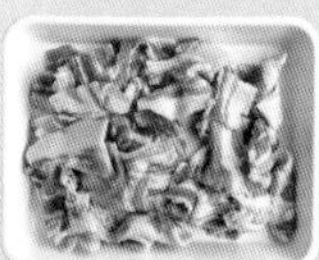

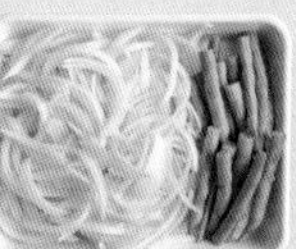

切る
豚肉、玉ねぎ、いんげんを切る。

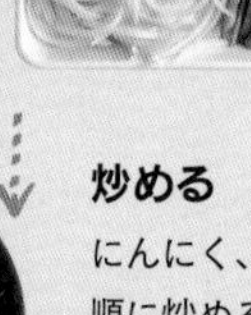

炒める
にんにく、豚肉、玉ねぎを順に炒める。

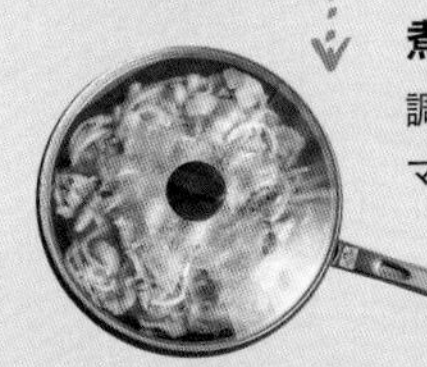

煮る
調味料、いんげんを煮て、マスタードを加える。

帰ってから

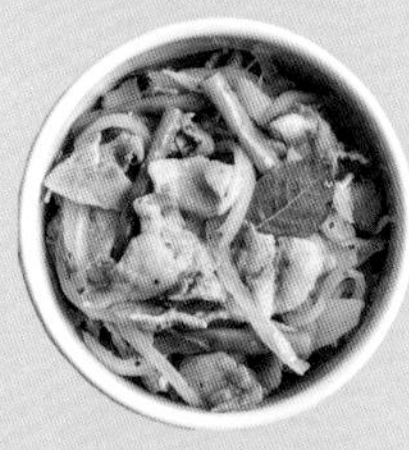

温める
電子レンジで温める。

cooking time 3min

完成!

ブランパンを添える
買っておいたブランパンはそのまま出して。

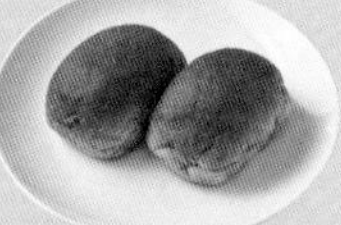

副菜

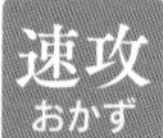

速攻 おかず パプリカとトマトの紅しょうが和え (P140)

前日まで

献立MEMO

冷蔵×速攻の組み合わせで超時短!

冷蔵作りおきは電子レンジで温めるだけだからとにかくラク！速攻のおかずも、切った食材を電子レンジで加熱し、和えるだけだから、時間がない日におすすめです。

準備なしでOK

帰ってから

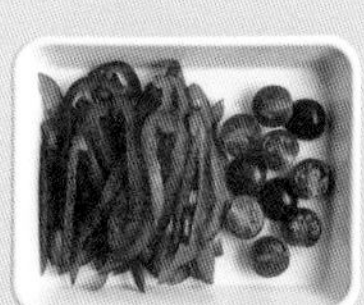

切る
パプリカ、ミニトマト、紅しょうがを切る。

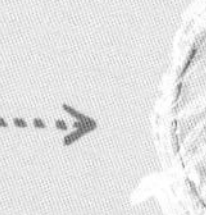

レンチン
パプリカを電子レンジで2分加熱する。

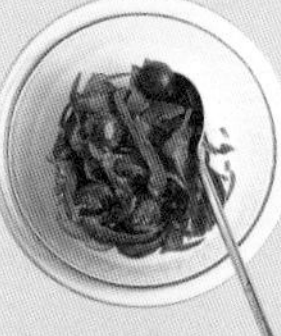

和える
残りの具材と調味料を和える。

完成!

cooking time 8min

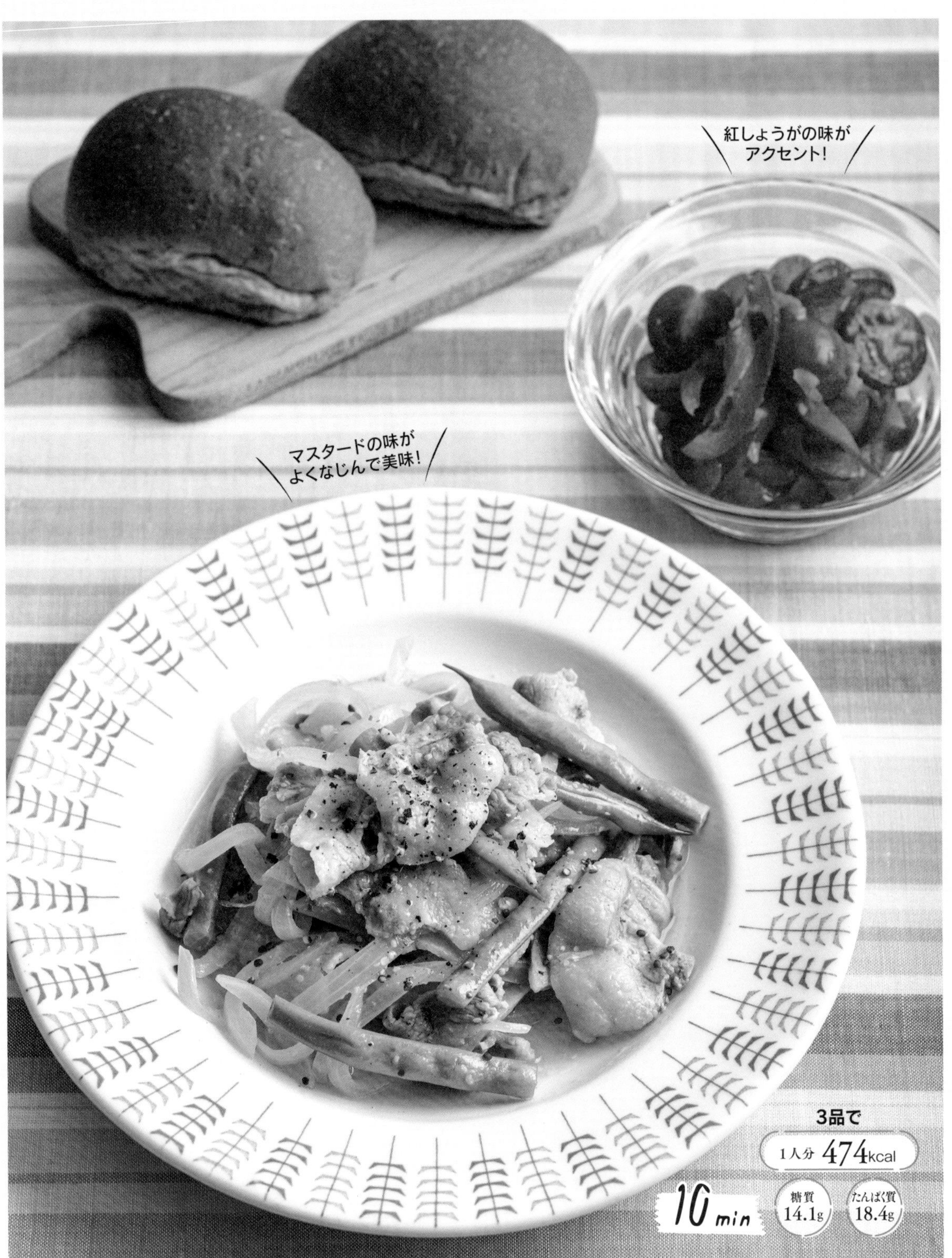
紅しょうがの味が
アクセント!
マスタードの味が
よくなじんで美味!
3品で
1人分 474kcal
10 min
糖質
14.1g
たんぱく質
18.4g

全量 503kcal

糖質 9.7g　たんぱく質 39.9g

冷凍
1ヶ月

玉ねぎも一緒に冷凍しているから、炒めるだけで一品完成！

甘辛豚肉

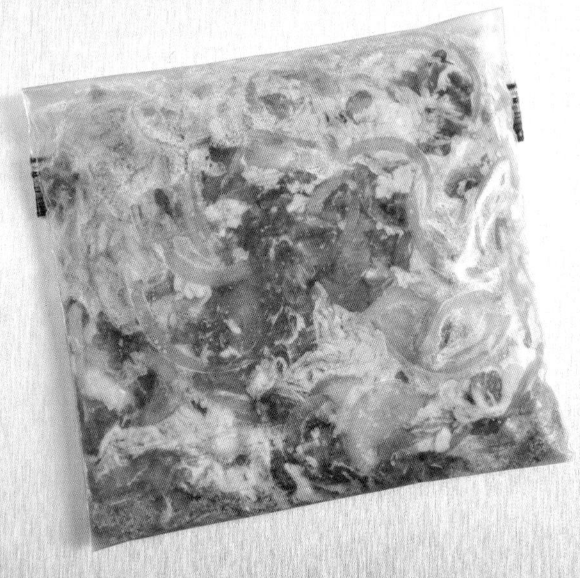

材料（2人分）

豚こま切れ肉…200g
玉ねぎ…½個
A しょうゆ…大さじ1と½
　酒…大さじ1と½
　ラカントS…大さじ1と½

作り方

1 豚肉は大きければ一口大に切る。玉ねぎは薄切りにする。
2 冷凍用保存袋にAを混ぜ合わせ、1を加えて揉み込む。

冷凍HOW TO ▶▶▶

袋の空気を抜いて平らにならし、口を閉じて冷凍する。

解凍法 ▶▶▶

半解凍→電子レンジで30秒ほど加熱（袋から中身が取り出せればOK）。

全量 468kcal

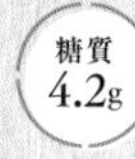
糖質
4.2g

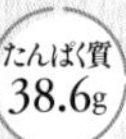
たんぱく質
38.6g

冷凍
1ヶ月

子どもも大人も大好きなコクうまガーリック味！

豚こまのスタミナ漬け

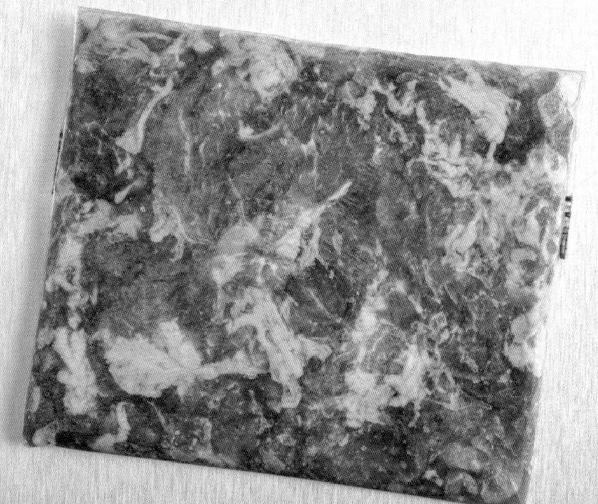

材料（2人分）

豚こま切れ肉…200g
A オイスターソース…大さじ½
　酒…大さじ1
　しょうゆ…大さじ½
　おろしにんにく…小さじ½

作り方

1 豚肉は大きければ一口大に切る。
2 冷凍用保存袋にAを入れて混ぜ合わせ、1を加えてよく揉み込む。

冷凍HOW TO ▶▶▶

袋の空気を抜いて平らにならし、口を閉じて冷凍する。

解凍法 ▶▶▶

解凍→当日の朝冷蔵庫に移すor電子レンジの解凍モードで加熱。
半解凍→電子レンジで30秒ほど加熱（袋から中身が取り出せればOK）。

安価な価格で購入できる豚こまは家計の味方。肉を買ったまま冷凍して常備している、という方も多いのでは…？
買ってきたらすぐに下味を揉み込む一手間で、食べるときは野菜と炒めるだけ！時間も節約ができますよ。

Arrange 1 肉豆腐

材料と作り方（2人分） 半解凍して調理

1 木綿豆腐1丁（300g）はペーパータオルに包んで耐熱皿にのせ、ラップをせずに電子レンジで1分30秒加熱して水きりし、食べやすく切る。

2 鍋に半解凍した甘辛豚肉全量、水½カップを入れて中火にかける。沸騰したら弱火にし、蓋をして時々混ぜながら5～6分煮る。ほぐれてきたらアクを取り、しょうゆ小さじ1、1を入れて落とし蓋をし、弱火のまま8～10分煮る。器に盛り、小口切りにした長ねぎ適量をのせる。

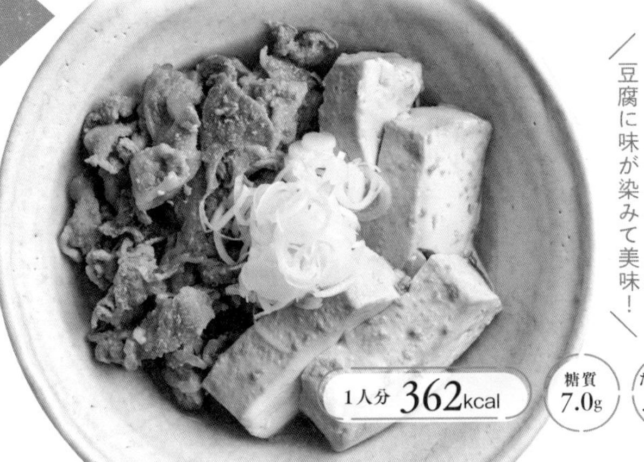

豆腐に味が染みて美味！

1人分 362kcal 糖質 7.0g たんぱく質 30.1g

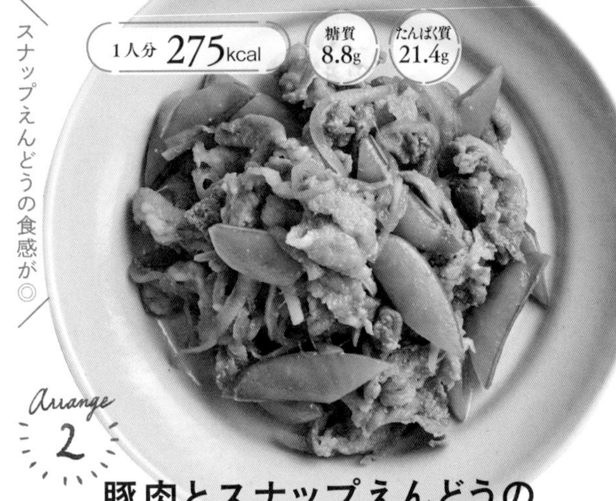

スナップえんどうの食感が◎

1人分 275kcal 糖質 8.8g たんぱく質 21.4g

Arrange 2 豚肉とスナップえんどうのしょうが炒め

材料と作り方（2人分） 半解凍して調理

1 スナップえんどう15本（100g）は筋を取り除いてさっと塩ゆでし、斜め半分に切る。しょうが1かけはせん切りにする。

2 フライパンに半解凍した甘辛豚肉全量を入れて蓋をし、中火にかける。フライパンが温まったら弱火にし、時々混ぜながら5～6分蒸し焼きにする。ほぐれてきたら1を加えてさっと炒め合わせる。

▼豚こま肉　冷凍　冷蔵　速攻

Arrange 1 豚肉とにらのスタミナ炒め

材料と作り方（2人分） 半解凍して調理

1 にら⅓袋（30g）は5cm長さに切り、もやし1袋（200g）はひげ根を取り除く。

2 フライパンに半解凍した豚こまのスタミナ漬け全量を入れて蓋をし、中火にかける。フライパンが温まったら弱火にし、時々混ぜながら5～6分蒸し焼きにする。ほぐれてきたらもやしを加え、しんなりするまで2～3分炒め、にら、しょうゆ小さじ1を加えてさっと炒める。

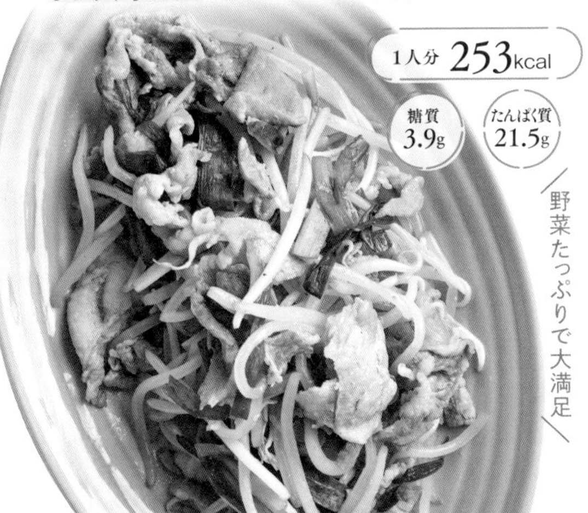

1人分 253kcal 糖質 3.9g たんぱく質 21.5g

野菜たっぷりで大満足

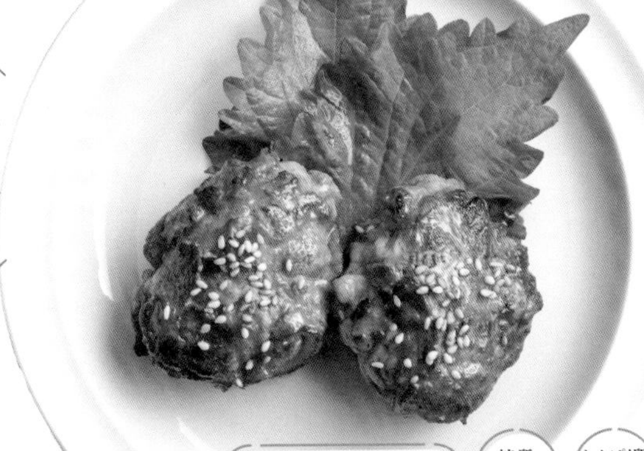

豚こまでもしっかりジューシー

1人分 267kcal 糖質 3.5g たんぱく質 19.7g

Arrange 2 豚こまのステーキ風

材料と作り方（2人分） 解凍して調理

1 解凍した豚こまのスタミナ漬け全量は、片栗粉小さじ1を加えて混ぜる。4等分にして小判形に成形する。

2 フライパンにサラダ油小さじ1を中火で熱し、1を焼く。焼き目がついたら裏返し、水大さじ2を回し入れて弱火で蒸し焼きにする。火が通ったら汁けが飛ぶまで中火で1～2分加熱する。器に盛り、白いりごま適量をふって、青じそ適量を添える。

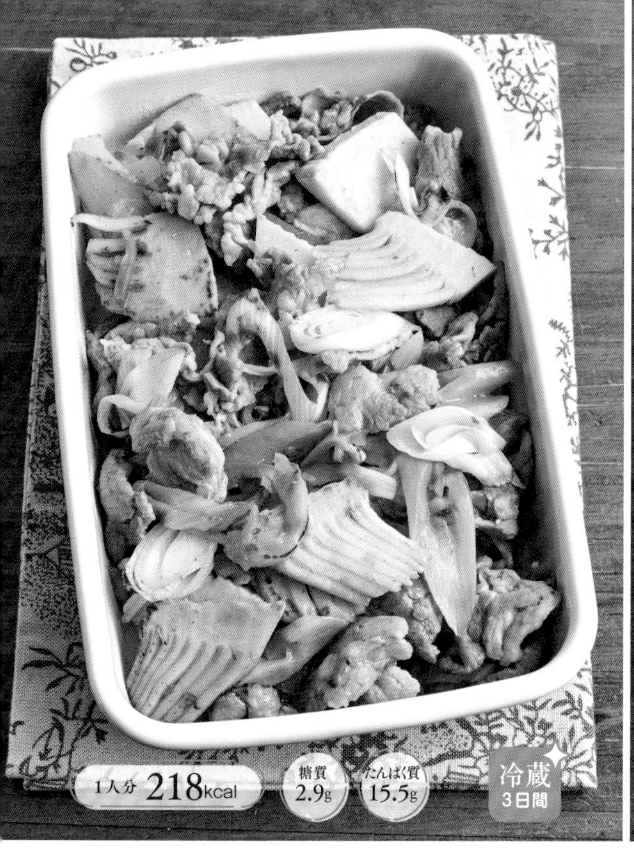
1人分 218kcal
糖質 2.9g
たんぱく質 15.5g
冷蔵 3日間

ザーサイの味つけとたけのこの食感がアクセントに

豚こまとたけのこのザーサイ塩炒め

材料（4人分）

豚こま切れ肉…300g
A 酒…大さじ1
塩…小さじ⅓
こしょう…少々
ごま油…大さじ1
B たけのこ（水煮）…150g
長ねぎ…1本
ザーサイ（せん切り）…20g
C 酒…大さじ1
鶏がらスープの素…小さじ1
塩…小さじ⅓

作り方

1 豚肉は大きければ一口大に切り、**A**を揉み込む。**B**のたけのこは3等分に切って薄切りにし、長ねぎは青い部分も含めて5mm幅の斜め切りにする。**C**は合わせておく。
2 フライパンに半量のごま油を中火で熱し、豚肉を炒める。色が変わったら一度取り出す。
3 空いたフライパンをさっと拭いて、残りのごま油を中火で熱し、**B**を炒める。しんなりしたら**2**をフライパンへ戻し入れ、**C**を回し入れてさっとからめる。

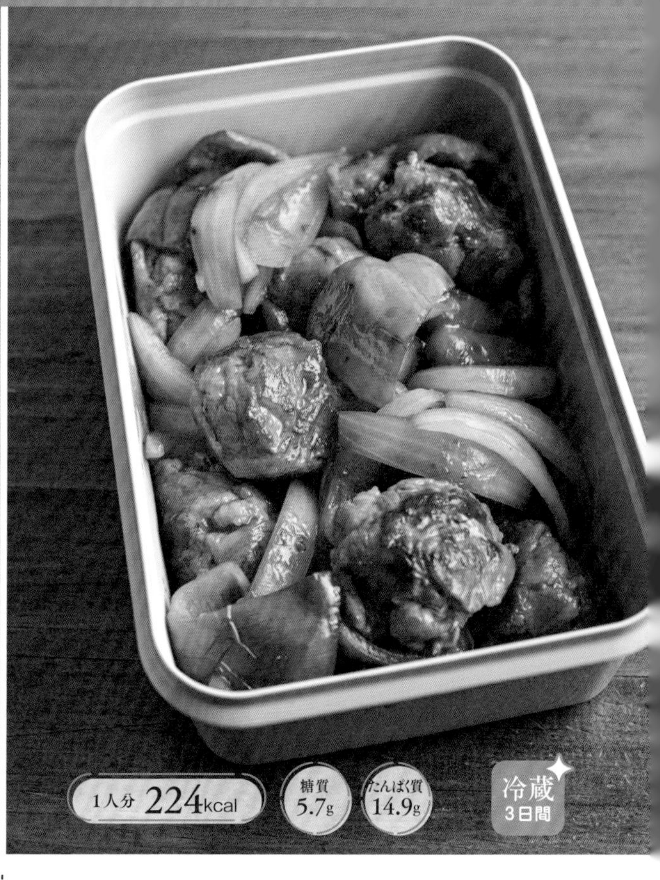
1人分 224kcal
糖質 5.7g
たんぱく質 14.9g
冷蔵 3日間

丸めて焼いた豚肉は、噛み応えがあって大満足！

豚こま団子とピーマンの甘酢炒め

材料（4人分）

豚こま切れ肉…300g
A 酒…大さじ1
塩…小さじ¼
こしょう…少々
ピーマン…4個
玉ねぎ…小1個(150g)
サラダ油…大さじ1
B トマトケチャップ…大さじ1と½
酢…大さじ1と½
ラカントS…大さじ1と½
しょうゆ…大さじ1

作り方

1 豚肉は**A**を揉み込んで12等分にし、丸める。ピーマンは乱切りにし、玉ねぎは1cm幅のくし形切りにする。
2 フライパンに半量のサラダ油を中火で熱し、豚肉を焼く。2分ほど焼いて全体に焼き目がついたら弱火にし、蓋をして3～4分蒸し焼きにする。火が通ったら一度取り出す。
3 空いたフライパンをさっと拭いて、残りのサラダ油を中火で熱し、残りの**1**を炒める。しんなりしたら**2**をフライパンへ戻し入れ、合わせた**B**を加えてさっとからめる。

豚こま肉と、食感のしっかりした野菜を合わせることで食べ応えのある作りおきが完成。
肉を丸めて団子にしたり、ザーサイやカレー粉でしっかり味にしたりすれば満腹感も得られやすい！

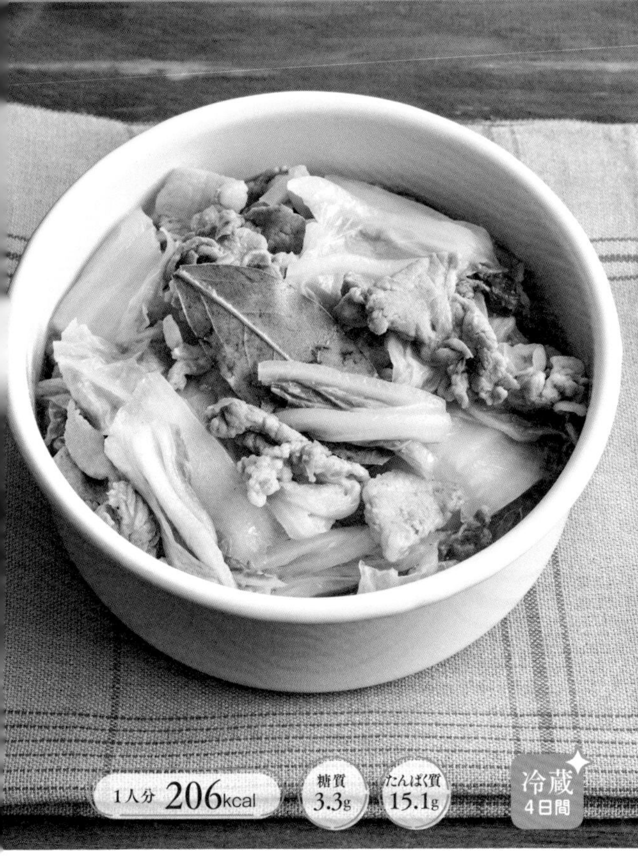

1人分 206kcal
糖質 3.3g
たんぱく質 15.1g
冷蔵 4日間

白ワインを効かせて洋風仕立てに

豚こまと白菜のさっと煮

材料（4人分）

豚こま切れ肉…300g

A
- 酒…大さじ1
- 塩…小さじ⅓
- こしょう…少々

白菜…500g

オリーブ油…大さじ½

B
- ローリエ…1枚
- 水…1カップ
- 白ワイン…大さじ2
- 洋風スープの素…小さじ½
- しょうゆ…小さじ1
- 塩…小さじ¼
- こしょう…少々

塩・こしょう…各少々

作り方

1 豚肉は大きければ一口大に切り、**A**を揉み込む。白菜は4～5cm幅のそぎ切りにする。

2 フライパンにオリーブ油を中火で熱し、豚肉を炒める。色が変わったら**B**を加え、煮立ったら白菜を加える。蓋をして弱火にし、しんなりするまで7～8分蒸し煮にする。塩、こしょうで味をととのえる。

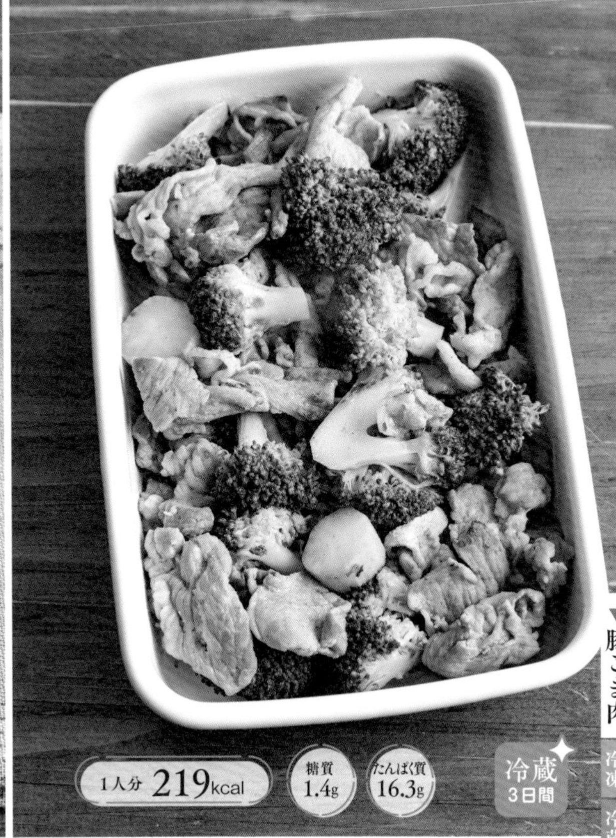

1人分 219kcal
糖質 1.4g
たんぱく質 16.3g
冷蔵 3日間

程よい歯応えを残したブロッコリーと一緒に炒めて

豚こまとブロッコリーのカレー炒め

材料（4人分）

豚こま切れ肉…300g

A
- 酒…大さじ1
- 塩…小さじ⅓
- こしょう…少々

ブロッコリー…1株(200g)

B
- 酒…大さじ1
- しょうゆ…小さじ2
- カレー粉…小さじ1

オリーブ油…大さじ1

水…大さじ1

作り方

1 豚肉は大きければ一口大に切り、**A**を揉み込む。ブロッコリーは小房に分ける。**B**は合わせておく。

2 フライパンに半量のオリーブ油を中火で熱し、ブロッコリーを炒める。油がまわったら水を回し入れて蓋をし、弱火で2～3分蒸し焼きにする。火が通ったら一度取り出す。

3 空いたフライパンをさっと拭いて、残りのオリーブ油を中火で熱し、豚肉を炒める。色が変わったら**2**を戻し入れ、**B**を回し入れてさっとからめる。

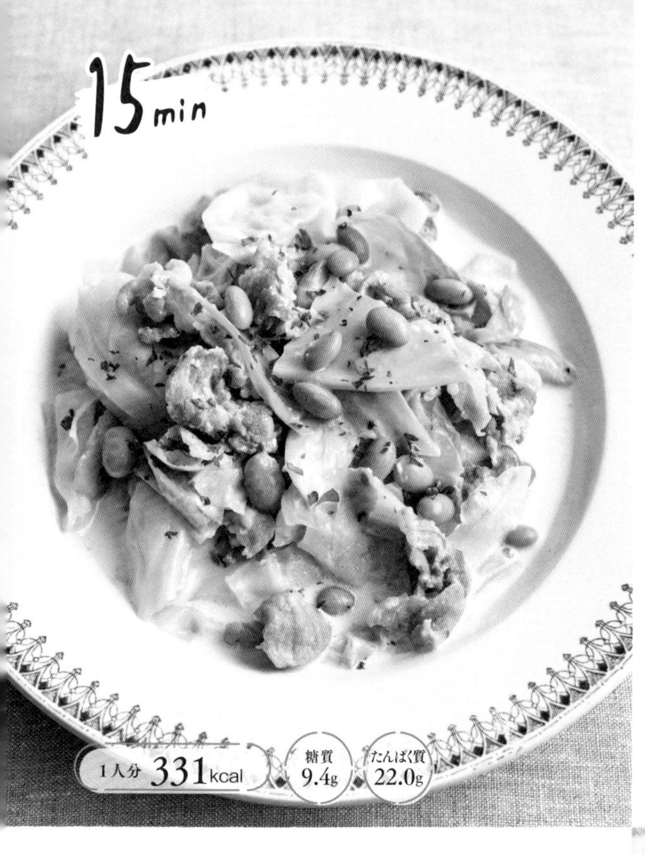
15min
1人分 331kcal
糖質 9.4g
たんぱく質 22.0g

キャベツたっぷり！やさしい味わいのミルク煮

豚こまとキャベツのミルク煮

材料（2人分）

豚こま切れ肉…150g
塩…小さじ¼
こしょう…少々
キャベツ…200g
バター…10g
大豆（水煮）…1袋（50g）

A
牛乳…1カップ
洋風スープの素…小さじ½
塩・こしょう…少々

パセリ（みじん切り）…適量

作り方

1 豚肉は大きければ一口大に切り、塩、こしょうをふる。キャベツは4〜5cm角のざく切りにする。

2 鍋にバターを中火で熱し、豚肉を炒める。色が変わったらキャベツを加えてさっと炒め、水けをきった大豆、Aを加えて蓋をし、弱火で7〜8分煮る。器に盛り、パセリを散らす。

調理のPoint

牛乳を加えてからグラグラ煮てしまうと、分離してしまい、口当たりが悪くなってしまいます。弱火で静かに煮るようにしましょう。

オクラは糖質オフ中の便秘解消に◎

豚こまとオクラのしょうが甘酢がらめ

材料（2人分）

豚こま切れ肉…200g

A
酒…小さじ1
塩…小さじ¼
こしょう…少々

オクラ…8本

B
おろししょうが…小さじ1
しょうゆ…大さじ1
酢…大さじ1
ラカントS…小さじ1
白いりごま…大さじ½

作り方

1 豚肉は大きければ一口大に切り、Aを揉み込む。オクラは斜め半分に切る。Bは合わせておく。

2 耐熱ボウルに豚肉、オクラを入れてラップをし、電子レンジで2〜3分加熱する。火が通ったら水けを拭き取り、Bを加えてからめる。

代わりの食材

オクラの代わりにかぶ、ズッキーニ、パプリカ、ブロッコリー、カリフラワーなどもおすすめ。

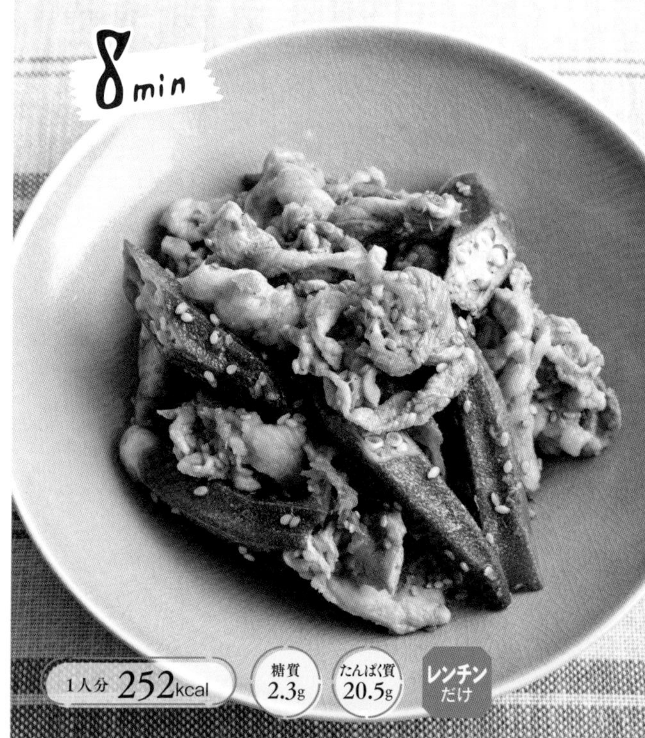
8min
1人分 252kcal
糖質 2.3g
たんぱく質 20.5g
レンチンだけ

ビタミンB_1が豊富な豚こま肉は、ダイエット中の栄養補給や疲労回復にもおすすめです。
大豆やキムチなどのヘルシー食材と組み合わせ、パパッと10分前後でできるレシピを紹介します。

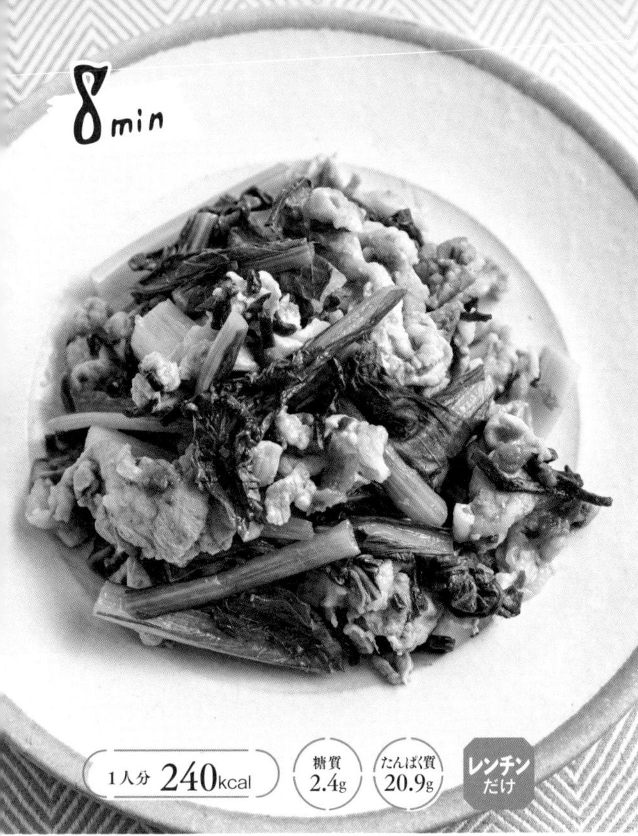
8min
1人分 240kcal
糖質 2.4g
たんぱく質 20.9g
レンチンだけ

鉄分豊富な小松菜でダイエット中の貧血を予防!

豚こまと小松菜の梅塩蒸し

材料（2人分）

豚こま切れ肉…200g
小松菜…1袋(200g)
梅干し…1個(12g)
塩昆布…10g
酒…小さじ1

作り方

1 小松菜は5cm幅に切る。梅干しは種を取って叩く。
2 豚肉は大きければ一口大に切り、梅干し、塩昆布、酒を揉み込む。
3 耐熱皿に小松菜、**2**をのせてラップをし、電子レンジで3分加熱する。火が通ったら全体をさっくり混ぜて器に盛る。

代わりの食材

豚こま肉の代わりにえびや鮭、鶏もも肉なども◎。小松菜の代わりはきのこやブロッコリー、なすなどで作るのもおすすめです。

油を吸ったなすがとろりとおいしい!

なすの豚キムチ

材料（2人分）

豚こま切れ肉…150g
なす…3本
キムチ…100g
ごま油…大さじ1
塩・こしょう…各少々
A しょうゆ…小さじ1
白すりごま…小さじ2

作り方

1 なすは縦4等分に切って水にさらす。豚肉は大きければ一口大に切る。キムチはざく切りにする。
2 フライパンに半量のごま油を中火で熱し、水けをきったなすを焼く。火が通ったら塩、こしょうをふり、さっと混ぜ、器に盛る。
3 空いたフライパンをさっと拭いて、残りのごま油を中火で熱し、豚肉を炒める。色が変わったらキムチを加えて炒め、**A**を加えてさっとからめ、**2**にのせる。

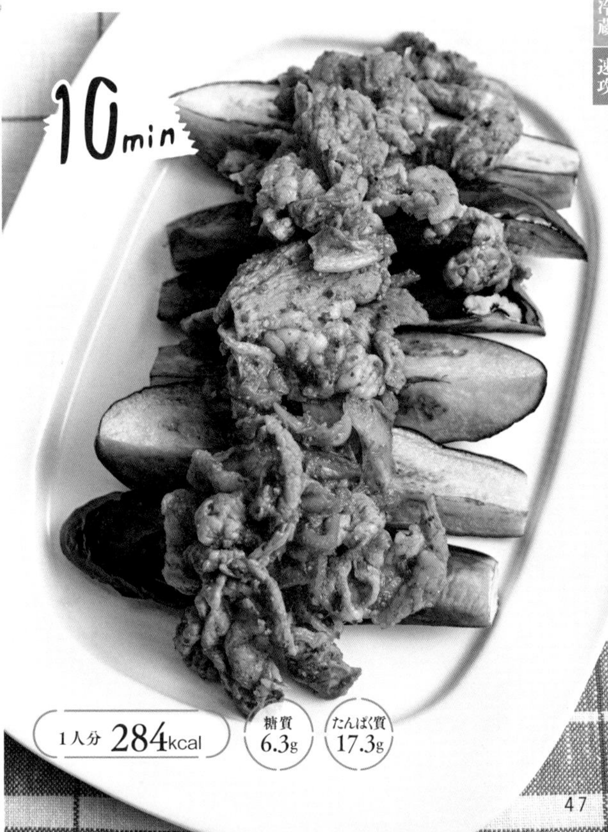
10min
1人分 284kcal
糖質 6.3g
たんぱく質 17.3g

全量 820kcal

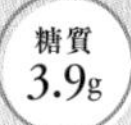
糖質
3.9g

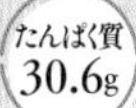
たんぱく質
30.6g

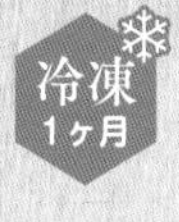
冷凍
1ヶ月

塩昆布で味つけが簡単に決まる！

塩昆布漬け

材料（2人分）

豚バラ薄切り肉…200g
しょうが…1かけ
A 塩昆布…10g
　酒…大さじ1
　塩…小さじ¼

作り方

1 豚肉は一口大に切る。しょうがはせん切りにする。
2 冷凍用保存袋に1、Aを入れて揉み込む。

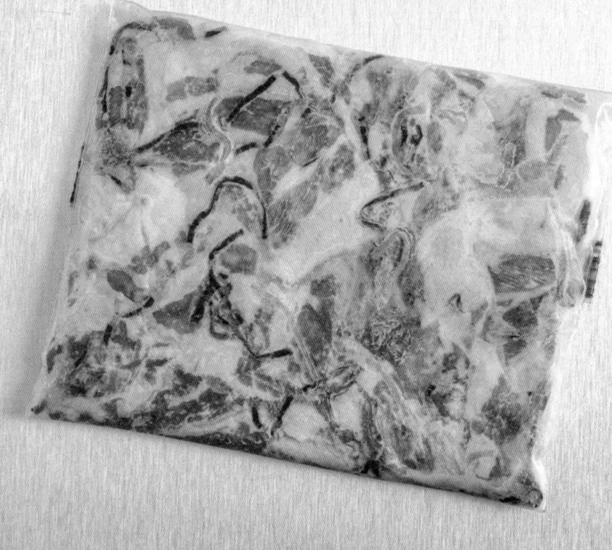

冷凍HOW TO ▶▶▶

袋の空気を抜いて平らにならし、口を閉じて冷凍する。

解凍法 ▶▶▶

半解凍→電子レンジで30秒ほど加熱（袋から中身が取り出せればOK）。

全量 857kcal

糖質 6.8g

たんぱく質 32.1g

冷凍
1ヶ月

発酵食品であるキムチは腸内環境を整える効果も

ピリ辛キムチ漬け

材料（2人分）

豚バラ薄切り肉…200g
キムチ…100g
A 酒…大さじ1
　しょうゆ…小さじ1

作り方

1 豚肉は一口大に切る。キムチはざく切りにする。
2 冷凍用保存袋に1、Aを入れてよく混ぜ合わせる。

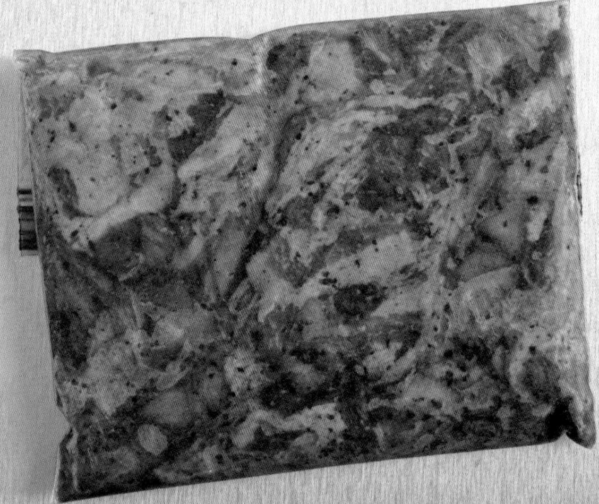

冷凍HOW TO ▶▶▶

袋の空気を抜いて平らにならし、口を閉じて冷凍する。

解凍法 ▶▶▶

半解凍→電子レンジで30秒ほど加熱（袋から中身が取り出せればOK）。

ダイエット中は脂が気になり避けてしまいがちな豚バラ肉ですが、低糖質な食材なので糖質オフにはとってもおすすめです。
柔らかく、コクのある豚バラ肉の旨味を味わって。

Arrange 1 豚肉とアスパラ、玉ねぎの塩昆布炒め

材料と作り方（2人分） 半解凍して調理

1 アスパラガス4本は1cm幅の斜め切り、玉ねぎ½個は1cm厚さのくし形切りにする。

2 フライパンに半解凍した塩昆布漬け全量を入れて蓋をし、中火にかける。フライパンが温まったら弱火にし、時々混ぜながら5〜6分蒸し焼きにする。ほぐれてきたら1を加え、火が通るまで2〜3分炒める。

1人分 435kcal 糖質 5.7g たんぱく質 17.0g

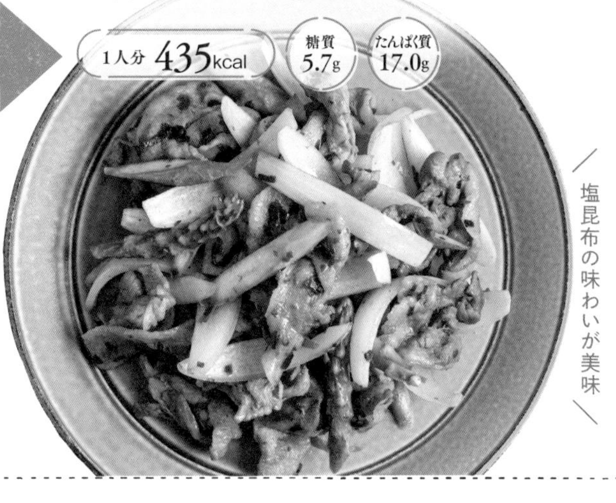

塩昆布の味わいが美味

1人分 443kcal 糖質 7.0g たんぱく質 16.8g

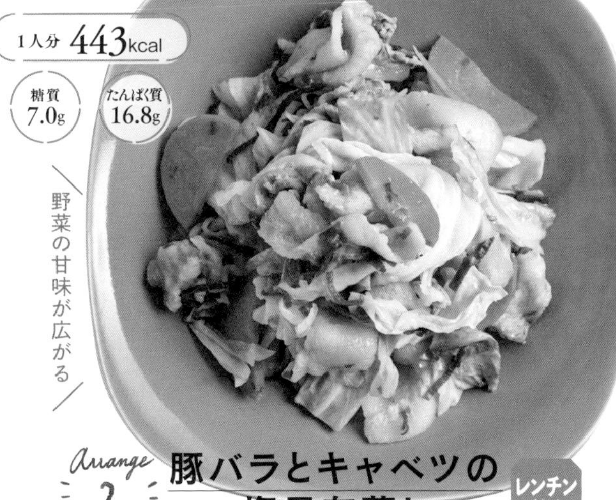

野菜の甘味が広がる

Arrange 2 豚バラとキャベツの塩昆布蒸し レンチンだけ

材料と作り方（2人分） 半解凍して調理

1 キャベツ200gは4〜5cm角のざく切り、にんじん⅓本(50g)は2〜3mm厚さの半月切りにする。

2 耐熱皿に半解凍した塩昆布漬け全量、1をのせてラップをし、電子レンジで4〜5分加熱する。途中で一度取り出し、豚肉をほぐす。火が通ったら全体をさっと混ぜ、塩・こしょう各少々で味をととのえる。

Arrange 1 豚肉とズッキーニのキムチ炒め

材料と作り方（2人分） 半解凍して調理

1 ズッキーニ1本は長さを3等分にして、縦4〜6つ割りにする。

2 フライパンに半解凍したピリ辛キムチ漬け全量を入れて蓋をし、中火にかける。フライパンが温まったら弱火にし、時々混ぜながら5〜6分蒸し焼きにする。ほぐれてきたら1を加え、火が通るまで2〜3分炒める。塩少々で味をととのえる。

1人分 439kcal 糖質 4.5g たんぱく質 17.0g

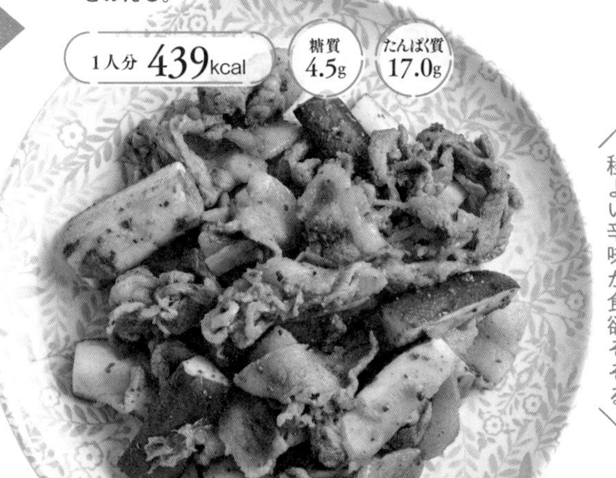

程よい辛味が食欲そそる

厚揚げに味が染みて美味

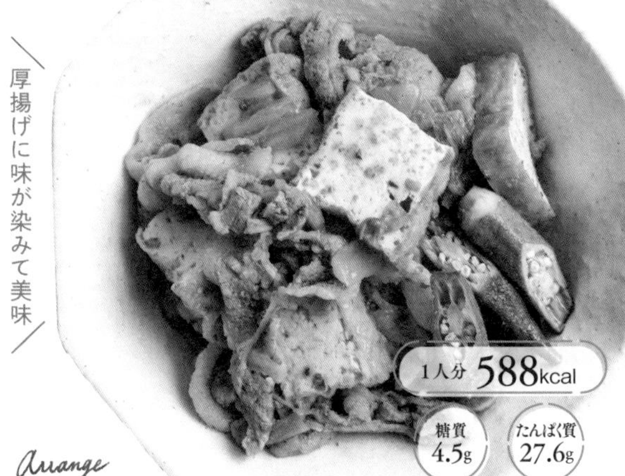

1人分 588kcal 糖質 4.5g たんぱく質 27.6g

Arrange 2 豚肉と厚揚げのキムチ煮

材料と作り方（2人分） 半解凍して調理

1 厚揚げ1枚(200g)は油抜きして半分に切り、端から1cm幅に切る。オクラ4本は斜め半分に切る。

2 鍋に半解凍したピリ辛キムチ漬け全量、水¾カップを入れて中火にかける。沸騰したら蓋をして弱火にし、時々ほぐしながら煮る。ほぐれてきたら1、しょうゆ小さじ2を加えて、7〜8分煮る。

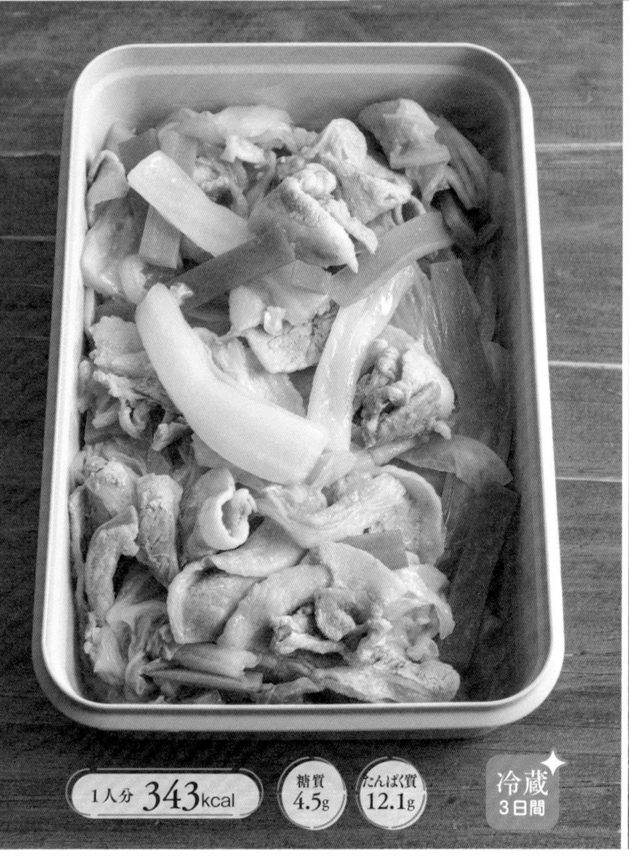

1人分 343kcal　糖質 4.5g　たんぱく質 12.1g　冷蔵3日間

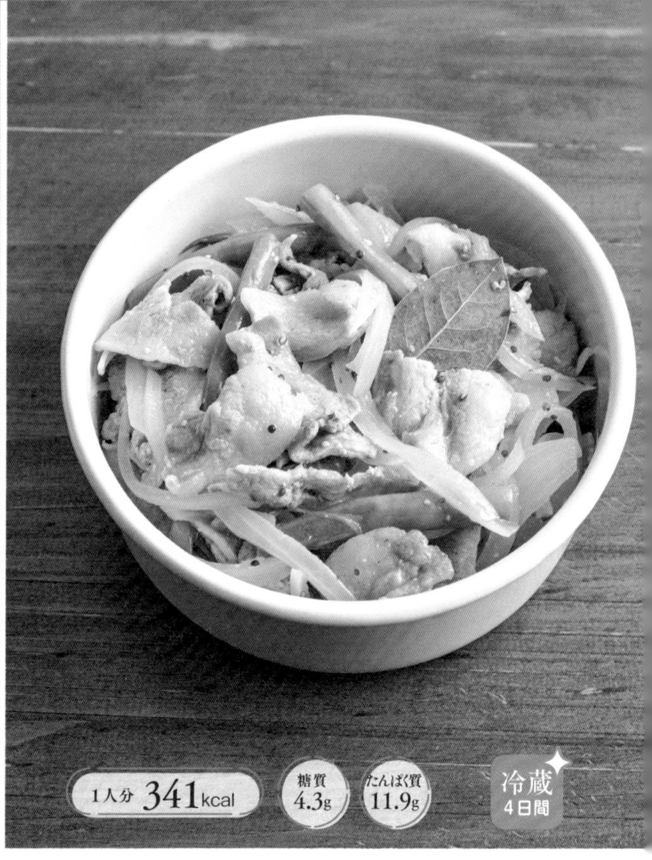

1人分 341kcal　糖質 4.3g　たんぱく質 11.9g　冷蔵4日間

たっぷりの白菜で食べ応えのあるメインディッシュに

豚バラと白菜の中華風うま塩煮

材料（4人分）

豚バラ薄切り肉…300g
白菜…500g
にんじん…½本(80g)
にんにく…1かけ
サラダ油…大さじ½

A
水…1と½カップ
鶏がらスープの素…小さじ1
酒…大さじ1
塩…小さじ⅔
こしょう…少々

塩・こしょう…各少々

作り方

1 豚肉は食べやすく切る。白菜は7cm長さに切って、2cm幅の棒状に切る。にんじんは短冊切りにする。にんにくは薄切りにする。

2 フライパンにサラダ油を中火で熱し、豚肉、にんにくを炒める。色が変わったら白菜、にんじんを加えて炒め、油がまわったらAを加える。

3 蓋をしてしんなりするまで10分ほど煮る。塩、こしょうで味をととのえる。

マスタードのコクと酸味がおいしい洋風煮

豚肉といんげんのマスタード煮

材料（4人分）

豚バラ薄切り肉…300g
塩…小さじ¼
こしょう…少々
玉ねぎ…1個
さやいんげん…10本(80g)
にんにく…1かけ
オリーブ油…大さじ½

A
水…1カップ
ワインビネガー…大さじ2
ローリエ…1枚
洋風スープの素…小さじ¼
塩…小さじ⅓

粒マスタード…大さじ1

作り方

1 豚肉は一口大に切り、塩、こしょうをふる。玉ねぎは5mm幅に切る。さやいんげんは半分に切る。にんにくはつぶす。

2 フライパンにオリーブ油を弱火で熱し、にんにくを炒める。香りが出たら中火にして豚肉を炒め、色が変わったら玉ねぎを加えてさっと炒める。

3 2にAを加えて煮立たせ、蓋をして弱火で5〜6分煮る。しんなりしたらさやいんげんを加え、1〜2分煮て、粒マスタードを加えてさっと混ぜる。

甘辛いみそダレで葉っぱを包む手が止まらない

焼き肉の葉っぱ巻き

材料（2人分）

豚バラ薄切り肉…200g
塩…小さじ¼
こしょう…少々
サンチュ…1パック
青じそ…10枚

A
豆板醤…小さじ⅓
みそ…大さじ1と½
ラカントS…小さじ⅔
水…大さじ½

作り方

1 豚肉は半分に切って塩、こしょうをふる。**A**は混ぜ合わせておく。
2 フライパンを中火で熱し、豚肉を焼く。火が通ったら器に盛り、サンチュ、青じそ、**A**を添える。野菜で豚肉と**A**を巻いていただく。

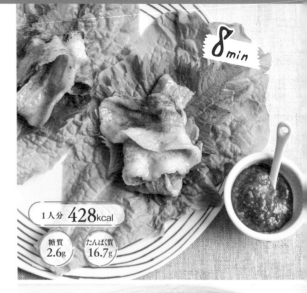

レンジで簡単ロールキャベツ！エリンギの食感も◎

豚バラロールキャベツ

材料（2人分）

豚バラ薄切り肉…8枚(200g)
塩…小さじ⅓
こしょう…少々
キャベツ…4枚
エリンギ(縦4等分に切る)…½パック
ミニトマト…6個

A
水…1と½カップ
洋風スープの素…小さじ1
塩…小さじ⅓
こしょう…少々

作り方

1 豚肉は塩、こしょうをふる。キャベツは耐熱皿に入れ、ラップをして電子レンジで柔らかくなるまで4～5分加熱する。
2 キャベツの芯をそいで、豚肉、エリンギを¼量ずつのせてくるくると巻く。巻きとじを楊枝でとめて耐熱ボウルに入れる。**A**とミニトマトを加えてラップをし、電子レンジで12分加熱する。

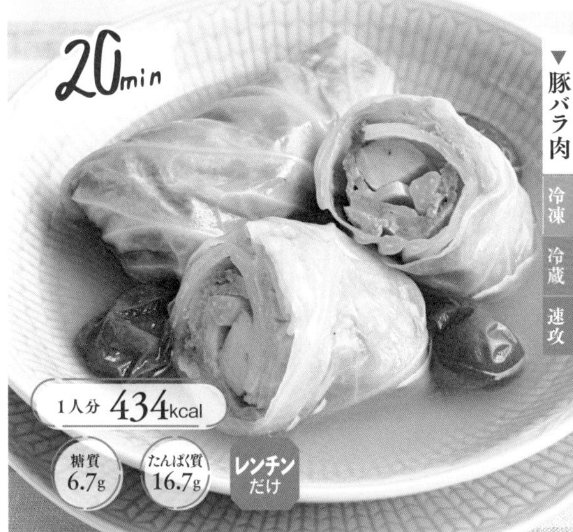

みそバターと豚バラで旨味たっぷり

豚バラと小松菜のみそバター蒸し

材料（2人分）

豚バラ薄切り肉…150g
小松菜…1袋(200g)
長ねぎ…½本
酒…大さじ2

A
みそ…大さじ1
ラカントS…小さじ2
しょうゆ…小さじ1

バター…10g

作り方

1 豚肉は一口大に切る。小松菜は5cm長さに切る。長ねぎは7～8mm厚さの斜め切りにする。**A**は混ぜ合わせておく。
2 フライパンに小松菜、長ねぎ、豚肉の順にのせ、**A**をかける。フライパンの淵から酒を回し入れ、蓋をして中火にかける。温まったら弱火にし、7～8分蒸し煮にする。バターを加えて全体をざっくりと混ぜる。

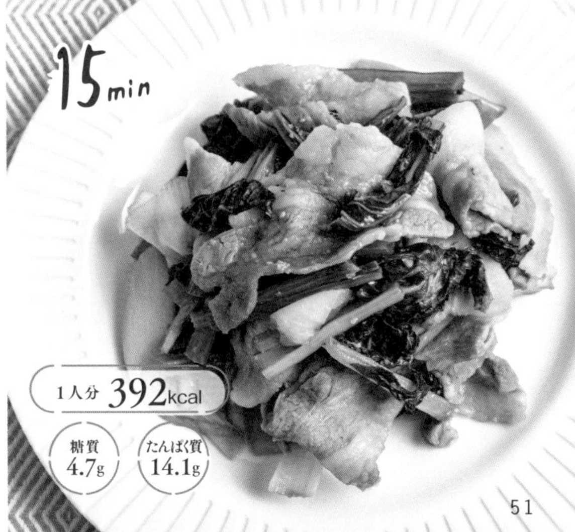

全量 622kcal
糖質 8.0g　たんぱく質 43.2g

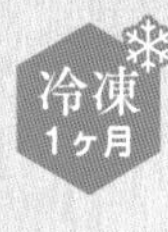

山椒の風味と甘みそのコクがクセになる!

山椒みそ漬け

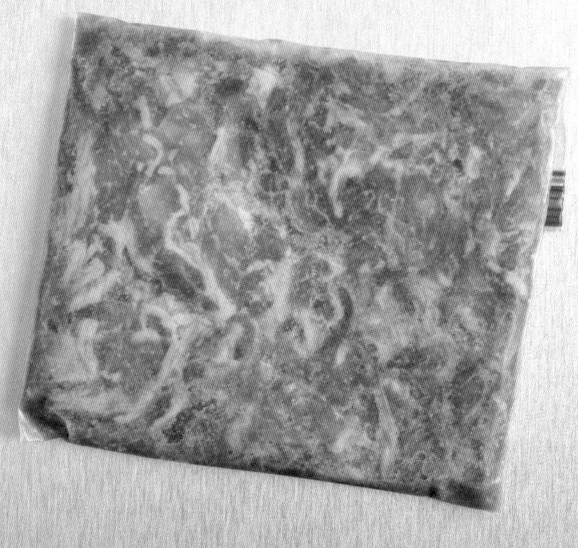

材料（2人分）

豚ロース薄切り肉…200g

A
- みそ…大さじ2
- ラカントS…大さじ1と½
- 酒…大さじ1と½
- 粉山椒…小さじ¼

作り方

1 豚肉は半分に切る。

2 冷凍用保存袋にAを混ぜ合わせ、1を加えてからめる。

冷凍HOW TO ▶▶▶

袋の空気を抜いて平らにならし、口を閉じて冷凍する。

解凍法 ▶▶▶

半解凍→電子レンジで30秒ほど加熱（袋から中身が取り出せればOK）。

全量 607kcal
糖質 14.7g　たんぱく質 39.9g

ケチャップとソースの濃厚な味で、食欲そそるメニューに

ガーリックケチャップ漬け

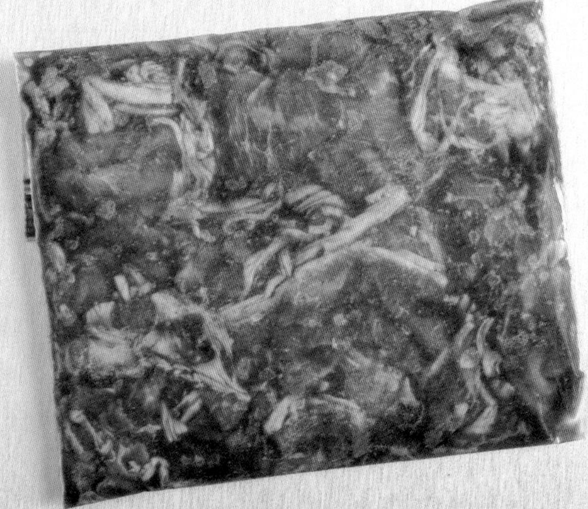

材料（2人分）

豚ロース薄切り肉…200g

A
- トマトケチャップ…大さじ2
- ウスターソース…大さじ1
- 酒…大さじ1
- ラカントS…小さじ1
- しょうゆ…小さじ1
- おろしにんにく…小さじ½

作り方

1 豚肉は3等分に切る。

2 冷凍用保存袋にAを混ぜ合わせ、1を加えてからめる。

冷凍HOW TO ▶▶▶

袋の空気を抜いて平らにならし、口を閉じて冷凍する。

解凍法 ▶▶▶

半解凍→電子レンジで30秒ほど加熱（袋から中身が取り出せればOK）。

糖質ほぼゼロの豚肉は、糖質オフ中には外せない食材の1つ。ビタミンB群が豊富で、代謝をよくする効果も期待できます。しっかり味のおかずなので満足度も得られやすいからダイエット中におすすめ！

Arrange 1

豚のみそ炒めのせサラダ

材料と作り方（2人分） 半解凍して調理

1 キャベツ150g、青じそ5枚はせん切りにして混ぜ合わせ、器に盛る。

2 フライパンに半解凍した山椒みそ漬け全量を入れて、蓋をして中火にかける。フライパンが温まったら弱火にし、時々ほぐしながら蒸し焼きにする。火が通ったら1に盛る。

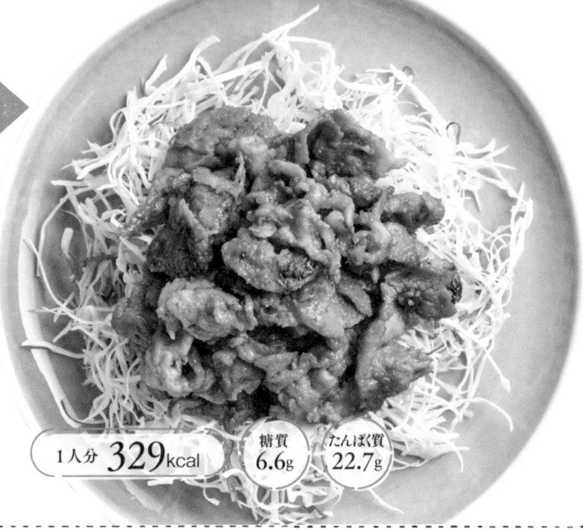

無限に食べられる肉サラダ！

1人分 329kcal　糖質 6.6g　たんぱく質 22.7g

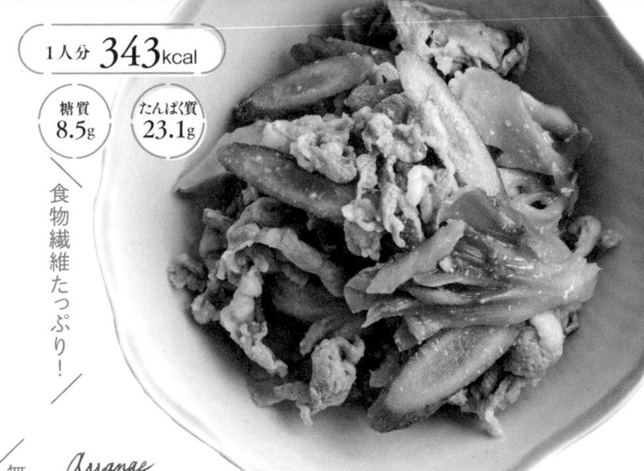

1人分 343kcal　糖質 8.5g　たんぱく質 23.1g

食物繊維たっぷり！

Arrange 2

ごぼうとまいたけの山椒みそ煮

材料と作り方（2人分） 半解凍して調理

1 ごぼう80gは3～4mm厚さの斜め切りにし、水にさらし、水けをきる。まいたけ½袋は小房に分ける。

2 鍋に半解凍した山椒みそ漬け全量を入れて蓋をし、中火にかける。鍋が温まったら弱火にし、時々混ぜながら炒める。ほぐれたら水¾カップを加えて煮立て、1、しょうゆ小さじ1を加えて8～10分煮る。

▼豚ロース肉

冷凍 冷蔵 速攻

Arrange 1

ポークチャップ

材料と作り方（2人分） 半解凍して調理

1 玉ねぎ½個は5mm幅の薄切りにする。

2 フライパンに半解凍したガーリックケチャップ漬け全量を入れ、蓋をして中火にかける。フライパンが温まったら弱火にし、時々混ぜながら5～6分蒸し焼きにする。ほぐれてきたら1を加えて2～3分炒め、バター10gを加えてさっと混ぜる。器に盛り、グリーンカール適量を添える。

1人分 357kcal　糖質 10.3g　たんぱく質 20.6g

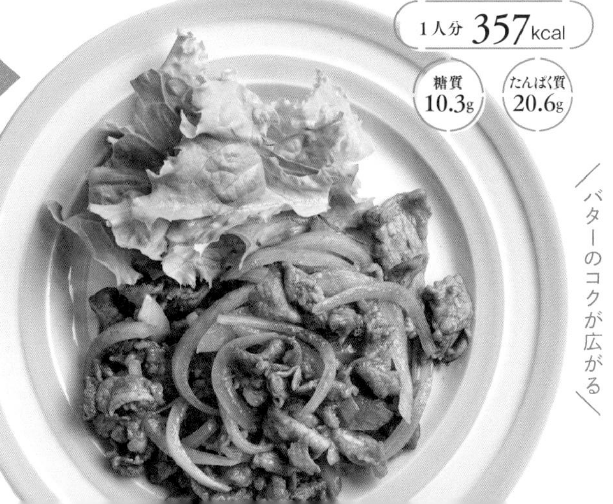

バターのコクが広がる

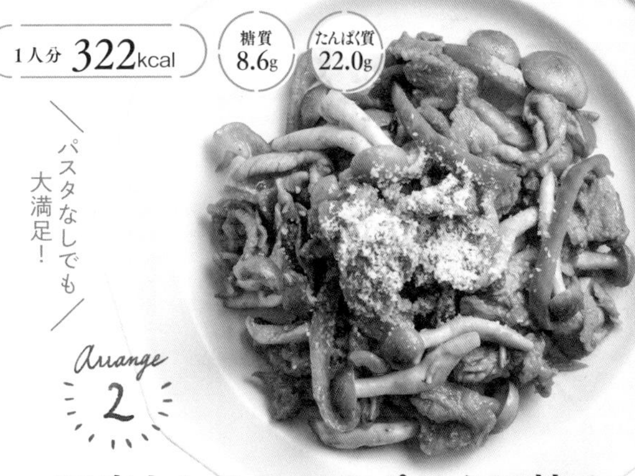

1人分 322kcal　糖質 8.6g　たんぱく質 22.0g

パスタなしでも大満足！

Arrange 2

豚肉としめじのナポリタン炒め

材料と作り方（2人分） 半解凍して調理

1 しめじ1袋は根元を落として小房に分ける。ピーマン2個は5mm幅の細切りにする。

2 フライパンに半解凍したガーリックケチャップ漬け全量を入れ、蓋をして中火にかける。フライパンが温まったら弱火にし、時々混ぜながら5～6分蒸し焼きにする。ほぐれてきたら1を加えて炒め合わせ、しんなりしたら器に盛り、粉チーズ適量をふる。

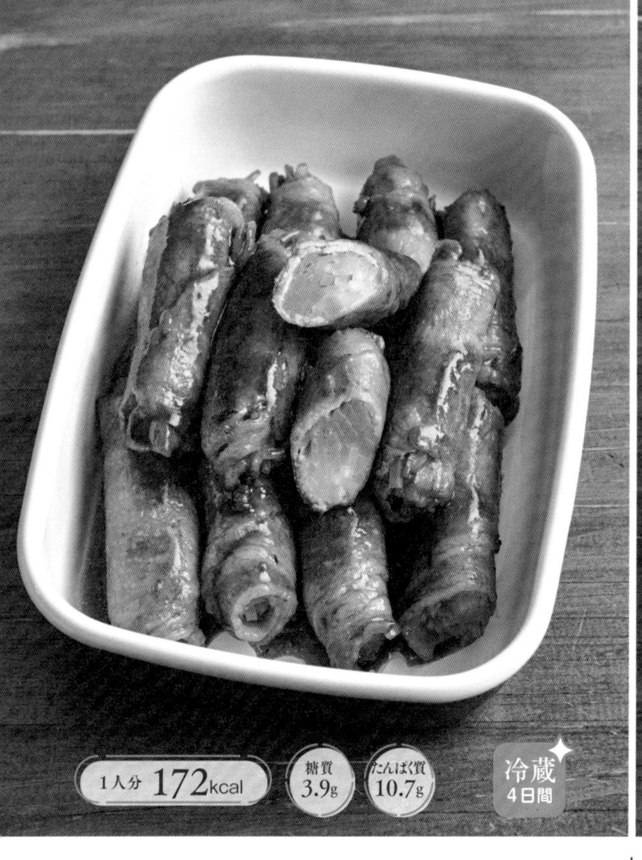
1人分 172kcal
糖質 3.9g
たんぱく質 10.7g
冷蔵 4日間

甘辛味もラカントSを使っておいしく糖質オフ!

セロリとにんじんのオイスター肉巻き

材料（4人分）

豚ロース薄切り肉…12枚(200g)
セロリ…2本(120g)
にんじん…½本(100g)
塩…小さじ1/4
こしょう…少々
サラダ油…大さじ½
A オイスターソース…大さじ1
酒…大さじ1
しょうゆ…大さじ1
ラカントS…大さじ½

作り方

1 セロリ、にんじんは7cm長さのせん切りにする。
2 豚肉は塩、こしょうをふり、1を等分にのせてくるくると巻く。
3 フライパンにサラダ油を中火で熱し、2の巻きとじを下にして入れる。転がしながら全体に焼き目がついたら弱火にし、蓋をして2～3分蒸し焼きにする。火が通ったら合わせたAを回し入れてからめる。

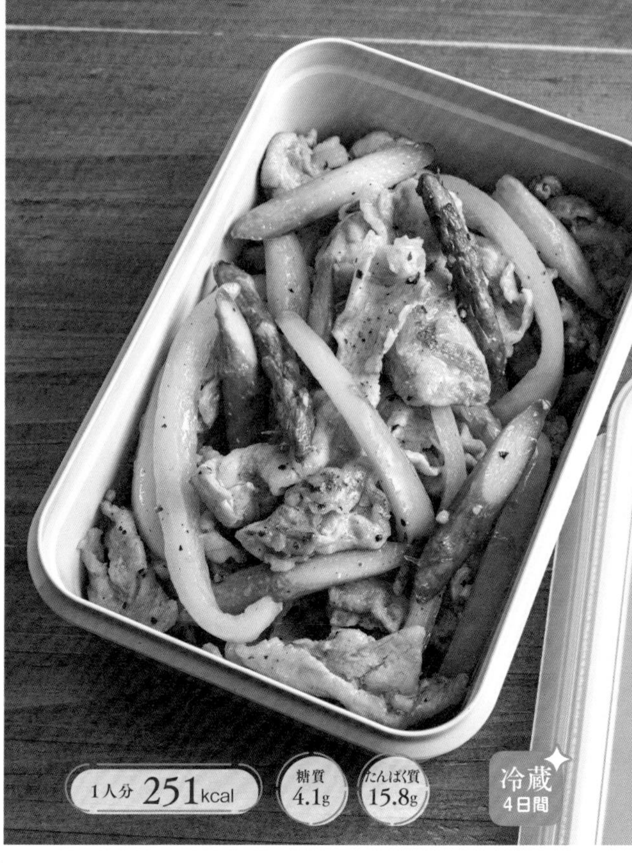
1人分 251kcal
糖質 4.1g
たんぱく質 15.8g
冷蔵 4日間

緑黄色野菜をにんにくで炒めて元気チャージ!

豚肉とアスパラのガーリック炒め

材料（4人分）

豚ロース薄切り肉…300g
塩…小さじ¼
こしょう…少々
A アスパラガス…8本(120g)
黄パプリカ…1個
にんにく…1かけ
B 洋風スープの素…小さじ1
白ワイン…大さじ1
塩…小さじ¼
粗びき黒こしょう…少々
オリーブ油…大さじ1

作り方

1 豚肉は一口大に切って塩、こしょうをふる。Aのアスパラガスは4～5cm長さの斜め切り、パプリカは7～8mmの細切りにする。にんにくはみじん切りにし、Bは合わせる。
2 フライパンに半量のオリーブ油を弱火で熱し、にんにくを炒め、香りが出たら中火にし、豚肉を炒める。色が変わったら一度取り出す。
3 空いたフライパンをさっと拭いて、残りのオリーブ油を中火で熱し、Aを炒める。しんなりしたら2をフライパンへ戻し、Bを回し入れてさっとからめる。

レンジであっという間に完成！あと一品欲しいときにも

豚肉ともやしのレンジ蒸し

材料（2人分）

豚ロース薄切り肉…150g
もやし…1袋(200g)
万能ねぎ…½袋(25g)
酒…大さじ½

A
白すりごま…大さじ1
みそ…大さじ1
ラカントS…小さじ2
水…小さじ2

作り方

1 もやしはひげ根を取る。万能ねぎは5cm長さに切る。
2 耐熱皿に豚肉、1を広げてのせ、酒を回しかける。ラップをして電子レンジで3～4分加熱し、火が通ったら器に盛り、混ぜ合わせたAをかける。

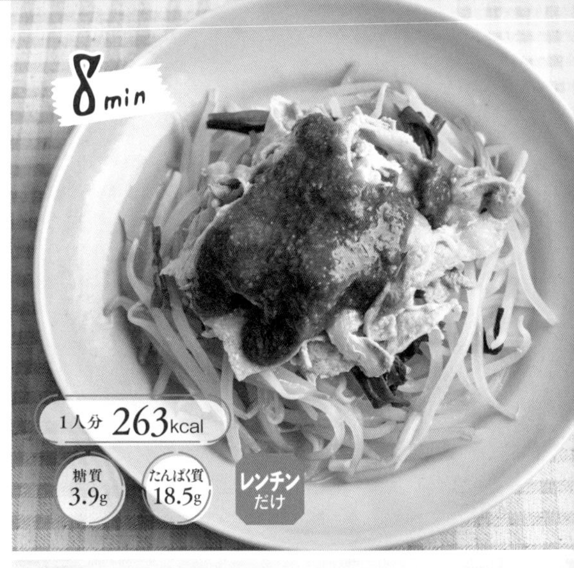
8min
1人分 263kcal
糖質 3.9g
たんぱく質 18.5g
レンチンだけ

トマトの酸味と旨味が豚肉との相性バツグン

トマトの豚肉巻き

材料（2人分／8個分）

豚ロース薄切り肉…8枚(120g)
トマト…1個(200g)
青じそ…4枚
塩…小さじ⅓
こしょう…少々
粒マスタード…大さじ2
オリーブ油…大さじ½

作り方

1 トマトは8等分のくし形切りにする。青じそは半分に切る。
2 豚肉に塩、こしょうをふり、粒マスタードを等分にして塗る。豚肉1枚につき等分にした1をのせてくるくる巻く。これを8個作る。
3 フライパンにオリーブ油を中火で熱し、2の巻きとじを下にして入れる。全体を転がしながら、火が通るまで3～4分焼く。

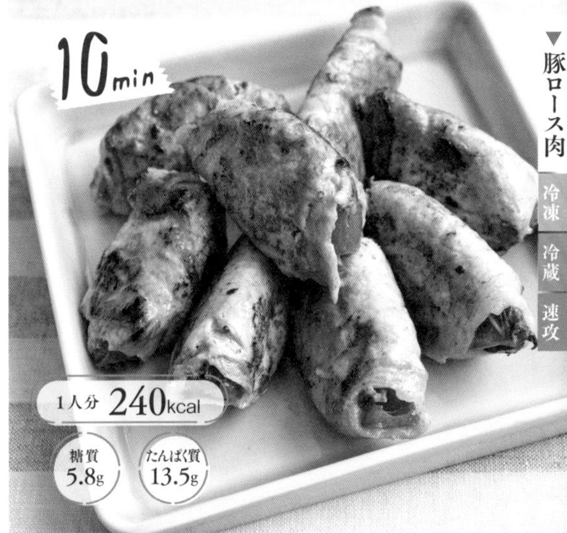
10min
1人分 240kcal
糖質 5.8g
たんぱく質 13.5g

食物繊維たっぷりのわかめと一緒にさっぱりいただく

ゆで豚とわかめのオクラソース

材料（2人分）

豚ロース薄切り肉…150g
乾燥わかめ…大さじ1と½
オクラ…5本
酒…大さじ2

A
しょうゆ…大さじ1
酢…大さじ1
ごま油…大さじ½
ラカントS…小さじ½

作り方

1 わかめは水に10分ほどつけて戻したら、水けをきる。鍋に湯を沸かしてオクラを入れ、1～2分ゆでる。同じ湯に酒を加え、豚肉をゆでる。色が変わったらざるにあげて水けをきる。
2 オクラを粗みじん切りにしてボウルに入れ、Aを加えて混ぜる。
3 豚肉、わかめをざっと混ぜ合わせて器に盛り、2をかける。

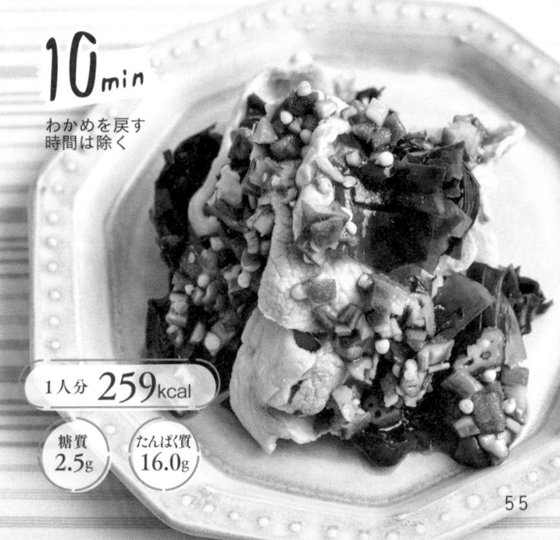
10min
わかめを戻す時間は除く
1人分 259kcal
糖質 2.5g
たんぱく質 16.0g

全量 614kcal
糖質 11.0g たんぱく質 42.0g

子どもが好む味つけで、いろいろな料理にアレンジ!

ケチャップ漬け

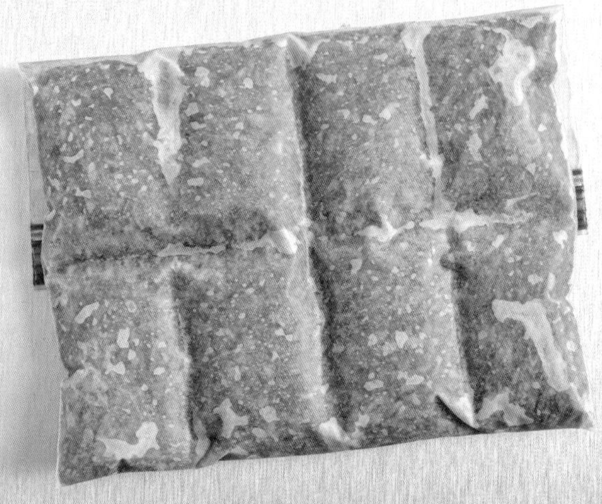

材料(2人分)

豚ひき肉…200g
卵…½個
おからパウダー…大さじ1と½
トマトケチャップ…大さじ1
中濃ソース…大さじ1
酒…小さじ1
塩…小さじ⅓
こしょう…少々

作り方

1 保存袋にすべての材料を入れてよく混ぜ、平らにならして口を閉じる。菜箸などで8等分に筋をつけて冷凍する。

冷凍HOW TO ▶▶▶

袋の空気を抜いて平らにならし、口を閉じて冷凍する。

解凍法 ▶▶▶

解凍 →当日の朝冷蔵庫に移すor電子レンジの解凍モードで加熱。

全量 581kcal

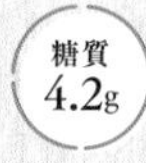

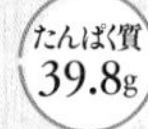

糖質 4.2g たんぱく質 39.8g

ザーサイや長ねぎの香味をたっぷり混ぜ込んで

香味ひき肉

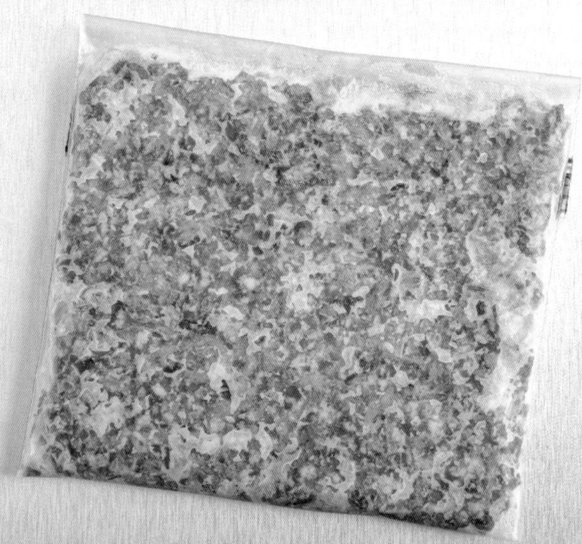

材料(2人分)

豚ひき肉…200g
ザーサイ…20g
長ねぎ…10cm(20g)
にんにく…1かけ
桜えび…大さじ2
A 酒…大さじ1
ごま油…大さじ½
しょうゆ…大さじ½

作り方

1 ザーサイ、長ねぎ、にんにくはみじん切り、桜えびは粗みじん切りにする。
2 保存袋にAとひき肉を入れ、箸でさっくりと混ぜ、1を加えてさっと混ぜる。

冷凍HOW TO ▶▶▶

袋の空気を抜いて平らにならし、口を閉じて冷凍する。

解凍法 ▶▶▶

解凍 →当日の朝冷蔵庫に移すor電子レンジの解凍モードで加熱。
半解凍 →電子レンジで30秒ほど加熱(袋から中身が取り出せればOK)。

ミンチされた豚ひき肉は味がなじみやすく、また成形もしやすいからとっても便利。
美肌や疲労回復に効果があるビタミンB群を含んだ豚肉を、野菜と一緒にたっぷり召し上がれ。

Arrange 1

四角いミートボール

材料と作り方（2人分／8個分）

1 ケチャップ漬け全量は凍ったまま筋に沿ってポキポキと折る。

2 フライパンにサラダ油小さじ½を中火で熱し、1を入れる。水大さじ2を加えて蓋をし、弱火で3〜4分蒸し焼きにする。器に盛り、グリーンカール適量を添える。

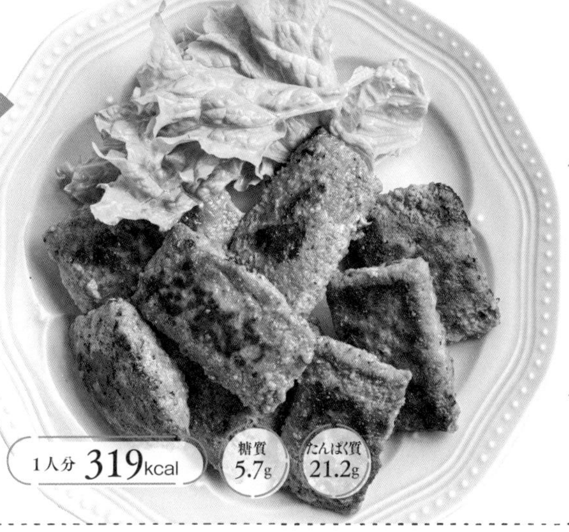

お弁当にも使いやすい！

1人分 319kcal　糖質 5.7g　たんぱく質 21.2g

肉詰めもあっという間！

1人分 334kcal　糖質 6.6g　たんぱく質 21.4g

Arrange 2

ピーマンの肉詰め

材料と作り方（2人分）　解凍して調理

1 ピーマン4個を縦半分に切り種を取り除く。

2 解凍したケチャップ漬け全量を1に詰める。

3 フライパンにサラダ油小さじ1を中火で熱し、2を焼く。焼き目がついたら裏返し、水¼カップを回し入れて蓋をし、弱火で4〜5分蒸し焼きにする。

Arrange 1

香味ひき肉と豆腐のレンジ蒸し

材料と作り方（2人分）　解凍して調理

1 木綿豆腐1丁(300g)はペーパータオルに包み耐熱皿に入れ、電子レンジで2分加熱して水きりする。

2 耐熱皿に1をざっくり入れ、塩少々、解凍した香味ひき肉全量をのせ、ラップをして電子レンジで3〜4分加熱する。

1人分 399kcal　糖質 3.9g　たんぱく質 29.8g　レンチンだけ

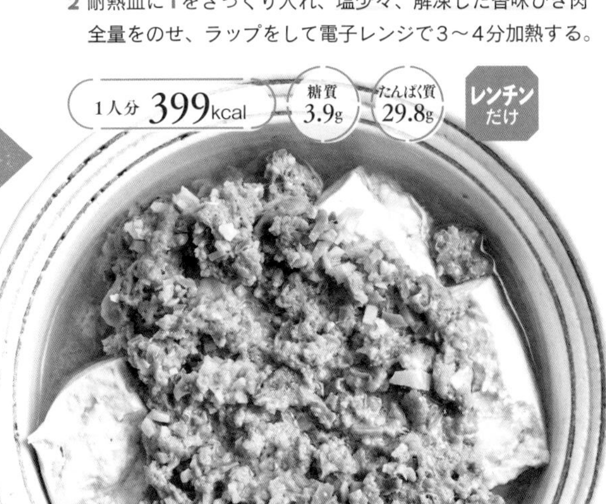

レンジで簡単に一品！

1人分 294kcal　糖質 2.6g　たんぱく質 20.1g

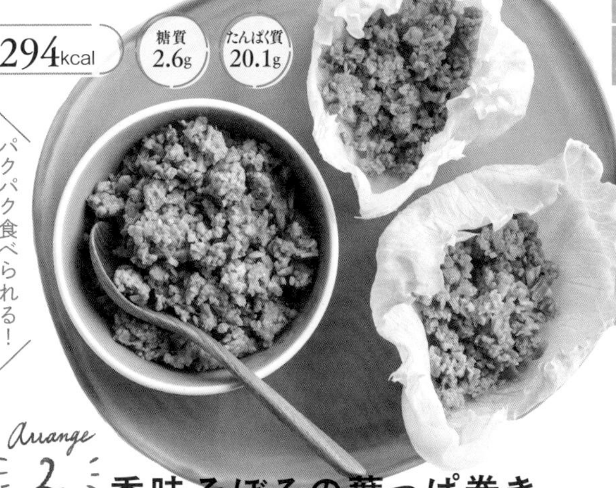

パクパク食べられる！

Arrange 2

香味そぼろの葉っぱ巻き

材料と作り方（2人分）　半解凍して調理

1 フライパンに半解凍した香味ひき肉全量を入れて蓋をし、中火にかける。フライパンが温まったら弱火にし、へらなどでほぐしながら5〜6分蒸し焼きにする。ポロポロになったら蓋を取り、水分が飛ぶまで炒める。

2 器に1を盛り、葉を1枚ずつはがしておいたレタス適量に包む。

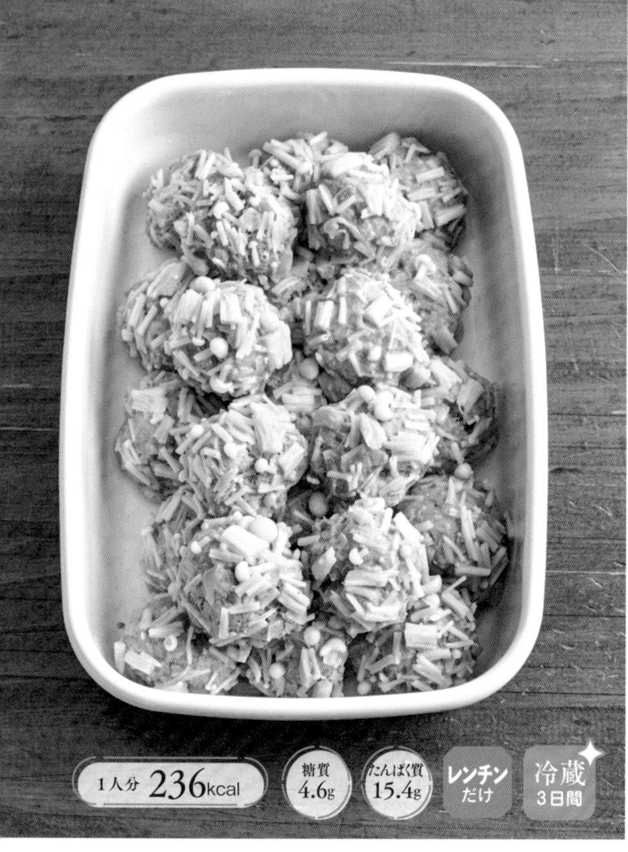

1人分 236kcal　糖質 4.6g　たんぱく質 15.4g　レンチンだけ　冷蔵 3日間

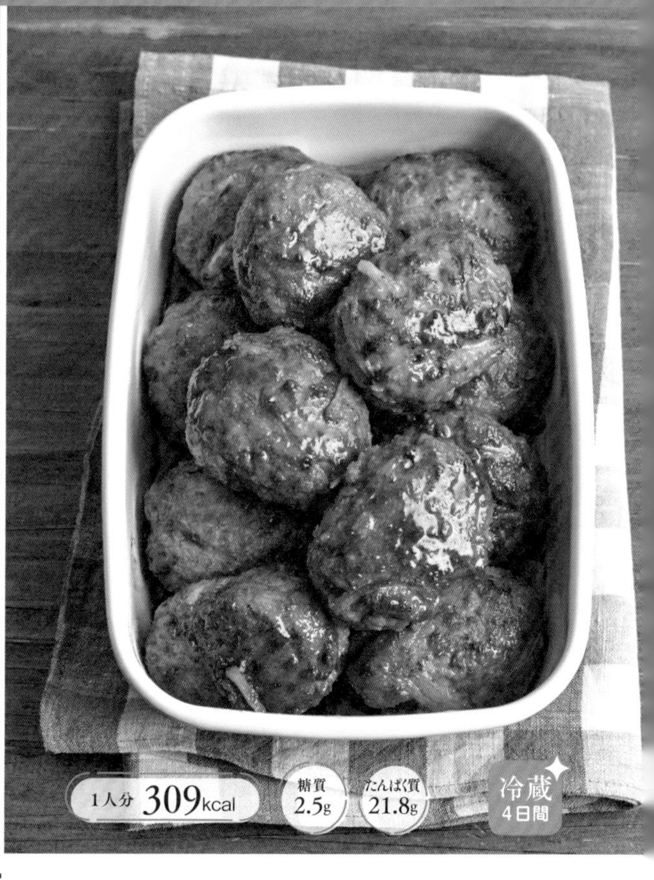

1人分 309kcal　糖質 2.5g　たんぱく質 21.8g　冷蔵 4日間

えのきをシュウマイの皮に見立ててヘルシーに！

えのきシュウマイ

材料（4人分／24個分）

豚ひき肉…300g
玉ねぎ…小1個(150g)
えのきだけ…1袋(100g)

A
- おからパウダー…大さじ1と½
- 酒…大さじ1
- しょうゆ…小さじ2
- ごま油…小さじ2
- おろししょうが…1かけ分
- 塩・こしょう…各少々

しょうゆ・からし…各適量

作り方

1 玉ねぎはみじん切りにする。えのきは1cm幅に切ってほぐす。
2 ボウルにひき肉、玉ねぎ、Aを入れてよく練り混ぜ、24等分にして丸め、えのきをまぶす。
3 2を半量ずつ耐熱皿にのせてラップをし、電子レンジで2～3分加熱する。食べるときにしょうゆ、からしを添える。

もやしの食感が楽しいつくねを甘辛ダレで

もやしつくね

材料（4人分／12個分）

豚ひき肉…400g
もやし…1袋

A
- 卵…1個
- おからパウダー…大さじ2
- 塩…小さじ⅓
- こしょう…少々

サラダ油…大さじ½

B
- しょうゆ…大さじ2
- 酒…大さじ2
- ラカントS…大さじ1と½

作り方

1 もやしはひげ根を取る。
2 ボウルにひき肉、Aを入れてよく練り混ぜ、1を加えてポキポキ折りながら混ぜる。12等分にして小判形に丸める。
3 フライパンにサラダ油を中火で熱し、2を焼く。火が通ったら合わせたBを回し入れてさっとからめる。

代わりの食材
もやしの代わりにキャベツ、にら、ズッキーニ、ブロッコリー、さやいんげんなどもおすすめ。

練りごまとオイスターソースでコク深い！

坦々もやしスープ

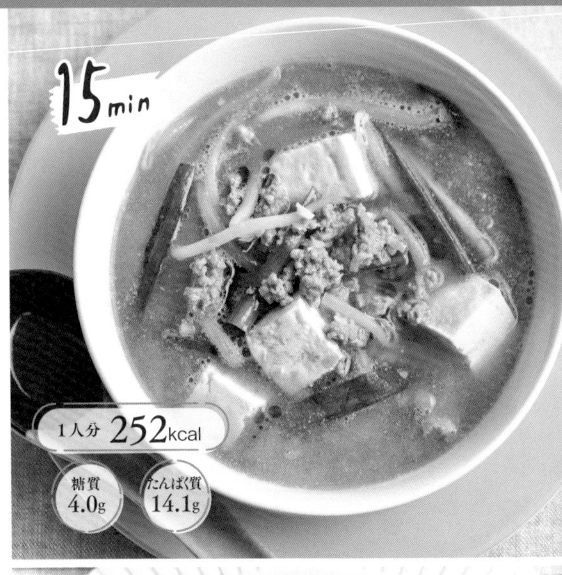
15min
1人分 252kcal
糖質 4.0g
たんぱく質 14.1g

材料（2人分）

豚ひき肉…100g
もやし（ひげ根を取る）…¼袋（50g）
にら（5cm長さに切る）…⅓袋（30g）
木綿豆腐（食べやすく切る）…⅙丁（50g）
A にんにく（みじん切り）…1かけ分
しょうが（みじん切り）…1かけ分
豆板醤…小さじ⅓
ごま油…大さじ½
B 水…2カップ
鶏がらスープの素…小さじ1
白練りごま…大さじ1
オイスターソース…小さじ2
塩・こしょう…各少々
ラー油…少々

作り方

1 鍋に**A**、ごま油を入れて弱火にかける。香りが出たら中火にしてひき肉を加え、炒める。ポロポロになったら**B**を加えて煮立て、もやし、豆腐を加える。蓋をして弱火にし、3～4分煮る。塩、こしょうで味をととのえ、にらを加えてさっと煮たら、器に盛り、ラー油をたらす。

ひき肉の旨味がよくからんでお箸が進む

なすのオイスターそぼろ炒め

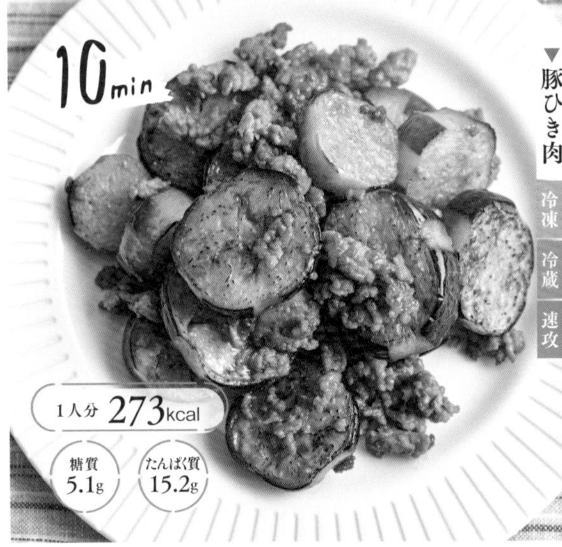
10min
1人分 273kcal
糖質 5.1g
たんぱく質 15.2g

材料（2人分）

豚ひき肉…150g
なす…3本
サラダ油…大さじ1
A オイスターソース…大さじ1
酒…大さじ1
ラカントS…小さじ⅓

作り方

1 なすは皮をしま目にむき、1.5cm幅の輪切りにして水にさらしたら、フライパンにサラダ油を中火で熱し、炒める。しんなりしたら一度取り出す。
2 空いたフライパンをさっと拭いて、ひき肉を炒め、ポロポロになったらフライパンに**1**を戻し、合わせた**A**を加えてさっとからめる。

サラダのレパートリーが広がるエスニック風

タイ風ひき肉サラダ

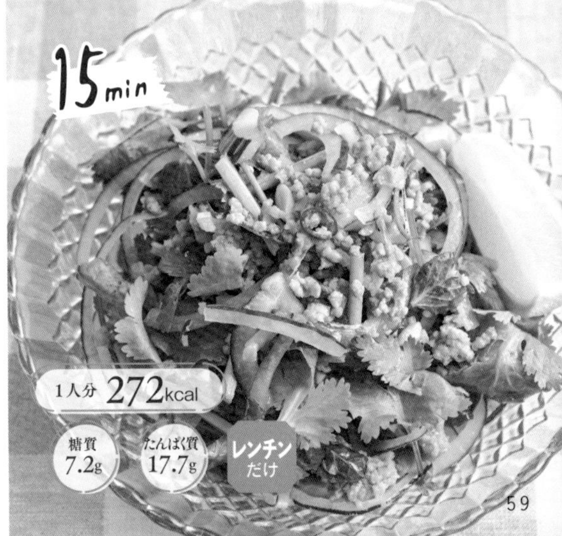
15min
1人分 272kcal
糖質 7.2g
たんぱく質 17.7g
レンチンだけ

材料（2人分）

豚ひき肉…150g
紫玉ねぎ…½個（100g）
A ナンプラー…大さじ1
ラカントS…大さじ½
酒…小さじ1
塩・こしょう…各少々
B 赤唐辛子（小口切り）…1本分
にんにく（みじん切り）…½かけ分
しょうが（みじん切り）…½かけ分
C パクチー（ざく切り）…50g
ピーナッツ（粗く刻む）…20g
ミント…30枚
レモン（くし形切り）…適量

作り方

1 紫玉ねぎは繊維を断つように薄切りにし、水にさらす。
2 耐熱ボウルに**A**を入れて混ぜ合わせ、ひき肉、**B**を加えてさっと混ぜる。ラップをして電子レンジで2分加熱し、粗熱を取る。
3 **2**に**1**、**C**を加えてさっと和えて器に盛り、レモンを添える。

糖質オフでやせる！

作りおき＆速攻おかずで帰ってから15分でできる時短献立③

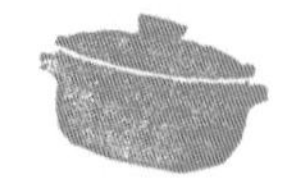

梅の味わいでさっぱり食べられる牛肉と豆苗の炒め物をメインに、
桜えびの風味が広がる白菜の煮浸しと、豆乳でひと味違った温やっこの献立です。
主菜を作っている間に、レンチン調理で副菜2品をパパッと仕上げて。

主菜

冷凍 作りおき　**牛肉と豆苗の梅しょうゆ炒め**（P63）

前日まで

準備なしでOK

帰ってから

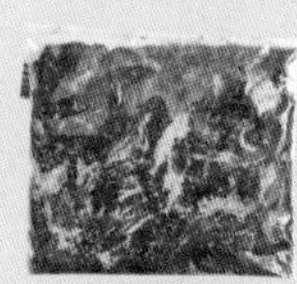

半解凍する
電子レンジで30秒加熱する。

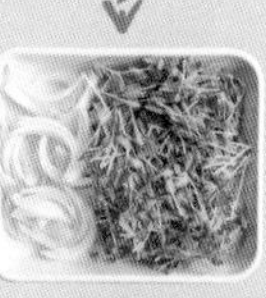

切る
豆苗は長さを3等分、玉ねぎは1cm幅に切る。

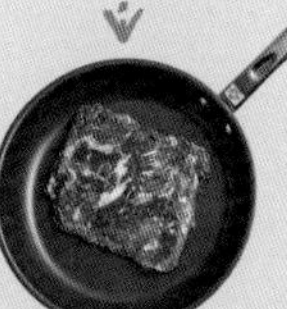

蒸し焼き
フライパンに牛肉を入れて蓋をし、弱火で蒸し焼きにし、野菜を加えて炒める。

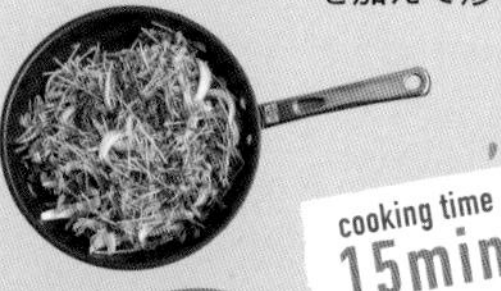

完成！ cooking time 15min

副菜1

冷蔵 作りおき　**白菜の桜えび煮浸し**（P154）

前日まで

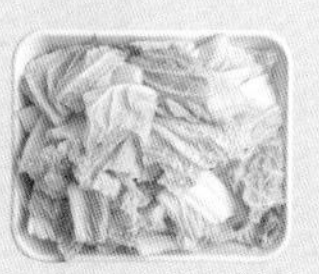

切る
白菜はそぎ切りにする。

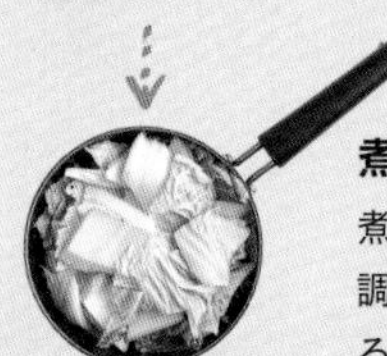

煮る
煮立てただし汁、調味料を加えて煮る。

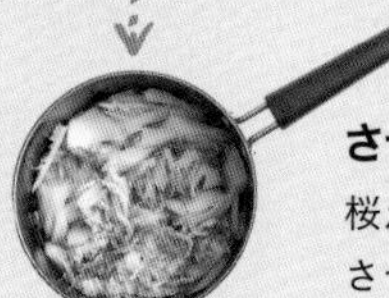

さっと煮る
桜えびを加えてさっと煮る。

帰ってから

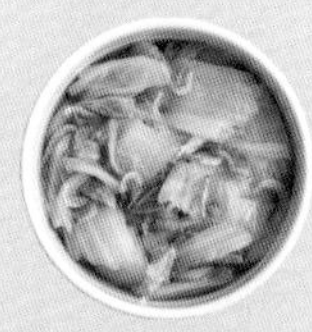

温める
電子レンジで温める。

完成！ cooking time 3min

副菜2

速攻 おかず　**豆乳温やっこ**（P120）

前日まで

準備なしでOK

帰ってから

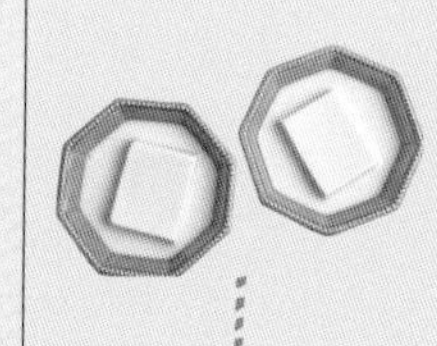

器に材料を入れる
半分に切った豆腐、豆乳を器に入れる。

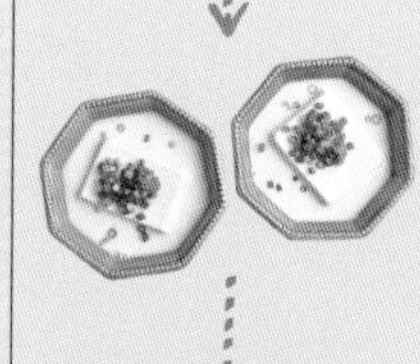

レンチンする
ラップをして電子レンジで加熱し、万能ねぎ、ゆずこしょうをのせる。

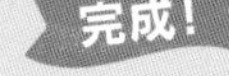

完成！ cooking time 6min

献立MEMO

電子レンジをフル稼働で時短！

電子レンジを全てのおかずで使った献立は、時短はもちろん、洗い物が減るのもうれしい。電子レンジを上手に使いこなして時短調理をスムーズに。

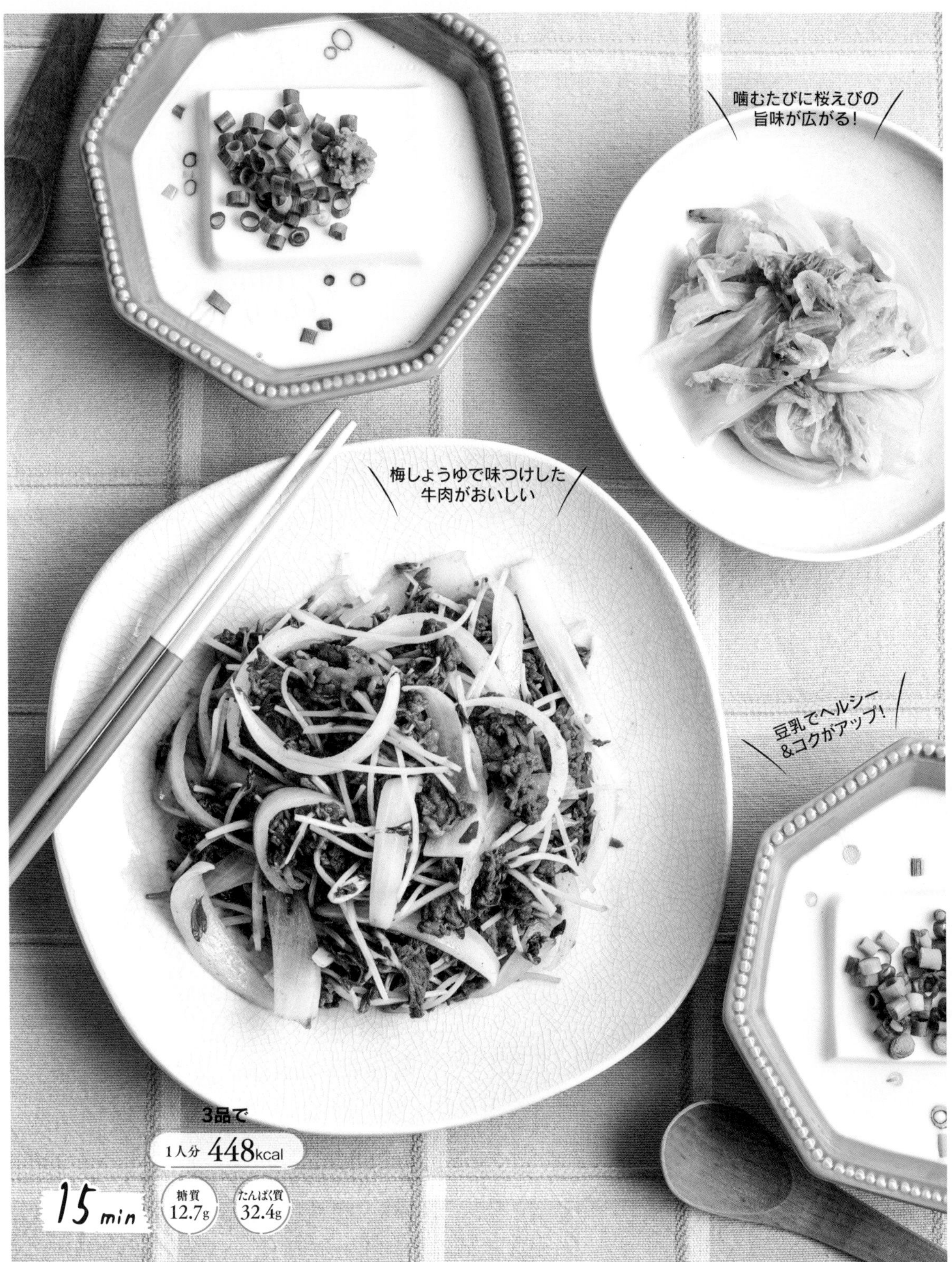
噛むたびに桜えびの
旨味が広がる！
梅しょうゆで味つけした
牛肉がおいしい
豆乳でヘルシー
&コクがアップ！
3品で
1人分 448kcal
15 min
糖質 12.7g
たんぱく質 32.4g

全量 542kcal

糖質 3.3g　たんぱく質 34.6g

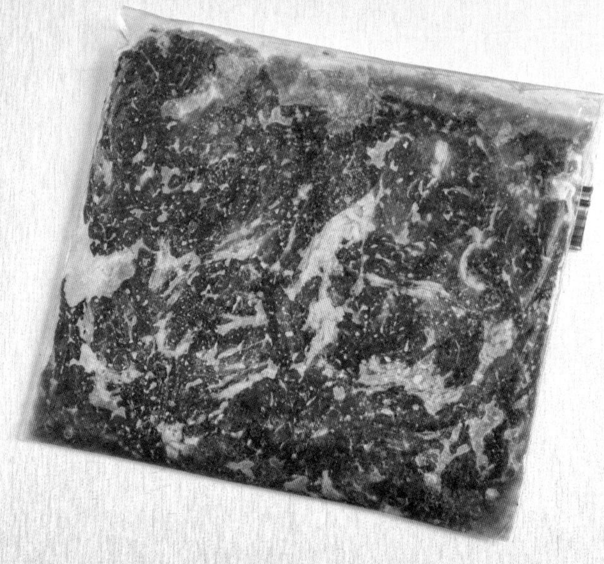

梅しょうゆ味だから、さっぱり和食も簡単！

梅しょうゆ漬け

材料（2人分）

牛切り落とし肉…200g

A
- 梅肉…大さじ1
- 酒…大さじ1
- しょうゆ…小さじ2
- ラカントS…小さじ1

作り方

1 牛肉は大きければ一口大に切って冷凍用保存袋に入れる。混ぜ合わせたAを加えてよく揉み込む。

冷凍HOW TO ▶▶▶

袋の空気を抜いて平らにならし、口を閉じて冷凍する。

解凍法 ▶▶▶

半解凍→電子レンジで30秒ほど加熱（袋から中身が取り出せればOK）。

全量 563kcal

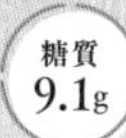
糖質 9.1g

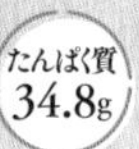
たんぱく質 34.8g

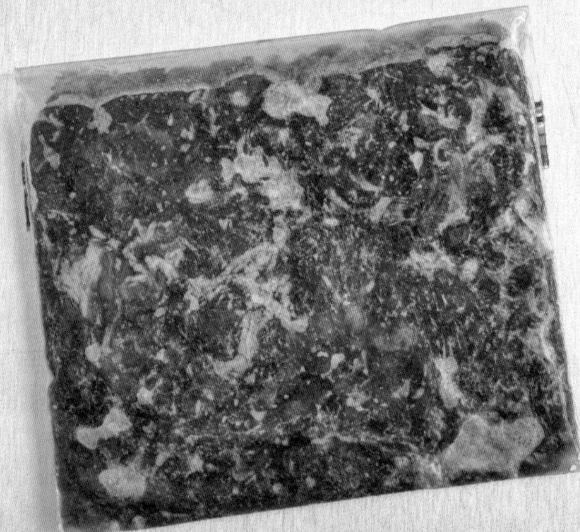

満足感大のソース味は、味つけのマンネリ打破に◎

ソース漬け

材料（2人分）

牛薄切り肉…200g

A
- ウスターソース…小さじ4
- しょうゆ…小さじ2
- 酒…小さじ2
- ラカントS…大さじ½
- おろししょうが…小さじ1

作り方

1 牛肉は大きければ一口大に切る。

2 冷凍用保存袋にAを混ぜ合わせ、1を加えてよく揉み込む。

冷凍HOW TO ▶▶▶

袋の空気を抜いて平らにならし、口を閉じて冷凍する。

解凍法 ▶▶▶

解凍→当日の朝冷蔵庫に移すor電子レンジの解凍モードで加熱。

半解凍→電子レンジで30秒ほど加熱（袋から中身が取り出せればOK）。

牛薄切り肉はさっと炒めるだけで火が通るので、あっというまに料理が完成します。
味つけして冷凍保存しておけば、野菜と一緒に炒めるだけでOK！牛肉の旨味でおいしい一品ができあがります。

Arrange 1 牛肉と豆苗の梅しょうゆ炒め

材料と作り方（2人分） 半解凍して調理

1 豆苗1袋は長さを3等分にする。玉ねぎ½個は1cm幅のくし形切りにする。

2 フライパンに半解凍した梅しょうゆ漬け全量を入れて蓋をし、中火にかける。フライパンが温まったら弱火にし、時々混ぜながら5～6分蒸し焼きにする。ほぐれてきたら**1**を加え、火が通るまで2～3分炒める。

1人分 297kcal　糖質 4.9g　たんぱく質 19.6g

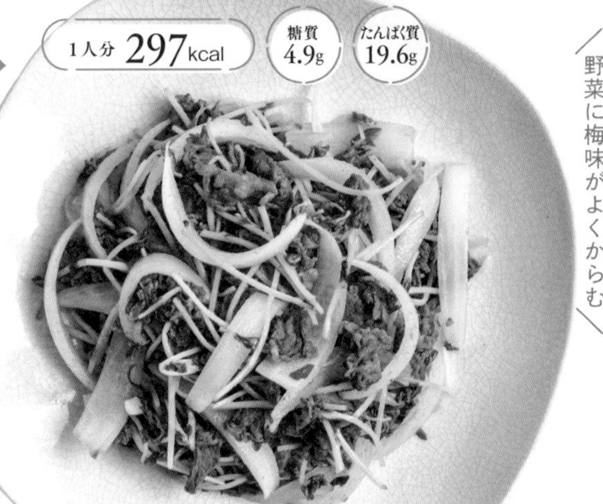

野菜に梅味がよくからむ

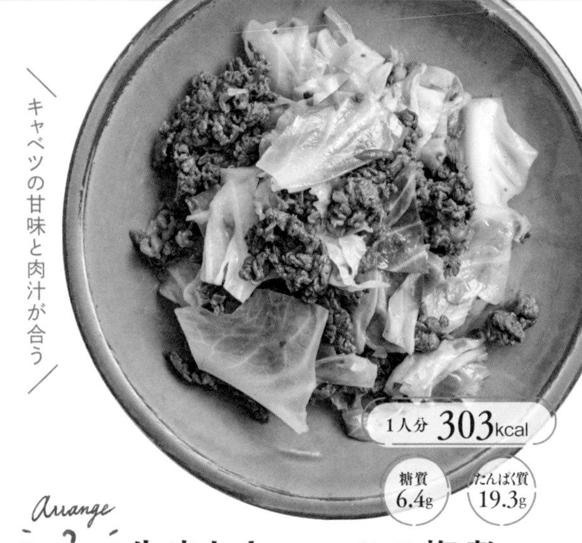

キャベツの甘味と肉汁が合う

1人分 303kcal　糖質 6.4g　たんぱく質 19.3g

Arrange 2 牛肉とキャベツの梅煮

材料と作り方（2人分） 半解凍して調理

1 キャベツ250gは5cm角のざく切りにする。

2 フライパンに半解凍した梅しょうゆ漬け全量、水¼カップを入れて蓋をし、中火にかける。沸騰したら弱火にし、時々混ぜながら5～6分蒸し焼きにする。ほぐれてきたら**1**、しょうゆ大さじ½を加え、しんなりするまで5～6分煮る。

Arrange 1 牛肉とアスパラの串焼き

材料と作り方（2人分） 解凍して調理

1 ソース漬け全量は解凍する。アスパラガス5本は3cm長さに切る。

2 **1**を交互に串に刺し、オーブントースターで5分焼く。

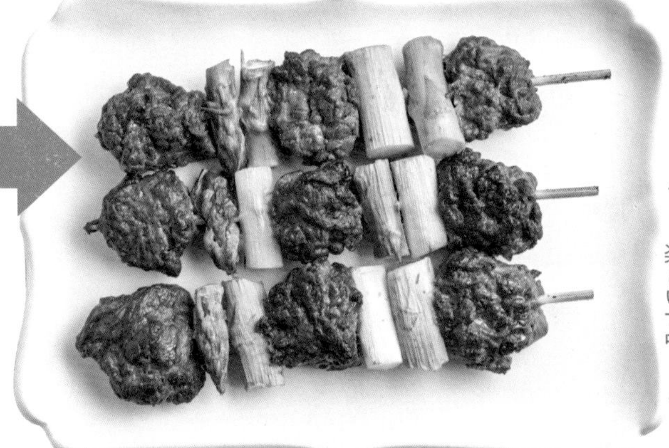

肉とアスパラの食感が楽しい一品

1人分 290kcal　糖質 5.3g　たんぱく質 18.4g

1人分 330kcal　糖質 6.9g　たんぱく質 18.6g

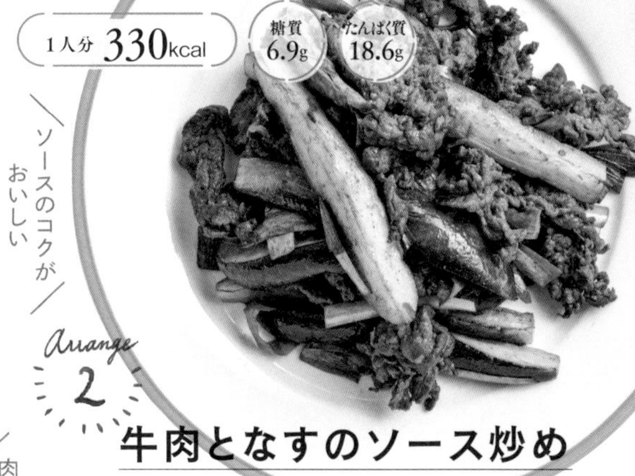

ソースのコクがおいしい

Arrange 2 牛肉となすのソース炒め

材料と作り方（2人分） 半解凍して調理

1 なす2本は縦6つ割りにして水にさらす。にら½袋は5cm長さに切る。

2 フライパンに半解凍したソース漬け全量を入れて蓋をし、中火にかける。フライパンが温まったら弱火にし、時々混ぜながら5～6分蒸し焼きにし、火が通ったら一度取り出す。

3 **2**のフライパンをさっと拭いてサラダ油大さじ½を中火で熱し、水けをきったなすを炒める。しんなりしたら塩少々をふり、**2**とにらを加えて、さっと炒める。

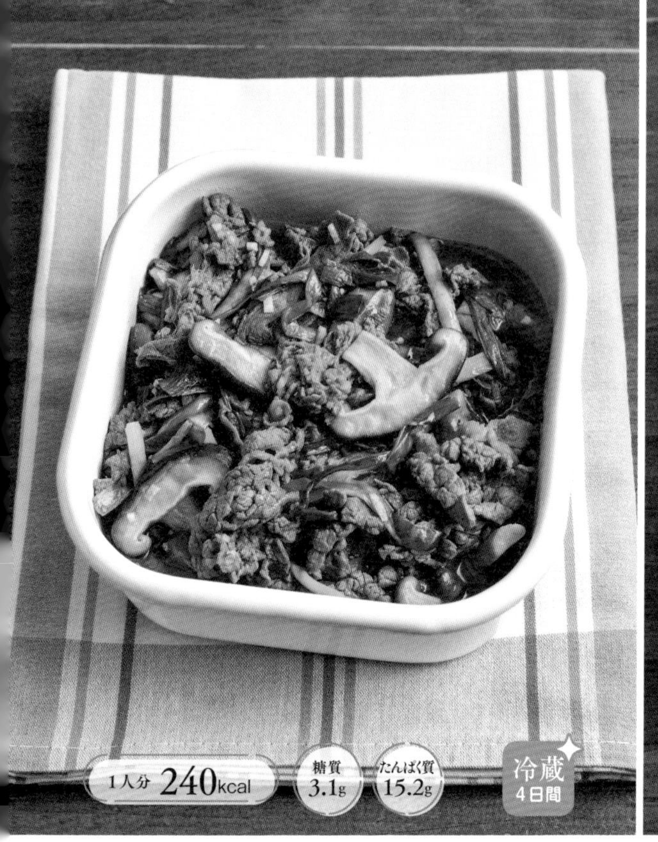

1人分 240kcal　糖質 3.1g　たんぱく質 15.2g　冷蔵 4日間

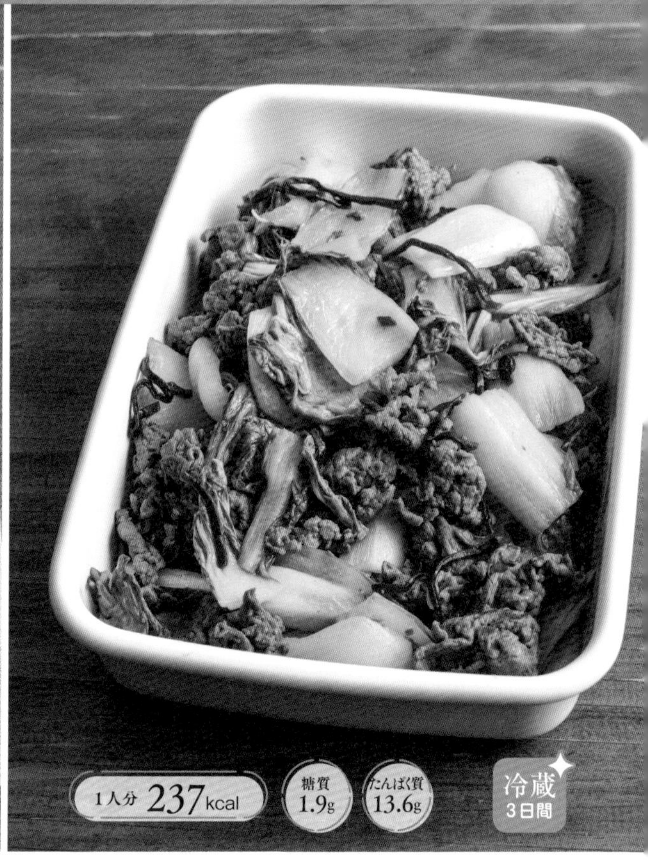

1人分 237kcal　糖質 1.9g　たんぱく質 13.6g　冷蔵 3日間

ピリッとした辛味と酸味が食欲をかきたてる!

牛肉としいたけの酸辛煮

材料（4人分）

牛薄切り肉…300g
しいたけ…10個
にら…1袋
にんにく…1かけ
ごま油…大さじ½
豆板醤…小さじ¼
A 水…1と½カップ
　鶏がらスープの素…小さじ1
　酒…大さじ1
　しょうゆ…小さじ2
　オイスターソース…小さじ2
　塩…少々
酢…大さじ1と½
ラー油…少々

作り方

1 しいたけは4等分の薄切りにする。にらは5cm長さに切る。にんにくはみじん切りにする。
2 鍋にごま油、にんにく、豆板醤を入れて弱火にかける。香りが出たら中火にし、牛肉を加えて炒める。色が変わったらAを加えて煮立て、しいたけを加えて弱火で煮る。柔らかくなったらにらを加えてさっと煮て酢を加え、一煮立ちさせる。仕上げにラー油をかける。

塩昆布が具材にからんでおいしい!

牛肉とチンゲン菜の塩炒め

材料（4人分）

牛切り落とし肉…300g
A 酒…大さじ1
　塩…小さじ½
　こしょう…少々
チンゲン菜…2袋(400g)
ごま油…大さじ1
B 塩昆布…10g
　塩・こしょう…各少々

作り方

1 牛肉は大きければ一口大に切り、Aを揉み込む。チンゲン菜は葉をはがし、4cm長さに切る。
2 フライパンに半量のごま油を中火で熱し、牛肉を炒める。色が変わったら一度取り出す。
3 2のフライパンをさっと拭いて残りのごま油を中火で熱し、チンゲン菜を炒める。しんなりしたら2を戻し入れ、Bを加えてさっと炒める。

糖質オフのPoint

低糖質な牛肉、チンゲン菜を使い、シンプルな塩味なので糖質オフ。塩昆布が入って旨味が増し、満足感もアップします。

たっぷりの香味野菜でさっぱり食べられる

牛肉と香味野菜のレモンしょうゆ和え

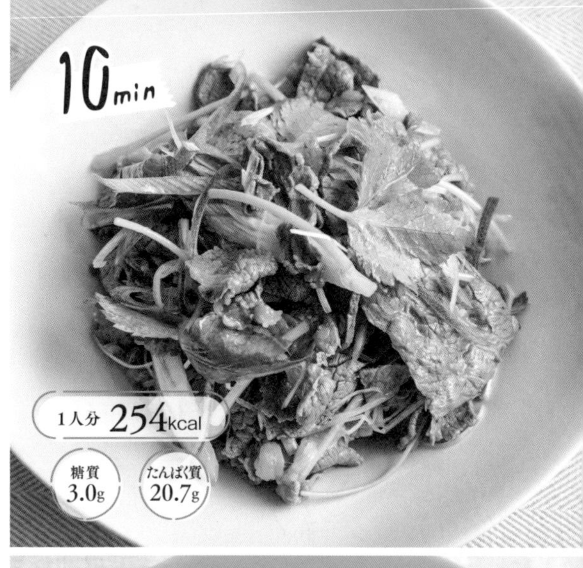
10min
1人分 254kcal
糖質 3.0g
たんぱく質 20.7g

材料(2人分)

牛しゃぶしゃぶ用肉…200g
三つ葉…½袋(15g)
みょうが…2個
白髪ねぎ…10cm分

A しょうゆ…大さじ1
レモン汁…大さじ1
オリーブ油…大さじ½

作り方

1 牛肉はさっとゆでてざるにあげ、粗熱を取る。三つ葉は3～4cmのざく切り、みょうがは縦半分に切って斜め薄切りにする。

2 ボウルに1、白髪ねぎ、Aを入れてさっと和える。

マスタードを使った洋風仕立ての一品!

牛肉とズッキーニのマスタードチーズ炒め

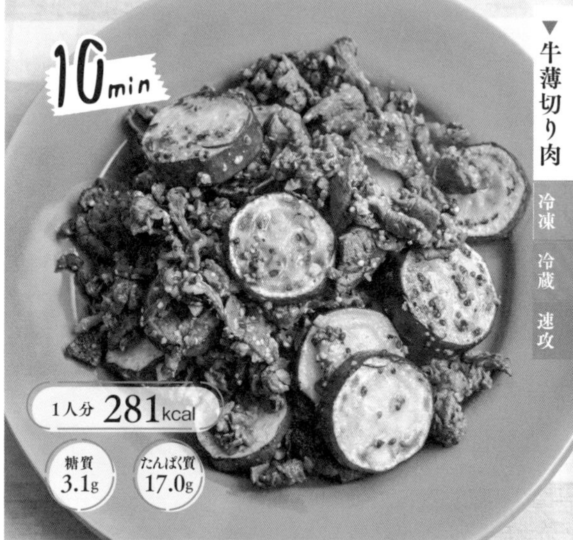
10min
1人分 281kcal
糖質 3.1g
たんぱく質 17.0g

材料(2人分)

牛切り落とし肉…150g
塩・こしょう…各少々
ズッキーニ…1本
にんにく…1かけ
オリーブ油…大さじ½

A 粒マスタード…大さじ1
粉チーズ…大さじ2
塩…小さじ¼
粗びき黒こしょう…少々

作り方

1 牛肉は大きければ一口大に切って塩、こしょうをふる。ズッキーニは1cm厚さの輪切りにする。にんにくはみじん切りにする。

2 フライパンにオリーブ油を中火で熱し、ズッキーニを炒める。しんなりしたら端によせて牛肉を加えて炒める。色が変わったらにんにくを加えて炒め、香りが出たらAを加えてさっとからめる。

▼牛薄切り肉
冷凍
冷蔵
速攻

玉ねぎとピーマンのシャキシャキ食感がおいしい!

牛肉と玉ねぎ、ピーマンの塩プルコギ

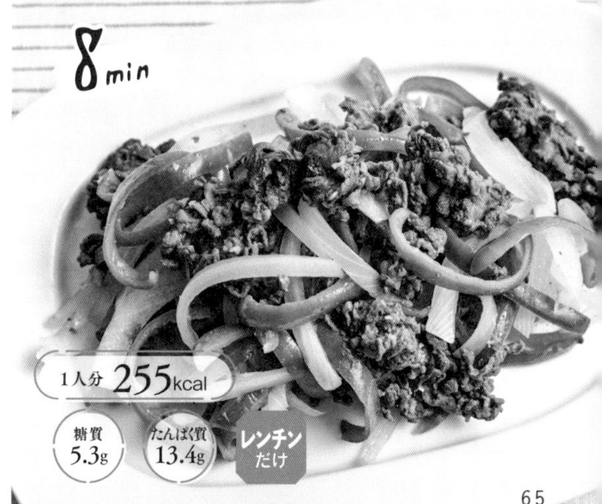
8min
1人分 255kcal
糖質 5.3g
たんぱく質 13.4g
レンチンだけ

材料(2人分)

牛切り落とし肉…150g

A 酒…大さじ1
ごま油…大さじ½
塩…小さじ⅓
こしょう…少々
おろしにんにく…少々

玉ねぎ…½個(100g)
ピーマン…3個
塩・こしょう…各少々

作り方

1 牛肉は大きければ一口大に切り、Aを揉み込む。玉ねぎは5mm幅の薄切り、ピーマンは5mm幅の細切りにする。

2 耐熱ボウルに1を順に重ねて入れてラップをし、電子レンジで1～2分加熱する。一度取り出して肉をほぐして全体を混ぜ、再度2～3分加熱する。火が通ったら塩、こしょうで味をととのえる。

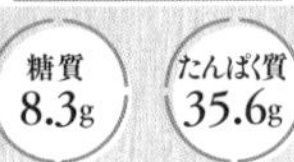

全量 561kcal
糖質 8.3g　たんぱく質 35.6g
冷凍 1ヶ月

大人も子どもも大好きなスパイシー味

スパイシーひき肉

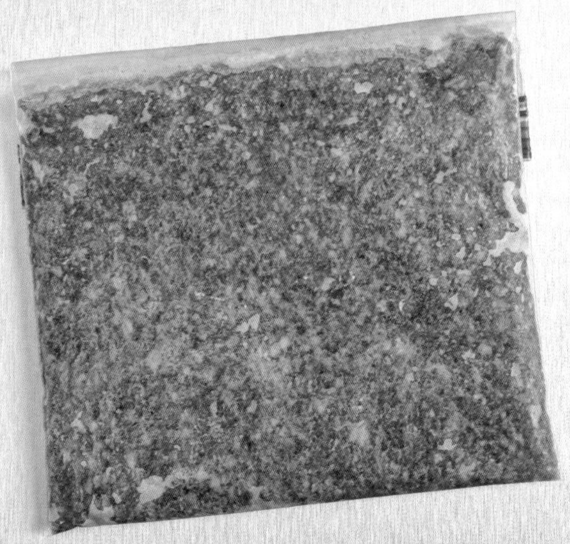

材料（2人分）
合びき肉…200g
トマトケチャップ…大さじ1と½
酒…大さじ1
にんにく（みじん切り）…1かけ分
クミンパウダー…小さじ½
塩…小さじ⅓
粗びき黒こしょう…少々

作り方
1 ボウルにすべての材料を入れてよく練り混ぜ、冷凍用保存袋に入れる。

冷凍HOW TO ▶▶▶
袋の空気を抜いて平らにならし、口を閉じて冷凍する。

解凍法 ▶▶▶
解凍→当日の朝冷蔵庫に移すor電子レンジの解凍モードで加熱。

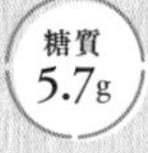

全量 595kcal
糖質 5.7g　たんぱく質 37.4g
冷凍 1ヶ月

洋風の料理で大活躍！パセリの爽やかな風味が◎

パセリマスタード漬け

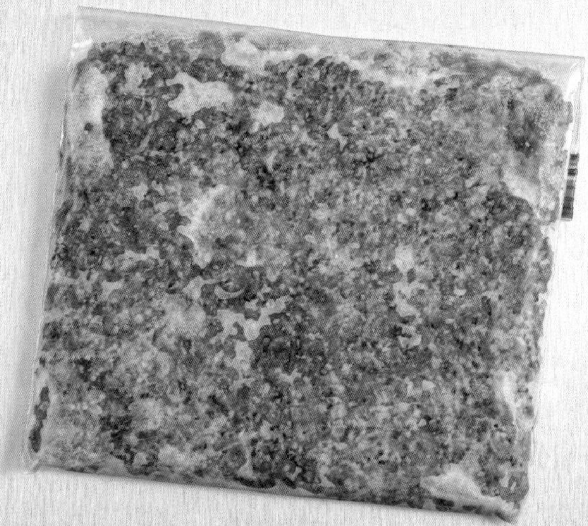

材料（2人分）
合びき肉…200g
パセリ（みじん切り）…大さじ2
にんにく（みじん切り）…1かけ分
A 粒マスタード…大さじ2
白ワイン…大さじ1
塩…小さじ⅓
粗びき黒こしょう…少々

作り方
1 冷凍用保存袋に合びき肉、パセリ、にんにくを入れてさっくりと混ぜる。混ざったらAを加えて、さらに混ぜる。

冷凍HOW TO ▶▶▶
袋の空気を抜いて平らにならし、口を閉じて冷凍する。

解凍法 ▶▶▶
解凍→当日の朝冷蔵庫に移すor電子レンジの解凍モードで加熱。
半解凍→電子レンジで30秒ほど加熱（袋から中身が取り出せればOK）。

牛肉と豚肉をミックスした合びき肉なら加熱してもふんわりとした食感と、それぞれの旨味で味わい深いおかずに！
合びき肉は鮮度が落ちるのが早いので、冷凍保存するのがおすすめです。

Arrange 1 スパイシー肉団子

材料と作り方（2人分） 解凍して調理

1 解凍したスパイシーひき肉全量は、10等分にして丸める。
2 ヨーグルト（無糖）大さじ3、塩小さじ⅛を合わせておく。
3 フライパンにサラダ油小さじ1を中火で熱し、1を焼く。蓋をして、時々全体を転がしながら3〜4分焼き、火が通ったら器に盛り、パクチー適量、2を添える。

1人分 315kcal　糖質 5.5g　たんぱく質 18.7g

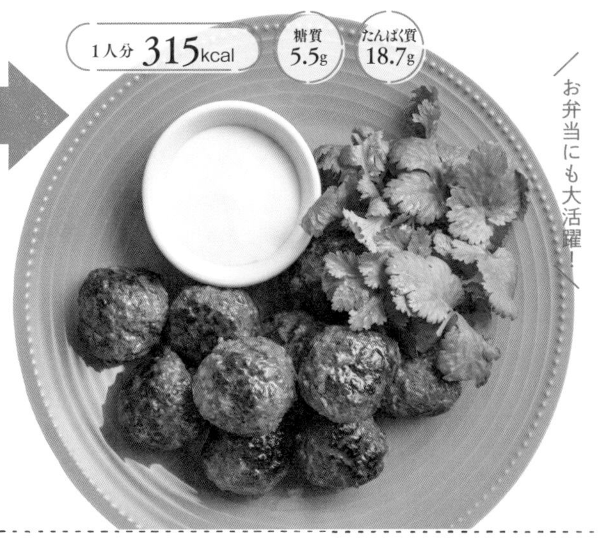

お弁当にも大活躍！

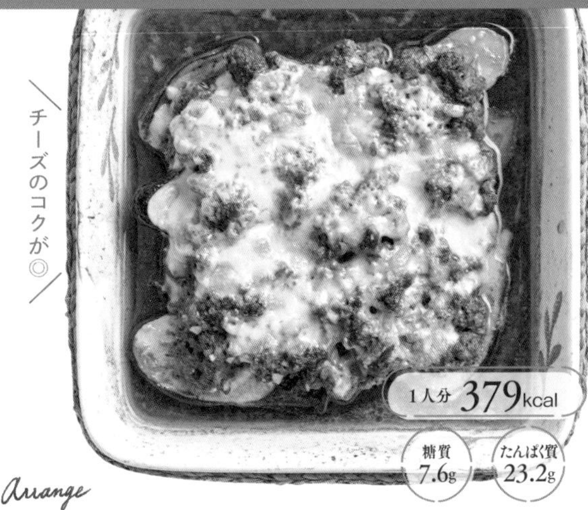

チーズのコクが◎

1人分 379kcal　糖質 7.6g　たんぱく質 23.2g

Arrange 2 なすとひき肉のチーズ焼き

材料と作り方（2人分） 解凍して調理

1 スパイシーひき肉全量は解凍する。なす3本は1cm厚さの斜め切りにして水にさらす。
2 グラタン皿に水けをきったなすを入れ、塩小さじ⅙、オリーブ油小さじ1をかける。スパイシーひき肉をのせてラップをし、電子レンジで3〜4分加熱する。火が通ったらピザ用チーズ30gをのせて、オーブントースターで4〜5分焼く。

Arrange 1 アスパラとエリンギのパセリ炒め

材料と作り方（2人分） 半解凍して調理

1 アスパラガス4本は1cm幅の斜め切りにする。エリンギ1パックは縦横半分に切って、端から5mm幅の薄切りにする。
2 フライパンに半解凍したパセリマスタード漬け全量を入れて蓋をし、中火にかける。フライパンが温まったら弱火にし、時々混ぜながら5〜6分蒸し焼きにする。ほぐれてきたら1を加え、火が通るまで2〜3分炒める。塩・粗びき黒こしょう各少々で味をととのえる。

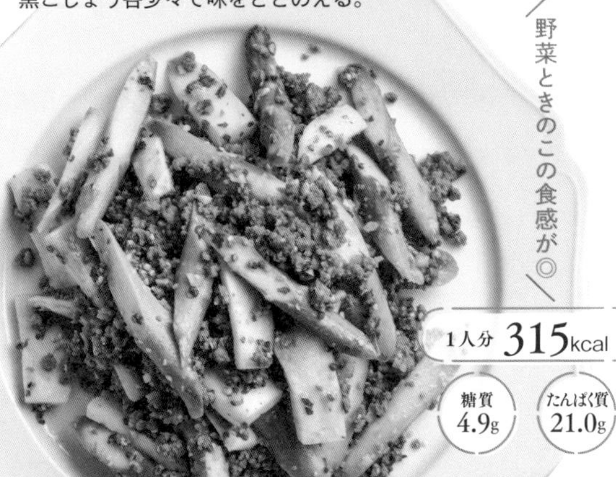

野菜ときのこの食感が◎

1人分 315kcal　糖質 4.9g　たんぱく質 21.0g

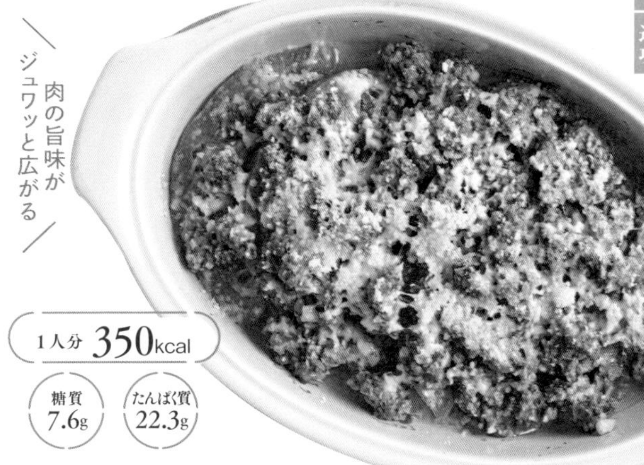

肉の旨味がジュワッと広がる

1人分 350kcal　糖質 7.6g　たんぱく質 22.3g

Arrange 2 トマトとひき肉のオーブン焼き

材料と作り方（2人分） 解凍して調理

1 パセリマスタード漬け全量は解凍する。トマト1個（250g）は1cm厚さの半月切りにする。
2 グラタン皿にトマト、パセリマスタード漬けを入れて粉チーズ大さじ2をかけ、オーブントースターで10分焼く。

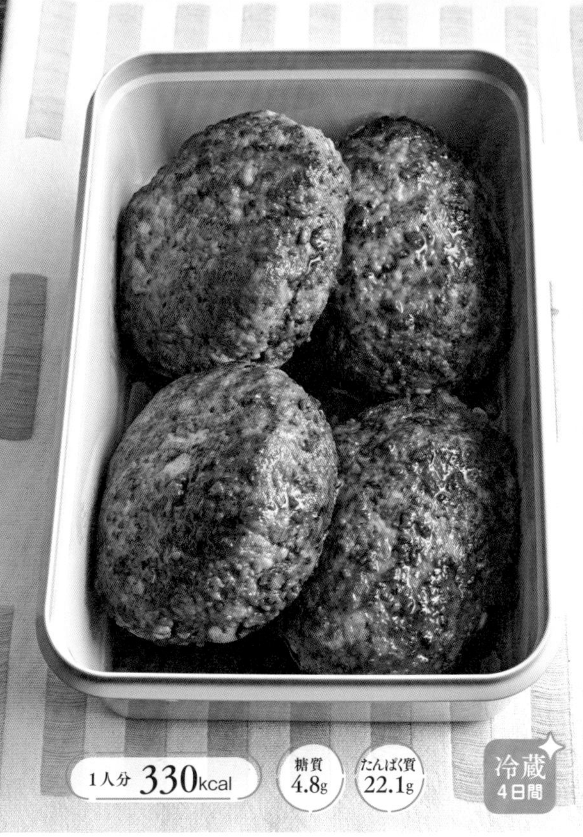

1人分 330kcal　糖質 4.8g　たんぱく質 22.1g　冷蔵 4日間

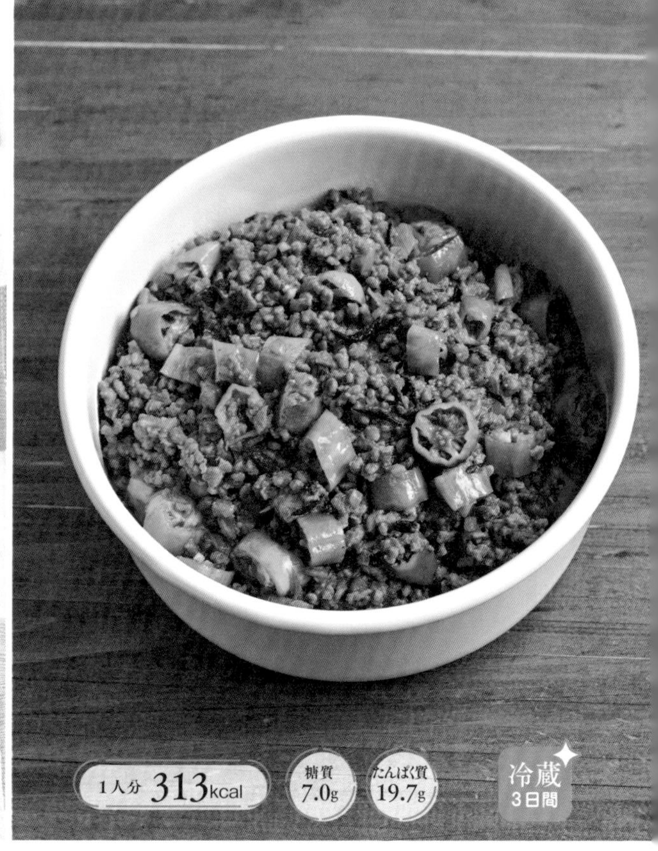

1人分 313kcal　糖質 7.0g　たんぱく質 19.7g　冷蔵 3日間

ボリューム満点！ふわふわジューシーなおいしさ

照り焼き豆腐ハンバーグ

材料（4人分）

合びき肉…300g
木綿豆腐…1丁(300g)
玉ねぎ…½個(100g)
A　卵…1個
　おからパウダー…大さじ3
　ナツメグ…少々
　塩…小さじ½
　こしょう…少々
サラダ油…大さじ½
B　しょうゆ…大さじ2
　酒…大さじ2
　ラカントS…大さじ1と½
　水…大さじ1

作り方

1 豆腐はペーパータオルに包んで耐熱皿にのせ、ラップをせずに電子レンジで2分加熱し、水きりする。玉ねぎはみじん切りにする。
2 ボウルにひき肉、Aを入れてよく練り混ぜ、1を加えて混ぜる。4等分の小判形に成形する。
3 フライパンにサラダ油を中火で熱し、2を焼く。焼き目がついたら裏返し、蓋をして弱火で4～5分蒸し焼きにする。火が通ったら合わせたBを回し入れ、さっとからめる。

カレーのスパイスがあとを引く！

ひじきとしし唐の和風ドライカレー

材料（4人分）

合びき肉…400g
A　玉ねぎ…½個(100g)
　にんにく…1かけ
　しょうが…1かけ
トマト…2個(300g)
しし唐辛子…1パック(100g)
ひじき(乾燥)…小さじ2
サラダ油…大さじ½
カレー粉…小さじ2
B　だし汁…½カップ
　しょうゆ…大さじ2
　ラカントS…小さじ2
　塩…小さじ⅔
　こしょう…少々

作り方

1 Aはみじん切りにする。トマトは1cm角に切り、しし唐辛子は1cm幅の輪切りにする。ひじきは水で戻す。
2 フライパンにサラダ油を中火で熱し、Aを炒める。しんなりしたらひき肉を加え、色が変わってポロポロになったらトマトを加えて7～8分炒める。水分が飛んだらカレー粉を加え、香りが出たらBを加えて汁けを飛ばすように10分炒め煮にし、しし唐辛子、ひじきを加えてさっと煮る。

旨味とコクがあり様々な料理に使える合びき肉。火が通りやすいから、常備菜作りにも便利！
ごはんによく合うおかずばかりだから、糖質オフしていない家族と一緒に食べられるのがうれしい！

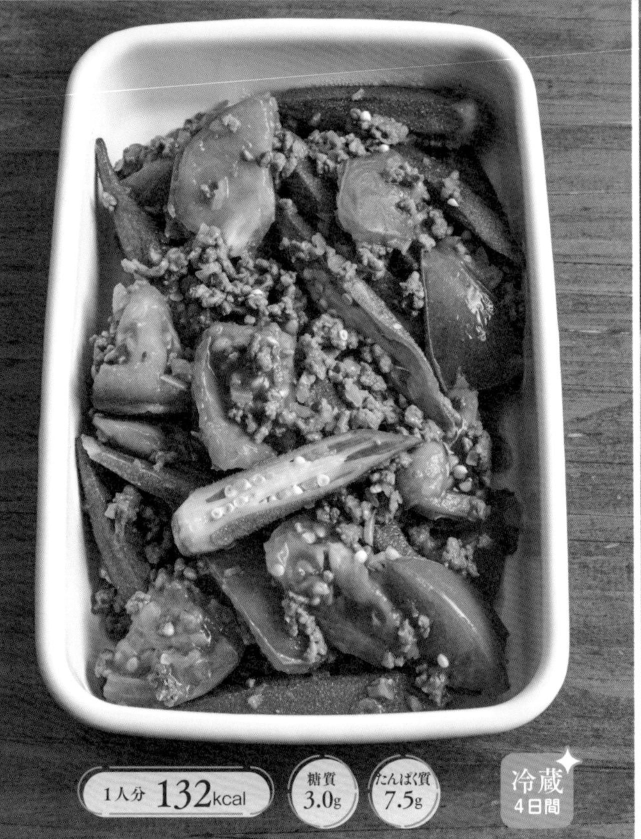

1人分 132kcal　糖質 3.0g　たんぱく質 7.5g　冷蔵 4日間

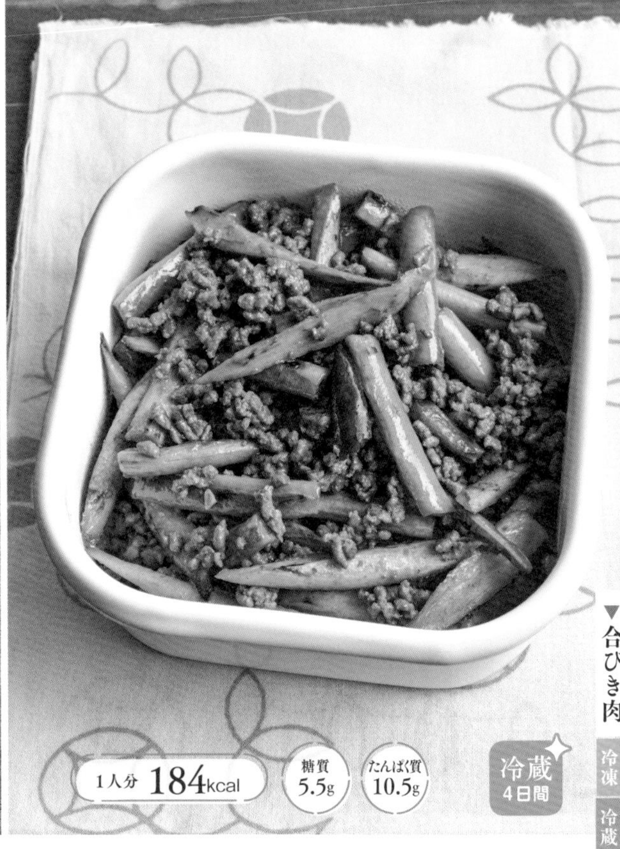

1人分 184kcal　糖質 5.5g　たんぱく質 10.5g　冷蔵 4日間

▼合びき肉　冷凍　冷蔵　速攻

ゴロゴロ夏野菜とひき肉の彩り&栄養満点おかず

オクラとひき肉のトマト炒め

材料（4人分）

合びき肉…150g
玉ねぎ…¼個
トマト…1個(250g)
オクラ…2パック
オリーブ油…大さじ½

A
酒…大さじ1
塩…小さじ⅓
こしょう…少々
タバスコ…小さじ½

塩・こしょう…各少々

作り方

1 玉ねぎはみじん切り、トマトは一口大に切る。オクラは斜め半分に切ってさっと塩ゆでする。

2 フライパンにオリーブ油を中火で熱し、玉ねぎを炒める。しんなりしたらひき肉を加えて炒め、色が変わったらトマトとオクラを加えてさっと炒める。Aを加えてさっとからめ、塩、こしょうで味をととのえる。

糖質オフのPoint

糖質の高い片栗粉でとろみをつけなくても、オクラの粘りでひき肉や調味料が絡みやすくなり、糖質オフに。

ひき肉の旨味が野菜とマッチ!

ごぼうといんげんのそぼろきんぴら

材料（4人分）

合びき肉…200g
ごぼう…150g
さやいんげん…15本(120g)
サラダ油…大さじ½
赤唐辛子(種を取る)…1本

A
しょうゆ…大さじ1と½
酒…大さじ1と½
ラカントS…大さじ1

作り方

1 ごぼうは細長い乱切りにして水にさらす。さやいんげんは5cm長さにする。Aは合わせておく。

2 フライパンにサラダ油を中火で熱し、水けをきったごぼうとさやいんげんを炒める。6〜7分炒めてしんなりしたらひき肉、赤唐辛子を加えて炒め、ポロポロになったらAを加えてからめる。

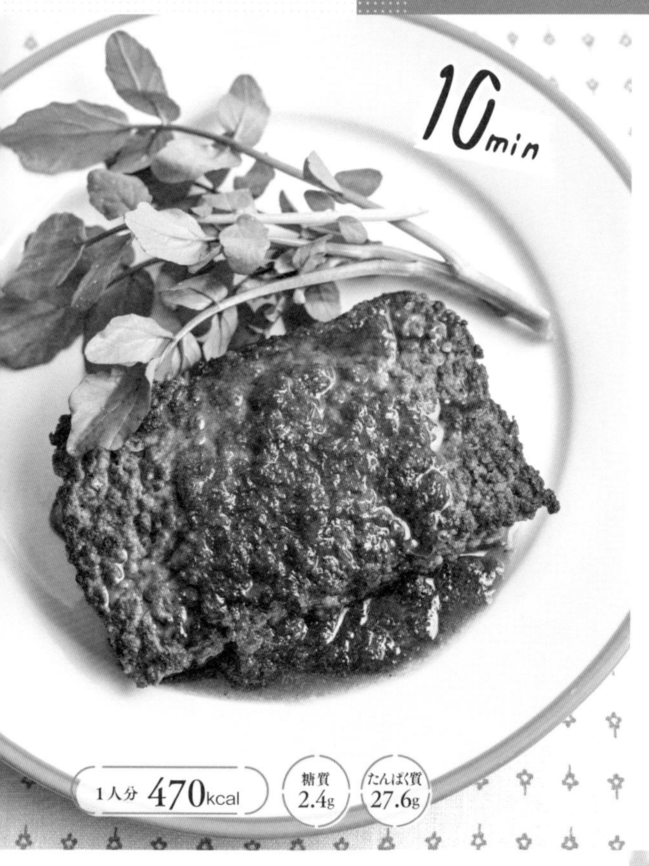
10min
1人分 470kcal
糖質 2.4g
たんぱく質 27.6g

極限まで簡単にしたハンバーグ

こねないハンバーグ

材料（2人分）

合びき肉…300g
A | 塩…小さじ¼
　| こしょう…少々
サラダ油…小さじ1
水…¼カップ
B | バター…10g
　| しょうゆ…大さじ1
　| 酒…大さじ1
　| ラカントS…大さじ1
　| おろし玉ねぎ…大さじ1
　| 白すりごま…大さじ½
クレソン…適量

作り方

1 ひき肉はパックに入れたままヘラなどでぎゅっと押して成形し、片面にAの半量をふる。
2 フライパンにサラダ油を中火で熱し、1のAをふった面を下にして入れる。残りのAをふってヘラで半分に切り、焼き目がつくまで2分ほど焼く。裏返して弱火にし、水を加えて蓋をして3～4分蒸し焼きにする。火が通ったら器に盛る。
3 空いたフライパンをさっと拭き、Bを入れて中火にかける。1～2分煮立たせてハンバーグにかけ、クレソンを添える。

洋風煮込みもレンチンだけで簡単！

ミートボールのトマトクリーム煮

材料（2人分）

A | 合びき肉…200g
　| 酒…大さじ½
　| 塩…小さじ¼
　| こしょう…少々
ほうれん草…½袋(100g)
しめじ…½袋(50g)
ホールトマト缶…100g
B | 生クリーム…½カップ
　| 塩…小さじ⅓
　| こしょう…少々

作り方

1 ボウルにAを入れてよく練り混ぜ、6等分にして丸める。ほうれん草はざく切りにして耐熱ボウルに入れ、電子レンジで1～2分加熱して水にさらし、水けをきる。しめじは根元を落として小房に分ける。トマト缶の中身はつぶす。
2 別の耐熱ボウルにBを入れて混ぜ、1を加えてラップをし、電子レンジで10分加熱する。途中で一度取り出して全体を混ぜる。

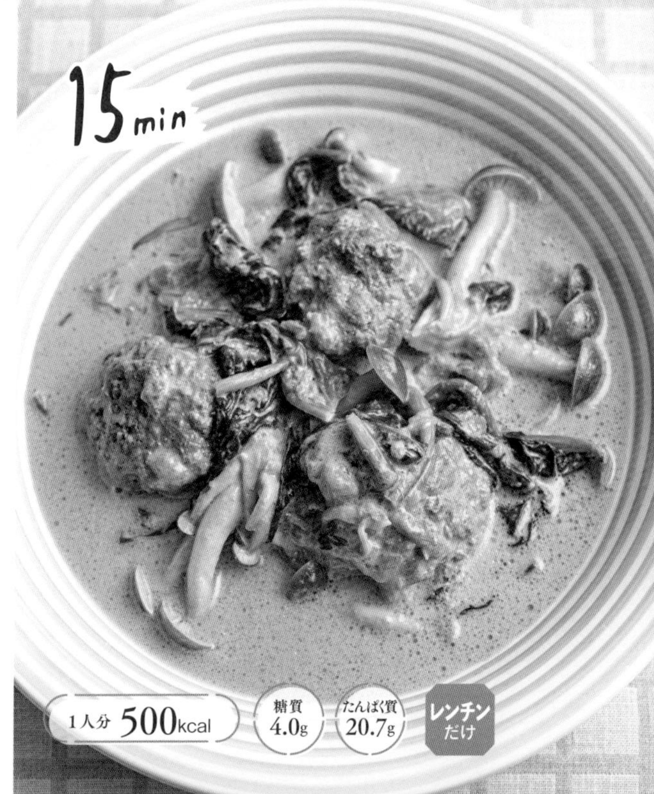
15min
1人分 500kcal
糖質 4.0g
たんぱく質 20.7g
レンチンだけ

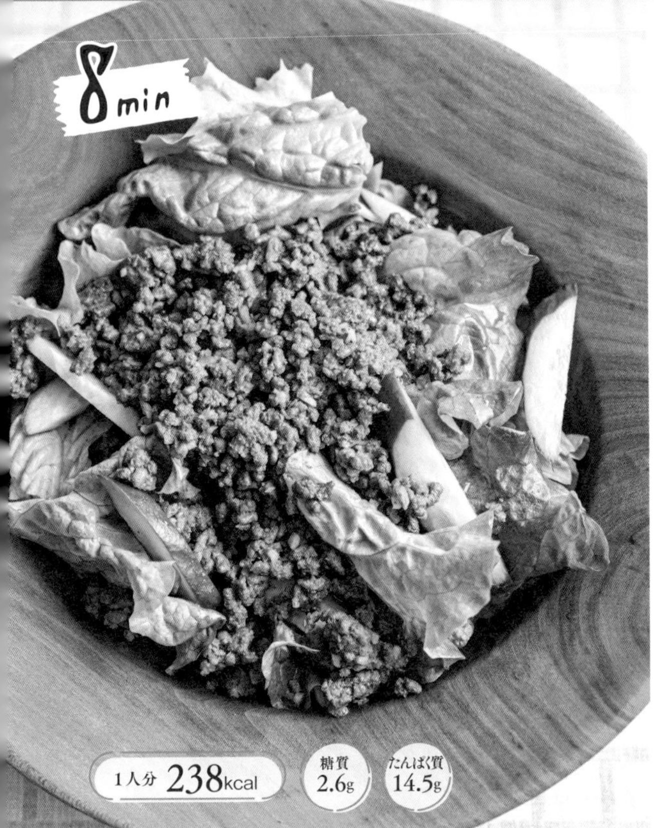
8min
1人分 238kcal
糖質 2.6g
たんぱく質 14.5g

野菜がいくらでも食べられる!

サニーレタスのひき肉ドレッシング

材料（2人分）

合びき肉…150g
にんにく…1かけ
サニーレタス…4枚(60g)
きゅうり…½本
サラダ油…大さじ½
A しょうゆ…大さじ1
　酢…大さじ1

作り方

1 にんにくはみじん切りにし、サニーレタスは食べやすくちぎって水にさらす。きゅうりは縦半分に切って5mm幅の斜め切りにする。
2 フライパンにサラダ油、にんにくを入れて弱火にかける。香りが出たらひき肉を入れて中火で炒め、色が変わってポロポロになったらAを加えてさっと混ぜる。
3 器にサニーレタス、きゅうりを盛り、2を汁ごとかける。

ひき肉を肉のかたまりのように仕上げるのがポイント

ひき肉とキャベツの回鍋肉

材料（2人分）

合びき肉…200g
塩・こしょう…各少々
キャベツ…200g
ピーマン…2個
A 酒…大さじ1
　みそ…小さじ2
　ラカントS…大さじ½
　しょうゆ…小さじ1
　豆板醤…小さじ⅓
　おろしにんにく…少々
サラダ油…大さじ½

作り方

1 ひき肉は塩、こしょうをふってさっと混ぜる。キャベツは4～5cm角のざく切りにし、ピーマンは一口大の乱切りにする。Aは合わせておく。
2 フライパンにサラダ油を中火で熱し、ひき肉を大きめのかたまりになるように焼きつけながら炒める。火が通ったら一度取り出す。
3 2のフライパンをさっと拭いて、キャベツ、ピーマンを入れて炒める。しんなりしたら2を戻し入れ、Aを加えてさっとからめる。

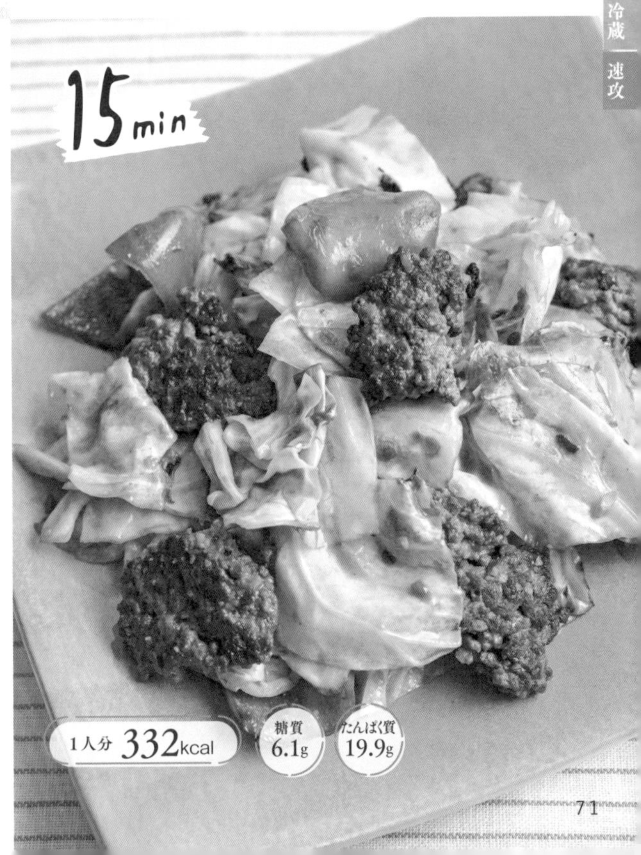
15min
1人分 332kcal
糖質 6.1g
たんぱく質 19.9g

Column 1

糖質オフの主食のこと

糖質オフの食事では、ごはん、パン、麺類などの主食は基本的にNGですが、どうしても食べたい日があるのも正直なところ。そんなときにおすすめな、主食の選び方を紹介します。

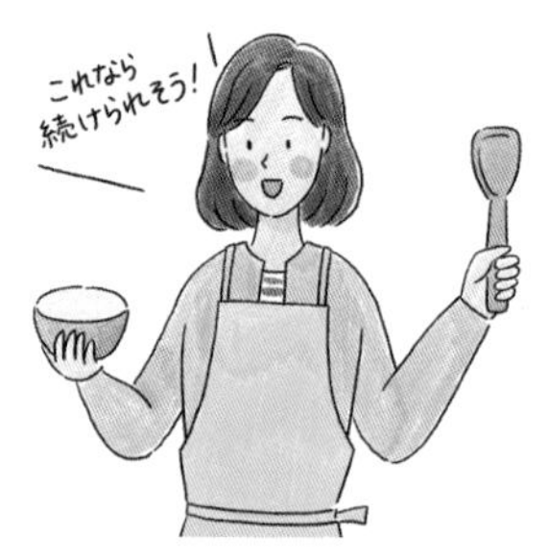

ごはんの代わりに

カリフラワーごはん＆おからごはん

パラッと軽いカリフラワーごはんは、チャーハンなどにしてもおいしく、
食物繊維が豊富なおからごはんは便秘予防にも効果的！その日の気分でチョイスして。

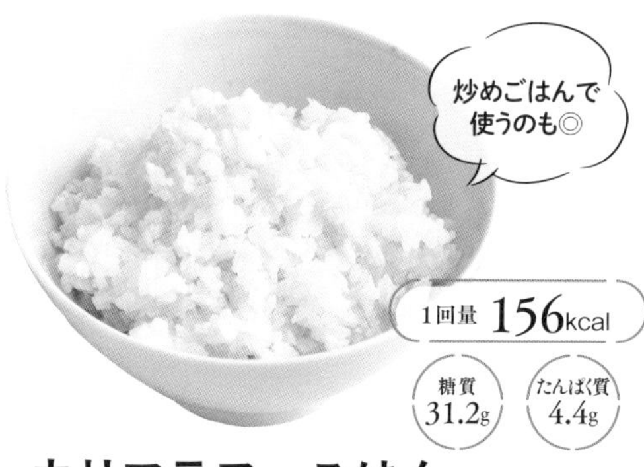

炒めごはんで使うのも◎

1回量 156kcal

糖質 31.2g　たんぱく質 4.4g

カリフラワーごはん

作り方（1回量）

カリフラワーの房を包丁でそぎ落としてパラパラにし、80gを耐熱ボウルに入れる。ラップをして電子レンジで2分加熱し、ごはん80gと混ぜる。

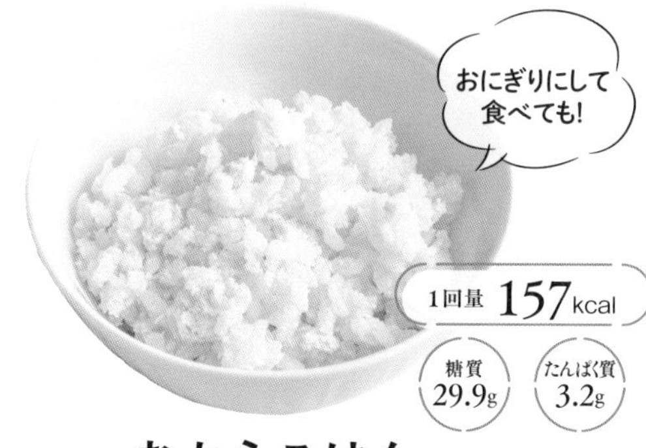

おにぎりにして食べても！

1回量 157kcal

糖質 29.9g　たんぱく質 3.2g

おからごはん

作り方（1回量）

生おから20gを耐熱ボウルに入れ、ラップをせずに電子レンジで1分加熱する。ボウルの内側についた水滴を拭き取り、ごはん80gと混ぜる。

パンの代わりに

糖質オフ中もパンが食べたい人に

ブランパン

糖質オフ中でもパンが食べたいときは、ブランパンなどの低糖質パンがおすすめ。

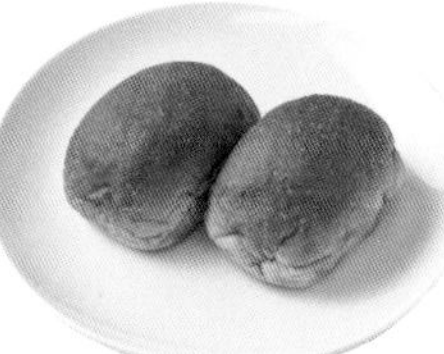

高野豆腐、油揚げ

しっかり糖質オフしている人は、戻した高野豆腐や油揚げをパンの代わりに使うのが安心。

麺の代わりに

とにかくヘルシーだから安心

糖質ゼロの麺

おからやこんにゃくなどが原料の、糖質ゼロの麺が安心。丸麺、平麺などのバリエーションもある。

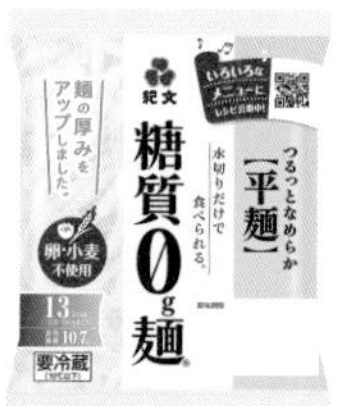

しらたき

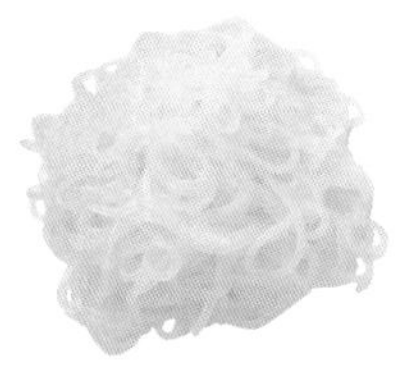

スーパーでも手に入りやすく、値段も手頃なしらたき。使うときはさっと湯通しを。

Part 2

糖質オフの魚介の作りおき＆速攻レシピ

コレステロールや中性脂肪を下げるEPAやDHAなどが豊富に含まれている魚介類。低糖質、高たんぱくなものが多いので、積極的に取り入れて。

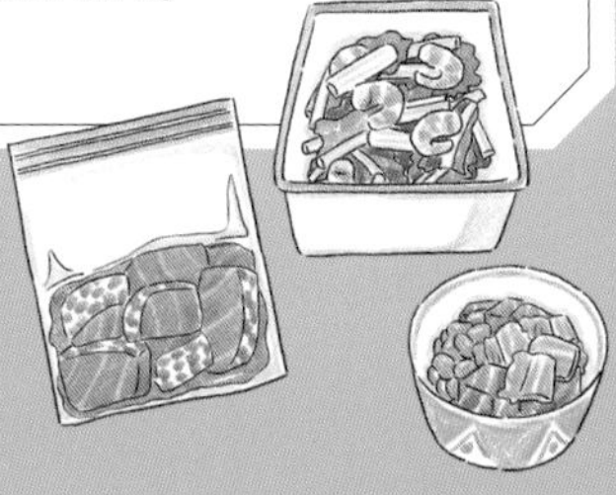

糖質オフでやせる！

作りおき&速攻おかずで帰ってから15分でできる時短献立④

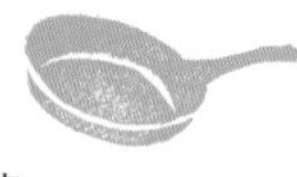

帰ってから作る2品の速攻おかずは、レンチンだけで作れる蒸しさばと、火が通りやすいもやしとにらを使ったチャンプルー！手軽だから、作りおきが少ない日におすすめ。オイスターソースの旨味がおいしいチンゲン菜のおひたしを添えれば、中華風の献立が完成です。

主菜

速攻おかず　蒸しさばの中華ねぎダレ（P83）

前日まで

準備なしでOK

帰ってから

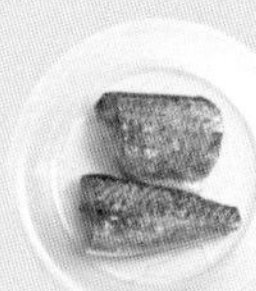

切る
さばは半分に切り、下味をつける。水菜は4cm長さに切る。

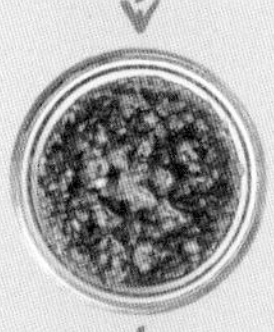

タレを作る
長ねぎ、しょうがはみじん切りにし、調味料と混ぜてタレを作る。

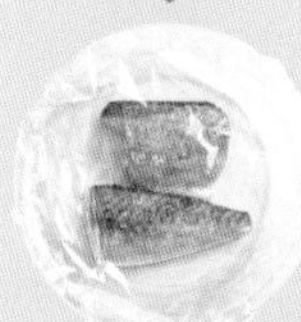

レンチンする
耐熱皿にさばと酒を入れ、ラップをして電子レンジで加熱し、タレをかけ、水菜を添える。

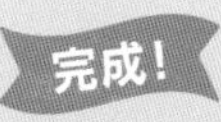

cooking time 8min

副菜1

冷蔵作りおき　チンゲン菜の中華風お浸し（P147）

前日まで

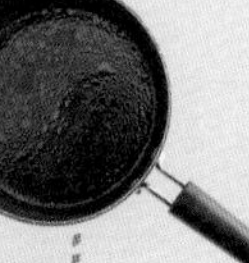

煮汁を合わせる
合わせた煮汁を煮立てる。

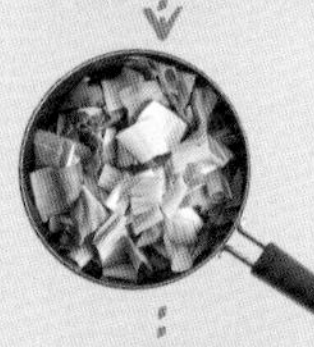

鍋に加える
3cm幅に切ったチンゲン菜を加える。

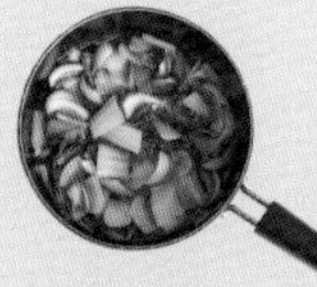

煮る
弱火でさっと煮る。

帰ってから

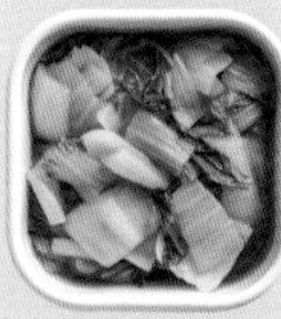

温める
電子レンジで温める。

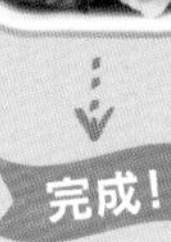

cooking time 3min

献立MEMO

速攻2品はレンチンと炒め物で！

副菜を炒めている間に主菜はレンチン調理だから、短い間に2品完成できる献立です。作りおきおかずは温めるだけでOK！

副菜2

速攻おかず　ツナともやしのチャンプルー（P133）

前日まで

準備なしでOK

帰ってから

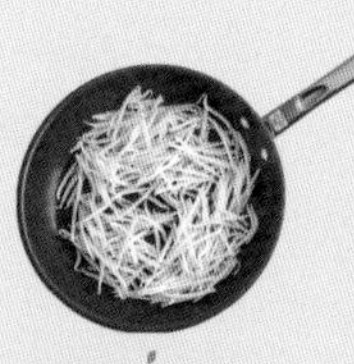

炒める
もやしはひげ根を取り、しんなりするまで炒める。

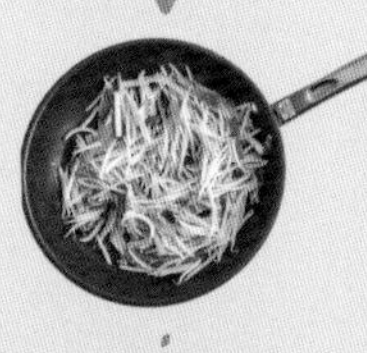

調味する
ツナ、5cm長さに切ったにらを加えて炒め、調味する。

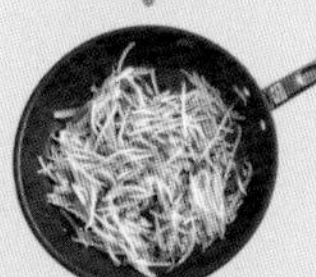

卵でとじる
溶き卵を加えてさっと炒め、かつお節をまぶす。

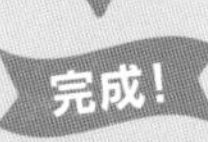

cooking time 10min

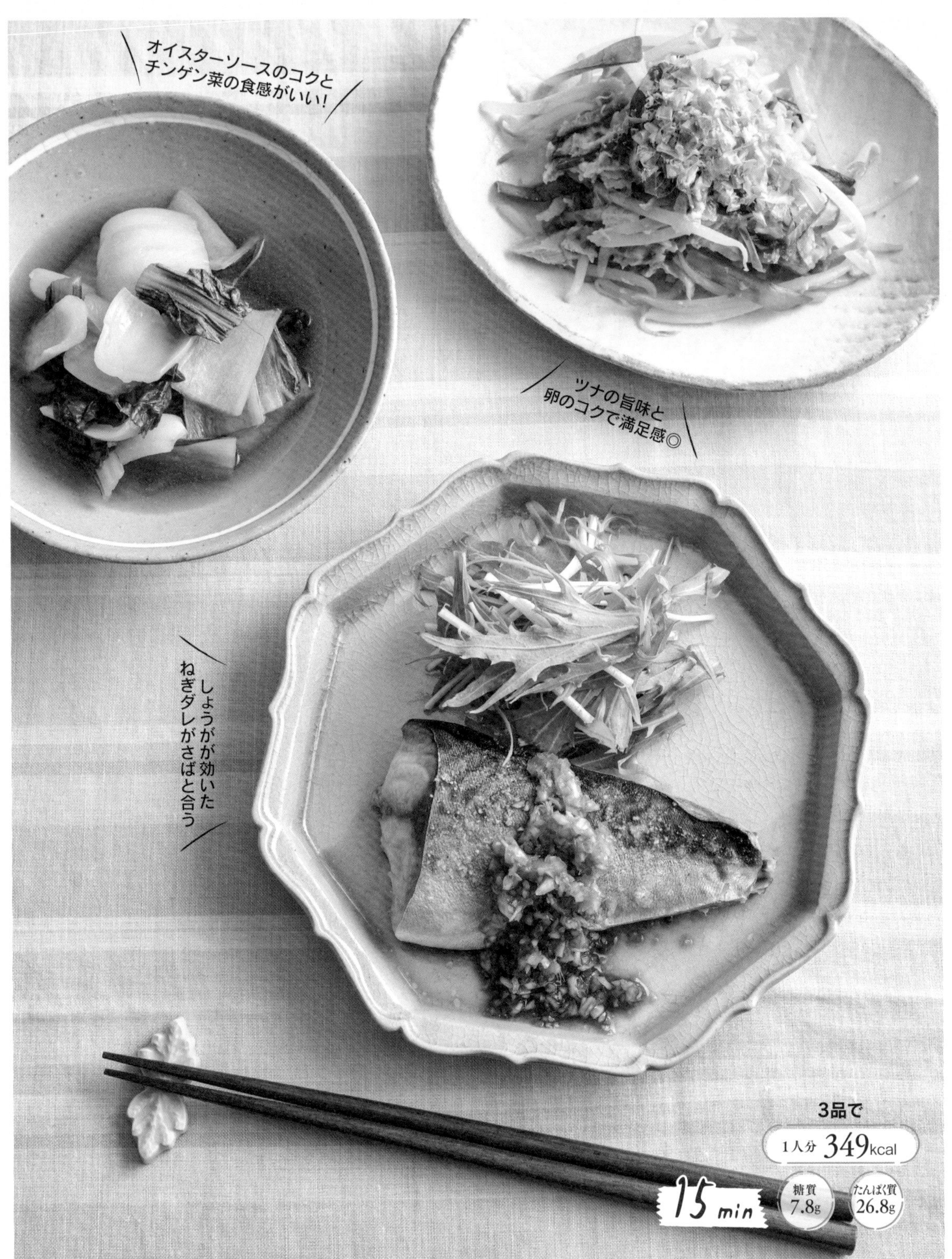
オイスターソースのコクと
チンゲン菜の食感がいい！
ツナの旨味と
卵のコクで満足感◎
しょうがが効いた
ねぎダレがさばと合う
3品で
1人分 349kcal
15 min
糖質 7.8g
たんぱく質 26.8g

全量 414kcal
糖質 7.7g　たんぱく質 58.1g

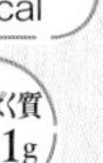

漬けダレを使って食べるときに野菜と炒めても◎

みそ漬け

材料（2人分）

生鮭（切り身）…2切れ

A
- みそ…大さじ2
- 酒…大さじ1と½
- ラカントS…大さじ1と½
- おろししょうが…小さじ1

作り方

1 冷凍用保存袋にAを混ぜ合わせ、鮭を入れてからめる。

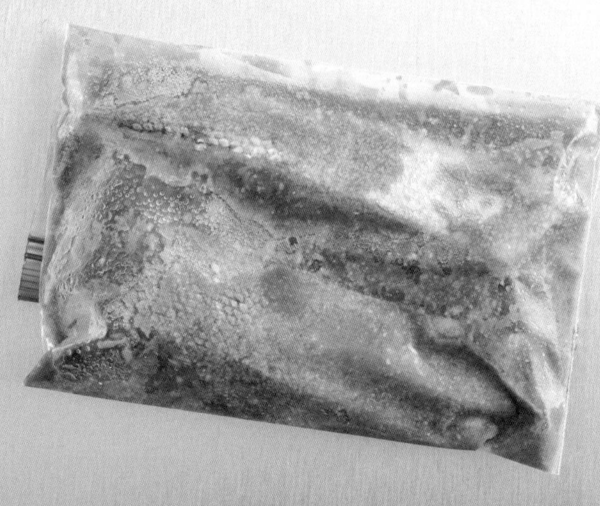

冷凍HOW TO ▶▶▶

袋の空気を抜いて平らにならし、口を閉じて冷凍する。

解凍法 ▶▶▶

解凍 →当日の朝冷蔵庫に移すor電子レンジの解凍モードで加熱。

半解凍 →電子レンジで30秒ほど加熱（袋から中身が取り出せればOK）。

全量 405kcal
糖質 2.9g　たんぱく質 55g

ピリ辛漬けでいつもの焼き鮭もマンネリ防止！

ピリ辛しょうゆ漬け

材料（2人分）

生鮭（切り身）…2切れ

A
- 酒…大さじ1
- しょうゆ…大さじ1
- ラカントS…小さじ2
- ごま油…大さじ½
- 豆板醤…小さじ¼
- 塩…少々

作り方

1 鮭は一口大のそぎ切りにする。

2 冷凍用保存袋にAを混ぜ合わせ、1を入れて揉み込む。

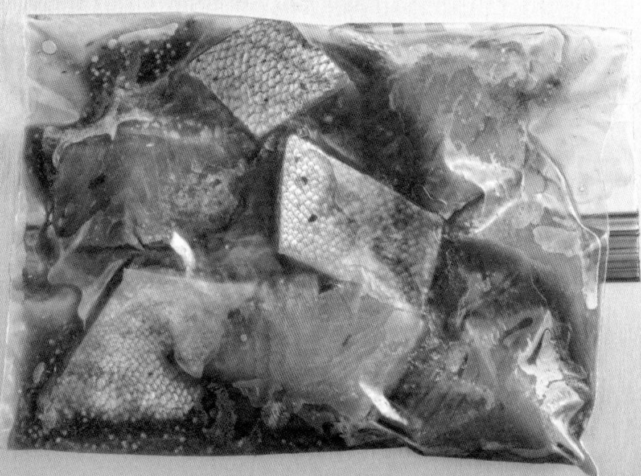

冷凍HOW TO ▶▶▶

袋の空気を抜いて平らにならし、口を閉じて冷凍する。

解凍法 ▶▶▶

解凍 →当日の朝冷蔵庫に移すor電子レンジの解凍モードで加熱。

半解凍 →電子レンジで30秒ほど加熱（袋から中身が取り出せればOK）。

Arrange 1 ちゃんちゃん焼き風

材料と作り方（2人分） 半解凍して調理

1 もやし½袋はひげ根を取る。キャベツ150gは4～5cm角に切る。にら¼袋（25g）は5cm長さに切る。
2 フライパンに半解凍したみそ漬け全量、水¼カップを入れて蓋をし、中火にかける。沸騰したら弱火にし、7～8分蒸し焼きにする。
3 2が解凍されたらもやし、キャベツを加えてさらに3～4分蒸し焼きにし、にら、バター10g、しょうゆ小さじ2を加えてさっと混ぜる。

1人分 276kcal　糖質 7.9g　たんぱく質 31.6g

野菜もモリモリ進む！

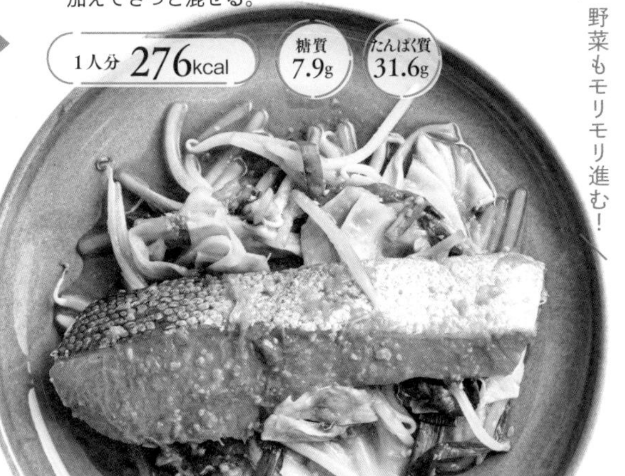

朝食に並べたい！

1人分 216kcal　糖質 5.4g　たんぱく質 29.4g

Arrange 2 鮭のみそ焼き

材料と作り方（2人分） 解凍して調理

1 みそ漬け全量は解凍する。長ねぎ½本は4cm長さのぶつ切りにする。
2 魚焼きグリルに1を並べ、時々漬けダレをかけながら、火が通るまで中火で8～10分焼く。

Arrange 1 ピリ辛しょうゆ焼き

材料と作り方（2人分） 解凍して調理

1 魚焼きグリルに解凍したピリ辛しょうゆ漬け全量を並べて、時々漬けダレをかけながら中火で4～5分焼く。
2 器に1を盛り、青じそ4枚、大根おろし適量を添える。

1人分 206kcal　糖質 1.9g　たんぱく質 27.6g

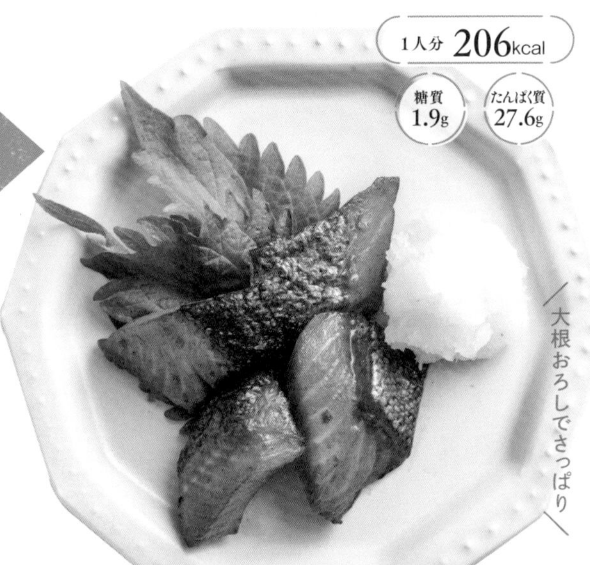

大根おろしでさっぱり

1人分 230kcal　糖質 2.6g　たんぱく質 31.3g

辛味が野菜によくからむ

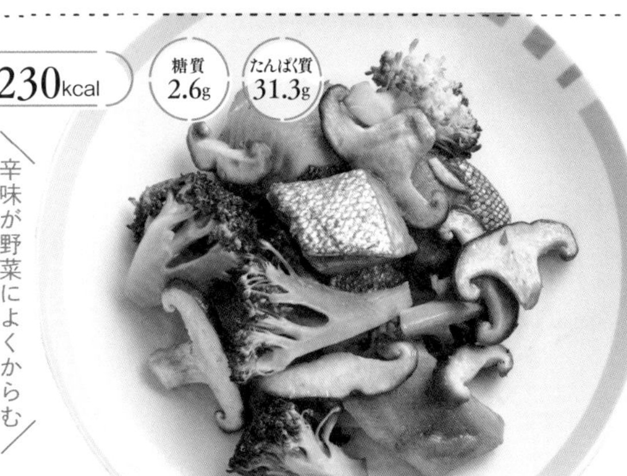

Arrange 2 ブロッコリーとしいたけのピリ辛しょうゆ炒め

材料と作り方（2人分） 半解凍して調理

1 ブロッコリー120gは小房に分け、しいたけ4枚は5mm幅の薄切りにする。
2 フライパンに半解凍したピリ辛しょうゆ漬け全量、水大さじ1、ブロッコリーを入れて蓋をし、弱火にかける。時々混ぜながら7～8分加熱し、ほぐれてきたら中火にしてしいたけを加えて1～2分炒める。

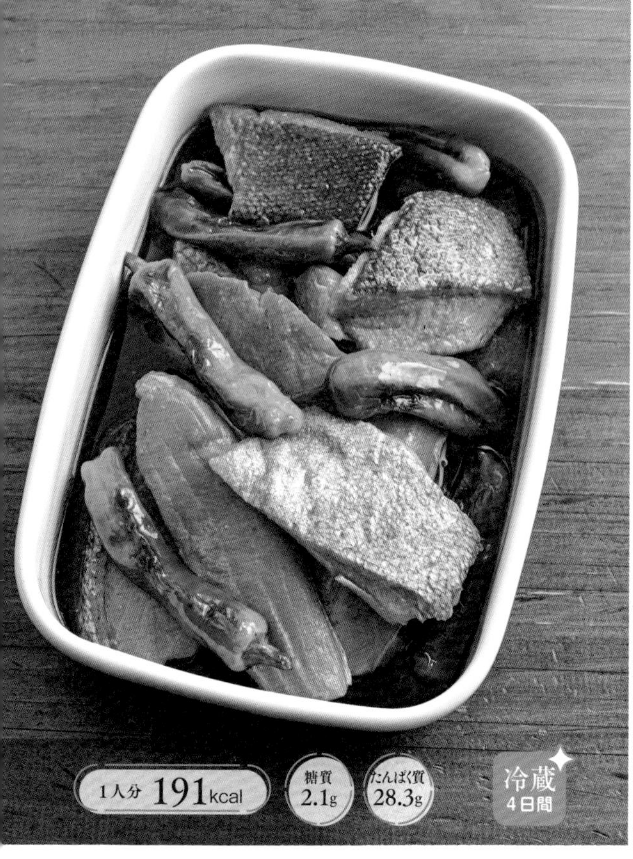
1人分 191kcal
糖質 2.1g
たんぱく質 28.3g
冷蔵 4日間

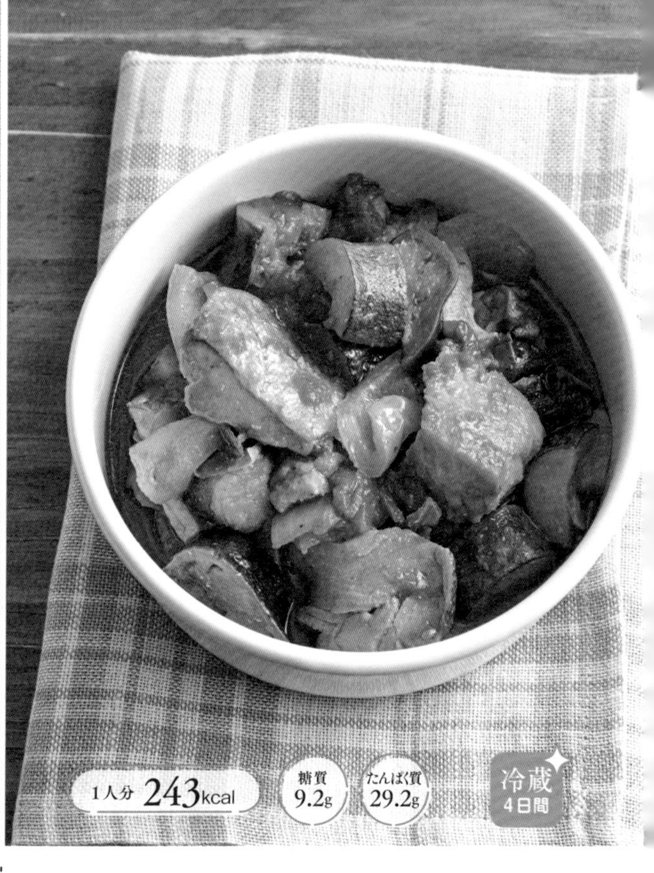
1人分 243kcal
糖質 9.2g
たんぱく質 29.2g
冷蔵 4日間

さっぱり漬け汁がよく染みておいしい！

鮭としし唐の焼き漬け

材料（4人分）

生鮭（切り身）…4切れ
塩…少々
しし唐辛子…1パック
サラダ油…大さじ½

A
だし汁…½カップ
しょうゆ…大さじ3
酢…大さじ1
ラカントS…大さじ1と½

作り方

1 鮭は半分にそぎ切りにして塩をふる。バットにAを混ぜ合わせておく。

2 フライパンにサラダ油を中火で熱し、鮭、しし唐辛子を焼く。火が通ったらAのバットに入れてからめ、30分以上漬け込む。

代わりの食材

鮭の代わりに鶏肉や手羽先、ぶりやたらなども。
しし唐辛子の代わりはピーマンやパプリカ、なす、かぶ、ズッキーニ、きのこなどもおすすめ。

野菜もたっぷり食べられて栄養バッチリ！

鮭入りラタトゥイユ

材料（4人分）

生鮭（切り身）…4切れ
塩・こしょう…各少々
なす…2本
ズッキーニ…1本
玉ねぎ…½個
黄パプリカ…1個
ホールトマト缶…1缶
オリーブ油…大さじ1
にんにく（つぶす）…1かけ分

A
水…½カップ
ローリエ…1枚
洋風スープの素…小さじ½
塩…小さじ½
ラカントS…小さじ½
こしょう…少々

塩・こしょう…各少々

作り方

1 鮭は一口大に切って塩、こしょうをふる。なす、ズッキーニは2cm厚さの半月切りにする。玉ねぎ、パプリカは2cm角に切る。トマト缶の中身は潰しておく。

2 鍋に半量のオリーブ油を中火で熱し、鮭を焼く。両面に焼き目がついたら取り出す。

3 空いた鍋をさっと拭いて、残りのオリーブ油を中火で熱し、にんにく、野菜を炒める。油がまわってしんなりしたら2を戻し入れ、トマト缶、Aを加えて、15分ほど煮る。塩、こしょうで味をととのえる。

低糖質のナッツをソースにして食感を楽しんで

鮭のソテー　ナッツソース

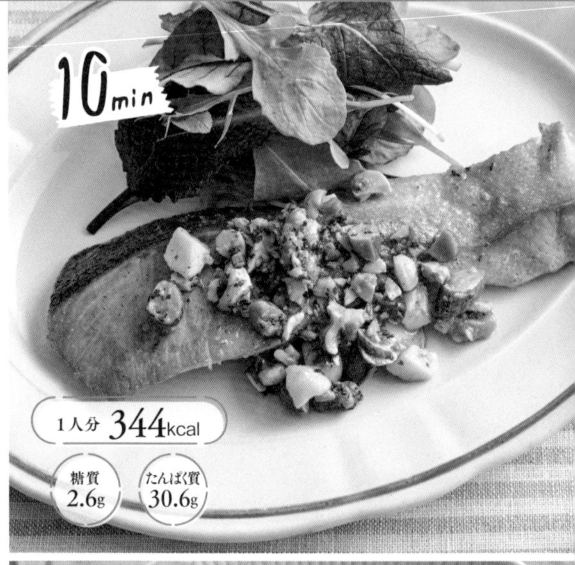
10min
1人分 344kcal
糖質 2.6g
たんぱく質 30.6g

材料（2人分）

生鮭（切り身）…2切れ
塩…小さじ¼
こしょう…少々
ミックスナッツ…30g
オリーブ油…小さじ1
バター…20g
にんにく（みじん切り）…½かけ分
A パセリ（みじん切り）…大さじ½
　レモン汁…小さじ1
　塩…小さじ¼
　こしょう…少々
ベビーリーフ…適量

作り方

1 鮭は塩、こしょうをふる。ミックスナッツは粗く刻む。
2 フライパンにオリーブ油を中火で熱し、鮭を焼く。焼き目がついたら裏返し、弱火にして2～3分焼く。火が通ったら器に盛る。
3 空いたフライパンをさっと拭いてバターを熱し、にんにくを炒める。香りが出たらミックスナッツを加えて炒め、Aを加えてさっと混ぜる。2にかけてベビーリーフを添える。

満腹感を十分に感じられるこってり味の一品

鮭のチーズクリーム煮

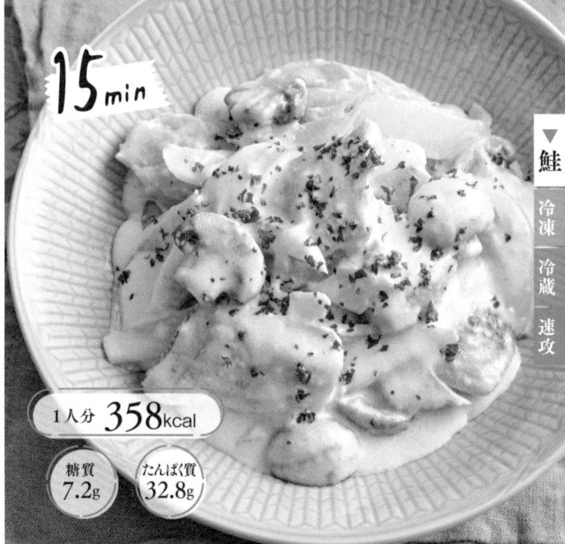
15min
1人分 358kcal
糖質 7.2g
たんぱく質 32.8g

材料（2人分）

生鮭（切り身）…2切れ
塩・こしょう…各少々
オリーブ油…大さじ½
玉ねぎ（くし形切り）…½個分
マッシュルーム（半分に切る）…5個分
牛乳…¾カップ
A クリームチーズ…60g
　塩…少々
パセリ（みじん切り）…適量

作り方

1 鮭は一口大のそぎ切りにして、塩、こしょうをふる。
2 フライパンにオリーブ油を中火で熱し、1、玉ねぎを炒める。しんなりしたらマッシュルームを加えてさっと炒め、牛乳を加える。蓋をして弱火にし、3～4分煮る。
3 2に火が通ったらAを加えて溶かし、器に盛り、パセリを散らす。

おつまみにもおすすめ！さっぱりと食べられる

鮭とオクラのみぞれ和え

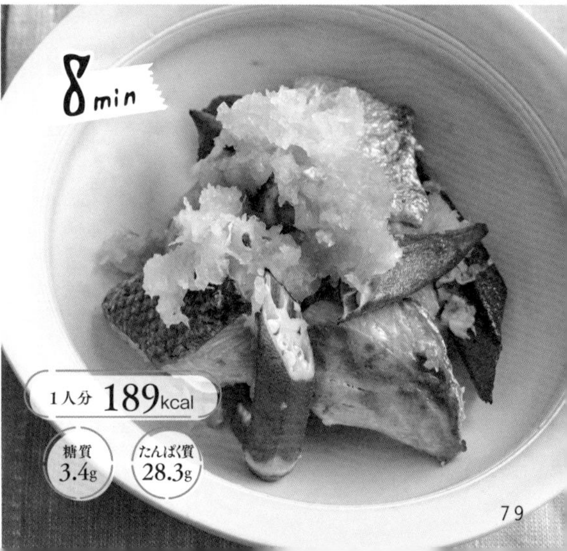
8min
1人分 189kcal
糖質 3.4g
たんぱく質 28.3g

材料（2人分）

生鮭（切り身）…2切れ
塩・こしょう…各少々
オクラ…8本
大根おろし…150g
しょうゆ…小さじ2

作り方

1 鮭は一口大のそぎ切りにして、塩、こしょうをふる。オクラは斜め半分に切る。
2 魚焼きグリルを中火で熱し、1を入れて4～5分焼き、火が通ったらボウルに入れる。水けをきった大根おろし、しょうゆを加えて和える。

全量 342kcal
糖質 3.2g　たんぱく質 27.3g

カレー風味だから子どももパクパク食べられる

スパイシー漬け

材料（2人分）

さば…½尾

A
- 酒…大さじ1
- しょうゆ…大さじ1
- カレー粉…小さじ½

作り方

1 さばは半分に切る。

2 冷凍用保存袋にAを混ぜ合わせ、1を加えてからめる。

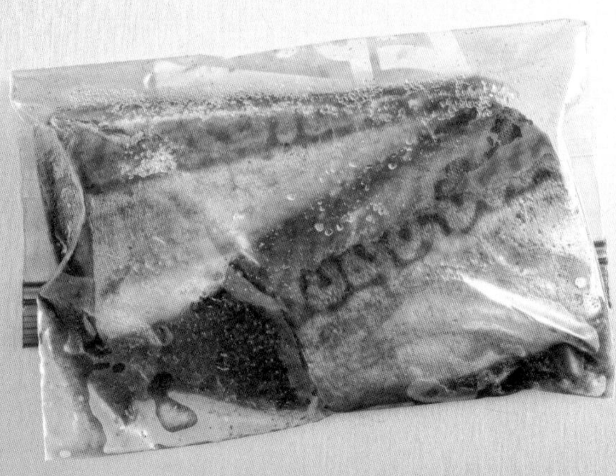

冷凍HOW TO ▶▶▶

袋の空気を抜いて平らにならし、口を閉じて冷凍する。

解凍法 ▶▶▶

解凍 →当日の朝冷蔵庫に移すor電子レンジの解凍モードで加熱。

半解凍 →電子レンジで30秒ほど加熱（袋から中身が取り出せればOK）。

全量 398kcal
糖質 7.3g　たんぱく質 29.5g

濃厚なみそ味としょうがの風味で、満足感バッチリ

しょうがみそ漬け

材料（2人分）

さば…½尾

しょうが…1かけ

A
- 酒…大さじ2
- みそ…大さじ1と½
- ラカントS…大さじ1
- しょうゆ…小さじ½

作り方

1 さばは半分に切る。しょうがはせん切りにする。

2 冷凍用保存袋にAを混ぜ合わせ、1を加えてからめる。

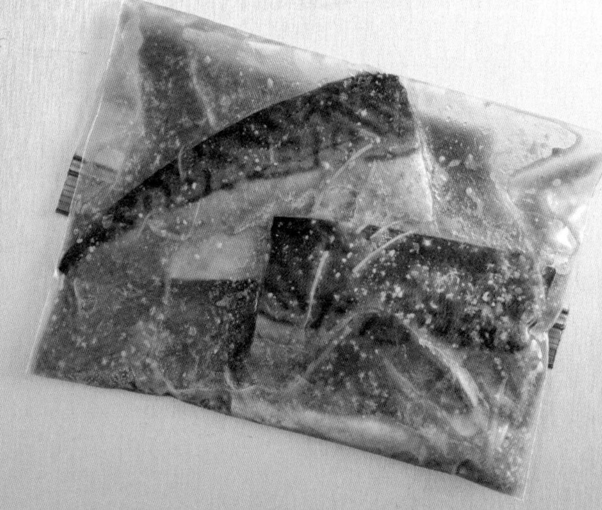

冷凍HOW TO ▶▶▶

袋の空気を抜いて平らにならし、口を閉じて冷凍する。

解凍法 ▶▶▶

解凍 →当日の朝冷蔵庫に移すor電子レンジの解凍モードで加熱。

半解凍 →電子レンジで30秒ほど加熱（袋から中身が取り出せればOK）。

1年中出回っているさばは比較的安価なうえ、DHAやEPAなどの良質な油脂も豊富なので、積極的にとりたい食材。
鮮度の落ちるスピードが速いので、買ってきたらすぐの冷凍保存がおすすめ。

Arrange 1

さばのスパイシー焼き

材料と作り方（2人分） 解凍して調理

1 スパイシー漬け全量は解凍する。エリンギ1パックは縦4等分に裂く。
2 皮目を上にしたさば、エリンギを魚焼きグリルに並べ、時々漬けダレをかけながら中火で5～6分焼く。
3 器に盛り、パクチー適量を添える。

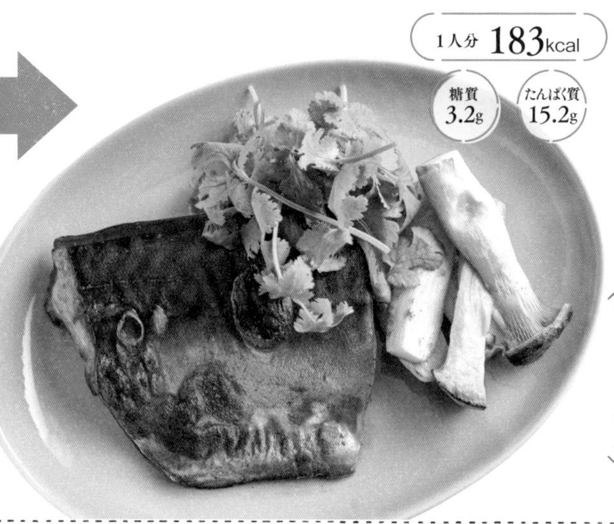
1人分 183kcal
糖質 3.2g
たんぱく質 15.2g

パクチーを添えて

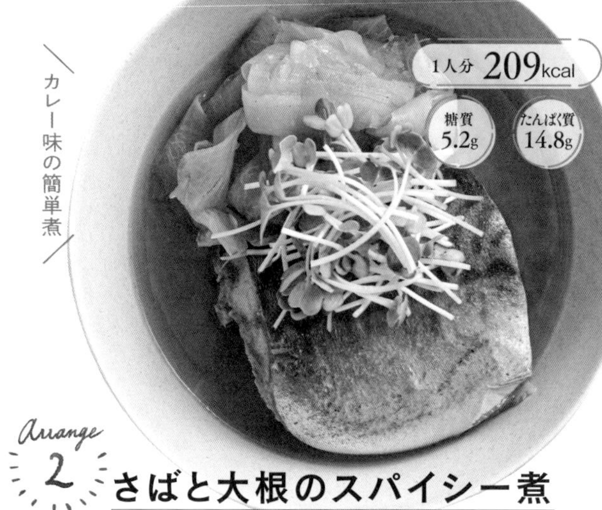
1人分 209kcal
糖質 5.2g
たんぱく質 14.8g

カレー味の簡単煮

Arrange 2

さばと大根のスパイシー煮

材料と作り方（2人分） 半解凍して調理

1 大根150gはピーラーで薄切りにする。貝割れ菜適量は根元を落とし、長さを半分に切る。
2 小さいフライパンに半解凍したスパイシー漬け全量、水1カップ、酒大さじ2、しょうゆ大さじ½を入れ、蓋をして中火にかける。沸騰したら弱火にし、7～8分煮て大根を加え、さらに3～4分しんなりするまで煮る。
3 器に盛り、貝割れ菜をのせる。

Arrange 1

さばのみそ煮

材料と作り方（2人分） 半解凍して調理

1 小さいフライパンに水¼カップ、酒大さじ2を沸かし、半解凍したしょうがみそ漬け全量を入れて蓋をする。弱火にかけて7～8分煮て、しし唐辛子6本を加え、さらに3～4分煮る。

さばの定番メニュー

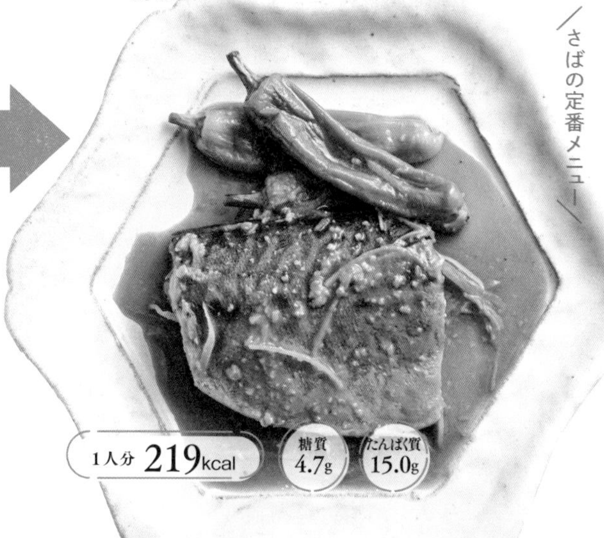
1人分 219kcal
糖質 4.7g
たんぱく質 15.0g

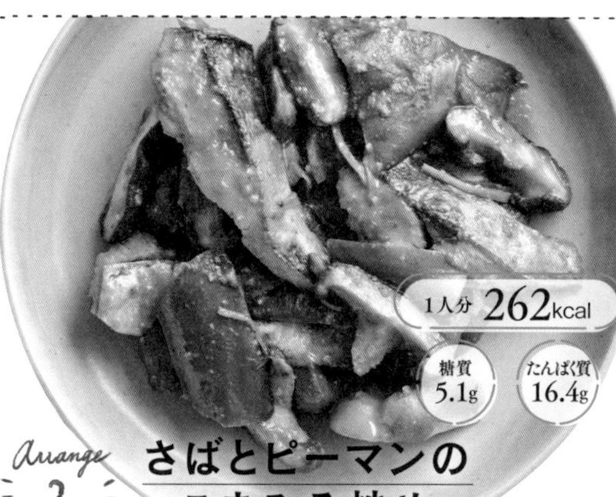
1人分 262kcal
糖質 5.1g
たんぱく質 16.4g

ごまみそで濃厚！

Arrange 2

さばとピーマンのごまみそ炒め

材料と作り方（2人分） 解凍して調理

1 しょうがみそ漬け全量は解凍して2cm幅に切る。ピーマン3個は乱切りにし、しいたけ3枚は1cm幅に切る。
2 フライパンにサラダ油小さじ1を中火で熱し、さばを焼く。焼き色がついたら裏返し、火が通るまで2分ほど焼いたら一度取り出す。
3 空いたフライパンをさっと拭いてサラダ油小さじ1を中火で熱し、ピーマン、しいたけを炒める。しんなりしたら2を戻し入れ、残った漬けダレと白すりごま大さじ½を加えてさっとからめる。

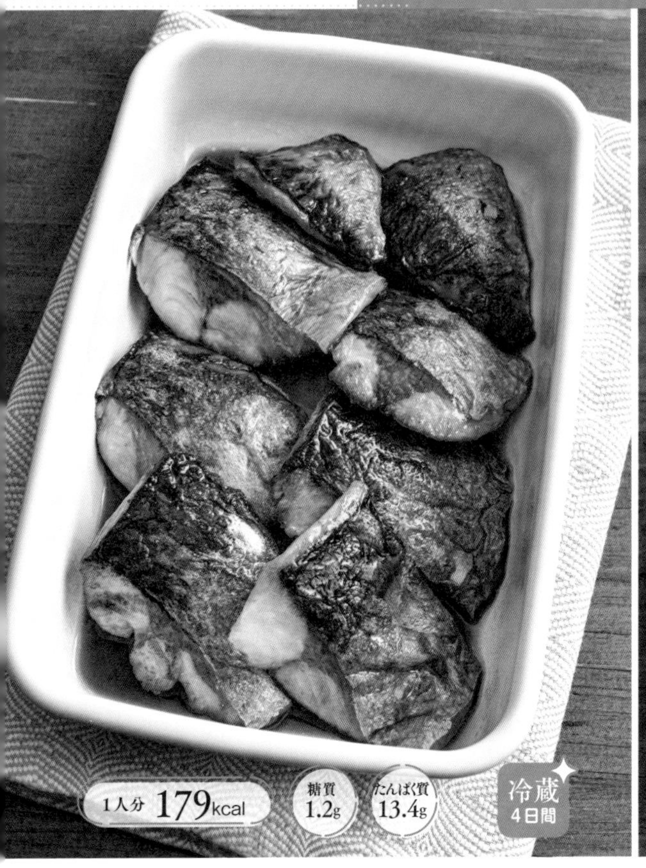
1人分 179kcal
糖質 1.2g
たんぱく質 13.4g
冷蔵 4日間

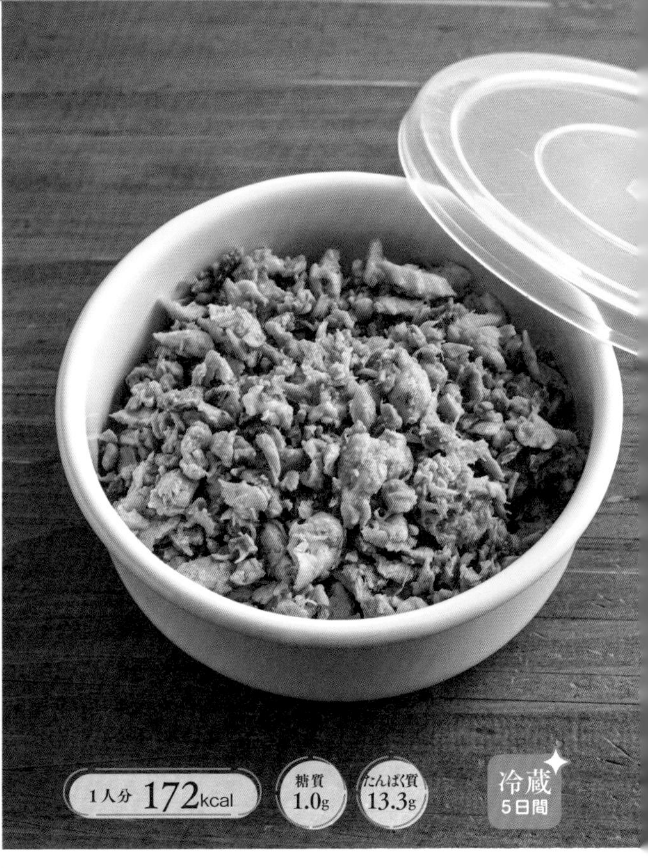
1人分 172kcal
糖質 1.0g
たんぱく質 13.3g
冷蔵 5日間

甘辛味で子どもから大人まで大人気！

さばの蒲焼き

材料（4人分）

さば…1尾
サラダ油…大さじ½

A
しょうゆ…大さじ1と½
酒…大さじ1と½
ラカントS…大さじ1

作り方

1 さばは8等分のそぎ切りにする。Aは合わせておく。
2 フライパンにサラダ油を中火で熱し、さばを皮目を下にして入れて焼く。焼き目がついたら裏返し、火が通るまで弱火で3〜4分蒸し焼きにする。Aを回し入れてさっとからめる。

調理のPoint

最初にさばを香ばしく焼きつけてから、タレを加えることで、小麦粉をまぶさなくても、焼き目にタレがなじみやすくなります。小麦粉をまぶす手間も、糖質もカットできます。

サラダのトッピングや丼にしても

さばそぼろ

材料（4人分）

さば…1尾(250g)
しょうが…1かけ
サラダ油…小さじ1

A
しょうゆ…大さじ1
酒…大さじ1
ラカントS…大さじ1

作り方

1 さばは身をスプーンなどでこそげ取る。しょうがはみじん切りにする。
2 フライパンにサラダ油を中火で熱し、1を炒める。ポロポロになったらAを加え、汁けがなくなるまでからめる。

調理のPoint

さばは骨の周りにもたっぷり身がついているので、小骨が入らないように丁寧に取って。缶詰でも作れますが、塩分が入っているので調味料は控えめに。フライパンでほぐしながら炒めて。

香ばしいナッツとレモンの相性が◎

さばのナッツグリル

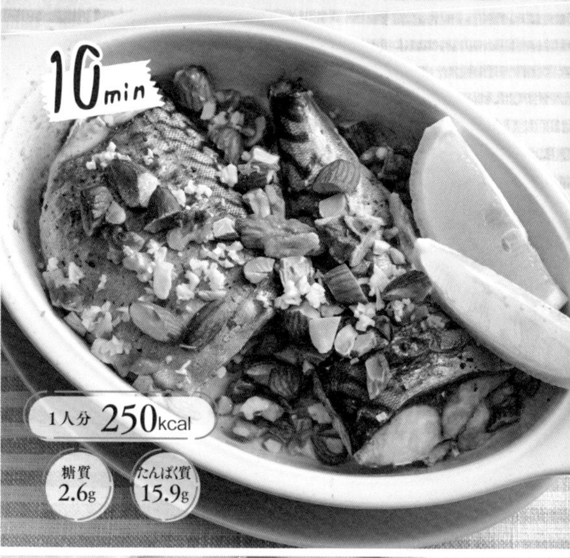
10min
1人分 250kcal
糖質 2.6g
たんぱく質 15.9g

材料（2人分）

さば…½尾
塩…小さじ¼
粗びき黒こしょう…少々
A ミックスナッツ…大さじ3（25g）
　にんにく（みじん切り）…1かけ分
オリーブ油…小さじ1
レモン（くし形切り）…2切れ

作り方

1 さばは半分に切って塩、こしょうをふる。Aのミックスナッツは粗く刻む。
2 耐熱皿にさばを皮目を上にして並べ、オリーブ油をかけ、オーブントースターで3～4分焼く。火が通ったらAを散らしてさらに1～2分焼く。器に盛り、レモンを添える。

レンチンでふっくら！中華風のタレをたっぷりかけて

蒸しさばの中華ねぎダレ

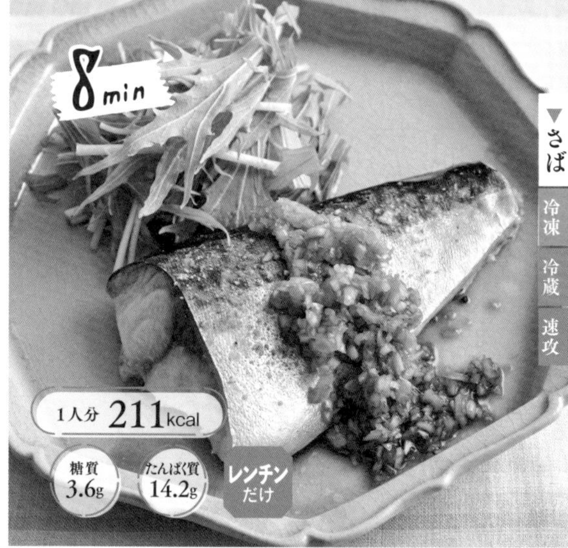
8min
1人分 211kcal
糖質 3.6g
たんぱく質 14.2g
レンチンだけ

材料（2人分）

さば…½尾
塩・こしょう…各少々
水菜…適量
長ねぎ…⅓本
しょうが…1かけ
A しょうゆ…大さじ1
　黒酢…大さじ1
　ごま油…大さじ½
酒…大さじ1

作り方

1 さばは半分に切って塩、こしょうをふる。水菜は3～4cm長さに切る。
2 長ねぎ、しょうがはみじん切りにし、Aと一緒に混ぜる。
3 耐熱皿にさばを並べて酒を回しかけ、ラップをして電子レンジで2～3分加熱する。火が通ったら器に盛り、2をかけて水菜を添える。

バターの風味がよく合う彩り煮込み

さばとかぶの塩バター煮

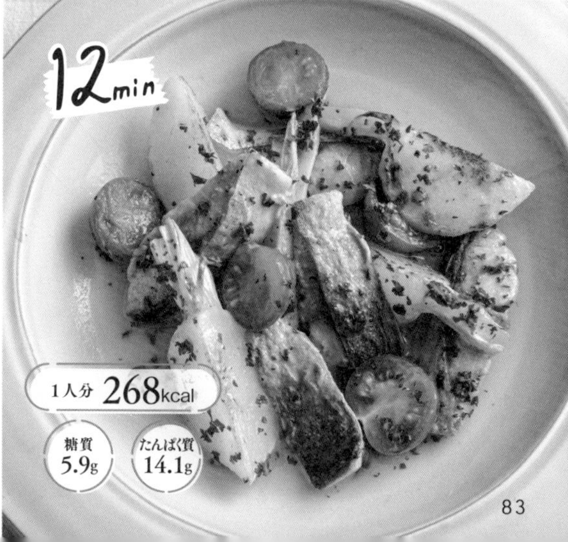
12min
1人分 268kcal
糖質 5.9g
たんぱく質 14.1g

材料（2人分）

さば…½尾
塩・こしょう…各少々
かぶ…2個
ミニトマト…5個
オリーブ油…大さじ½
塩・こしょう…各少々
A 水…½カップ
　白ワイン…¼カップ
　洋風スープの素…小さじ½
　塩・こしょう…各少々
B バター…10g
　パセリ（みじん切り）…大さじ1

作り方

1 さばは2cm幅のそぎ切りにして、塩、こしょうをふる。かぶは茎を3cmほど残して、6等分のくし形切りにする。ミニトマトは半分に切る。
2 フライパンにオリーブ油を中火で熱し、さばとかぶを焼く。焼き目がついたらAを加え、蓋をして4～5分蒸し煮にする。火が通ったらミニトマト、Bを加えてさっと煮たら、塩、こしょうで味をととのえる。

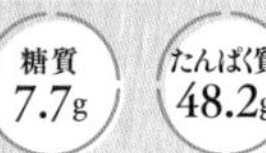

糖質 7.7g　たんぱく質 48.2g

淡白なたらはしっかり味がよく合う

オニオンドレッシングマリネ

材料（2人分）

たら（切り身）…2切れ

A
- おろし玉ねぎ…大さじ2
- オイスターソース…大さじ1
- 酒…大さじ1
- しょうゆ…大さじ½
- ごま油…大さじ½
- 酢…小さじ1
- ラカントS…小さじ½

作り方

1 たらは一口大のそぎ切りにする。

2 冷凍用保存袋にAを混ぜ合わせ、1を加えてからめる。

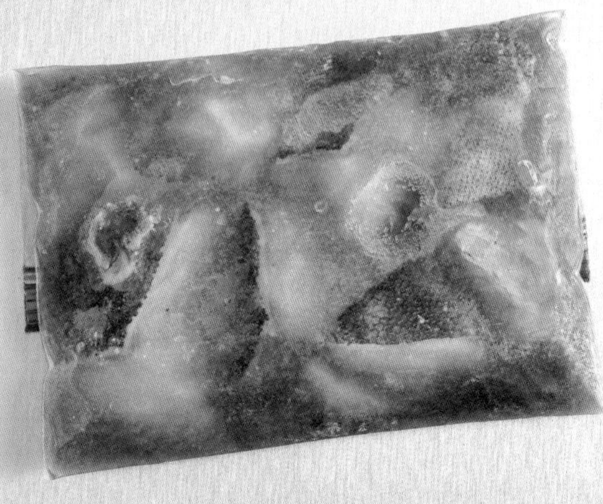

冷凍HOW TO ▶▶▶

袋の空気を抜いて平らにならし、口を閉じて冷凍する。

解凍法 ▶▶▶

半解凍→電子レンジで30秒ほど加熱（袋から中身が取り出せればOK）。

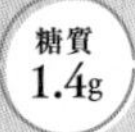

糖質 1.4g　たんぱく質 46.1g

風味も見た目もよくするバジル漬け

バジルオイル漬け

材料（2人分）

たら（切り身）…2切れ

A
- 白ワイン…大さじ1
- オリーブ油…大さじ1
- ドライバジル…小さじ½
- おろしにんにく…小さじ½
- 塩…小さじ⅓
- 粗びき黒こしょう…少々

作り方

1 冷凍用保存袋にAを混ぜ合わせ、たらを加えてからめる。

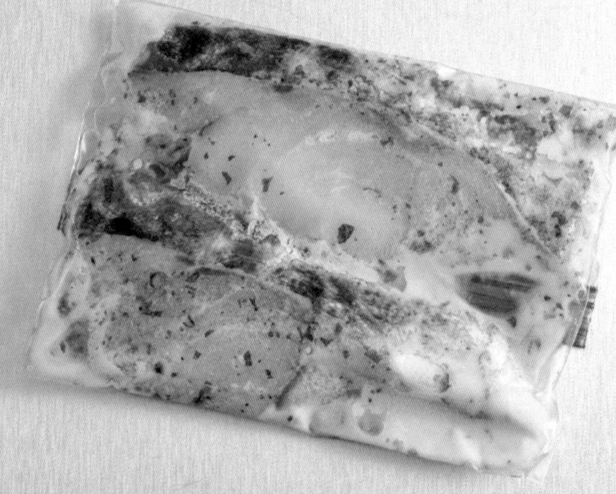

冷凍HOW TO ▶▶▶

袋の空気を抜いて平らにならし、口を閉じて冷凍する。

解凍法 ▶▶▶

半解凍→電子レンジで30秒ほど加熱（袋から中身が取り出せればOK）。

淡白な味のたらは下味冷凍がおすすめ！しっかり味をつけておくことで味がなじみ、よりおいしくいただけます。
加熱をしてもかたくならず、消化もいいので、胃腸に優しいものを食べたい時にもおすすめ。

Arrange 1

たらと豆苗のレンジ蒸し

材料と作り方（2人分） 半解凍して調理

1 豆苗1袋は半分に切る。
2 耐熱皿に半解凍したオニオンドレッシングマリネ全量を入れてラップをし、電子レンジで3〜4分加熱する。1、水分があるところに乾燥わかめ小さじ1をのせ、ラップをかけ、電子レンジでさらに2〜3分加熱する。

レンジで簡単！

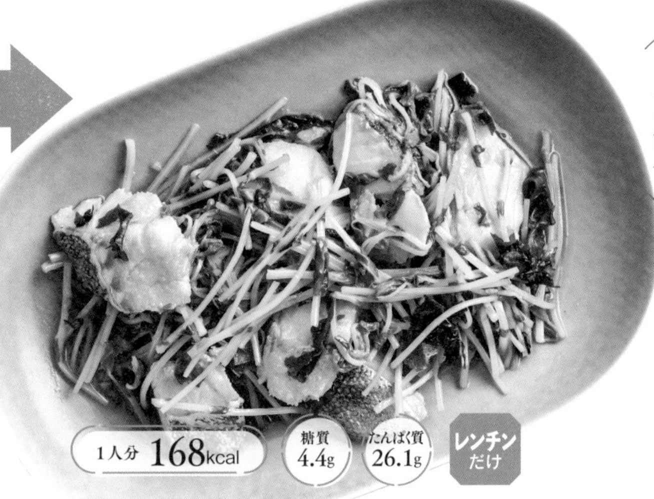

1人分 168kcal 糖質 4.4g たんぱく質 26.1g レンチンだけ

おろし玉ねぎの甘味が◎

1人分 170kcal 糖質 5.8g たんぱく質 24.9g

Arrange 2

たらのさっぱり煮

材料と作り方（2人分） 半解凍して調理

1 白菜200gはそぎ切りにする。
2 鍋に半解凍したオニオンドレッシングマリネ全量、1、水½カップを入れて蓋をし、中火にかける。沸騰したら弱火にして8〜10分煮る。

Arrange 1

ハーブバタームニエル

材料と作り方（2人分） 半解凍して調理

1 フライパンに半解凍したバジルオイル漬け全量、水大さじ2を入れて蓋をし、中火にかける。沸騰したら弱火にし、火が通るまで7〜8分蒸し焼きにする。
2 1にバター10gを加えてさっとからめ、器に盛り、ベビーリーフ適量を添える。

1人分 204kcal 糖質 1.0g たんぱく質 23.3g

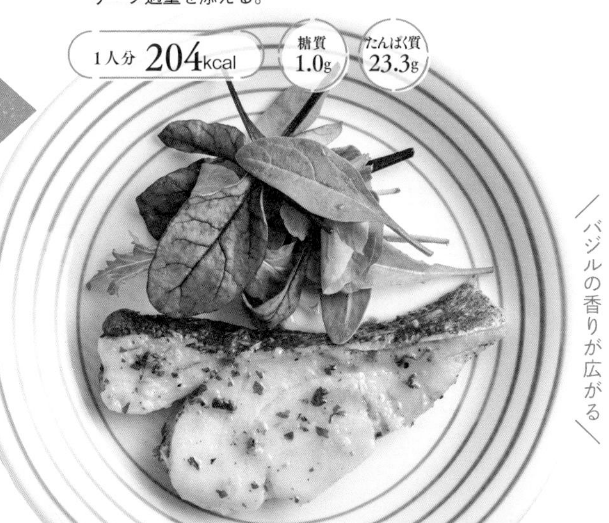

バジルの香りが広がる

生クリームで満足感アップ

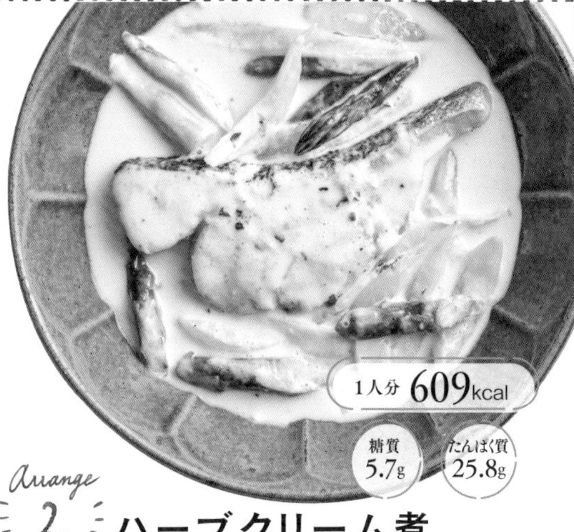

1人分 609kcal 糖質 5.7g たんぱく質 25.8g

Arrange 2

ハーブクリーム煮

材料と作り方（2人分） 半解凍して調理

1 玉ねぎ¼個は1cm幅のくし形切りにし、アスパラガス3本は斜め切りにする。
2 フライパンに半解凍したバジルオイル漬け全量、水大さじ1を入れて蓋をし、中火にかける。沸騰したら弱火にして7〜8分蒸し焼きにし、1、生クリーム1カップ、塩小さじ¼、ラカントS小さじ¼を入れて3〜4分煮る。

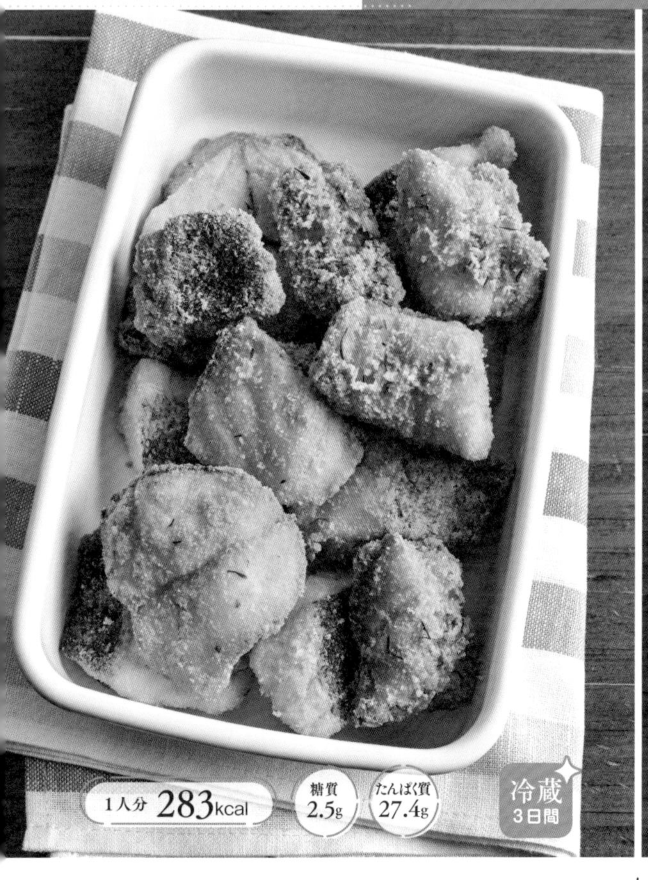
1人分 283kcal
糖質 2.5g
たんぱく質 27.4g
冷蔵 3日間

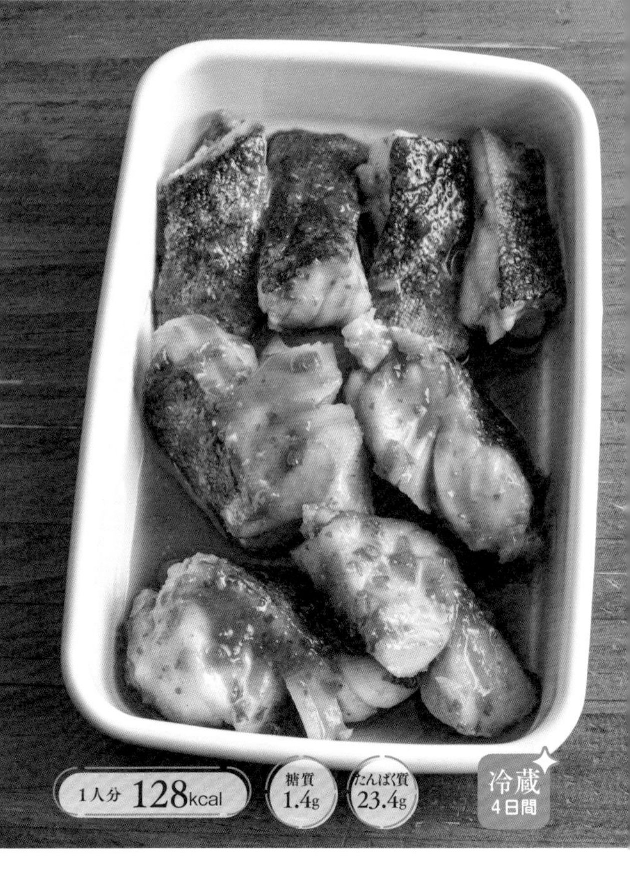
1人分 128kcal
糖質 1.4g
たんぱく質 23.4g
冷蔵 4日間

高野豆腐を使えばフライも我慢しなくてOK!

たらのハーブフライ

材料（4人分）

たら(切り身)…4切れ
酒…大さじ1
塩…小さじ⅓
こしょう…少々
高野豆腐…1個

A 粉チーズ…大さじ1
　ドライタイム…小さじ⅓
卵…1個
揚げ油…適量
トマトケチャップ…適宜

作り方

1 たらは一口大に切って酒、塩、こしょうをからめる。
2 高野豆腐はすりおろし、Aを加えて混ぜる。
3 卵を溶きほぐしてたらにからめ、2をまぶす。170℃に熱した揚げ油で3～4分揚げ、油をきる。食べるときに好みでトマトケチャップを添える。

糖質オフのPoint

通常のフライは小麦粉、卵、パン粉の順に衣をまぶしますが、小麦粉とパン粉は糖質が高いので、糖質オフ中はNG。食材に直接卵をからめ、すりおろした高野豆腐をまぶせば糖質オフに。

梅の香りと酸味でさっぱりおいしい

たらの梅照り焼き

材料（4人分）

たら(切り身)…4切れ
サラダ油…大さじ½

A 梅肉…大さじ1
　酒…大さじ2
　ラカントS…大さじ1と½
　しょうゆ…大さじ1と½

作り方

1 たらは半分に切る。Aは混ぜ合わせておく。
2 フライパンにサラダ油を中火で熱し、たらを入れて4～5分焼く。火が通ったらAを回し入れてからめる。

調理のPoint

たらは身が崩れやすいので、動かすのはNG。フライパンを傾けてタレを集め、スプーンなどでたらにかけながらからめると崩れにくくなります。

にんにくとタイムが香る魚介スープ

たらとあさりのアクアパッツァ

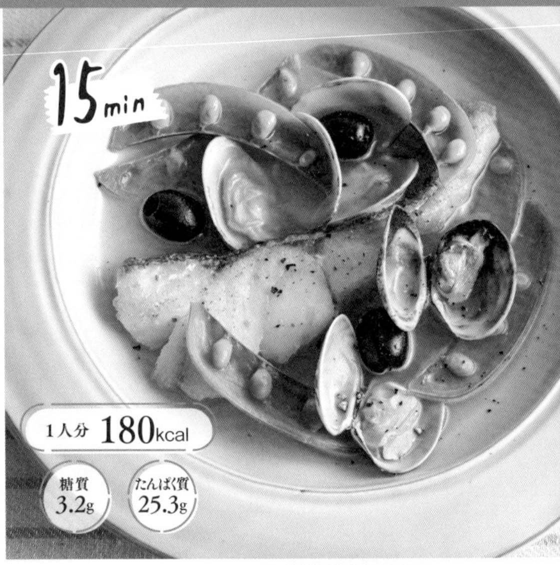
15min
1人分 180kcal
糖質 3.2g
たんぱく質 25.3g

材料（2人分）

たら（切り身）…2切れ
塩・こしょう…各少々
オリーブ油…大さじ½
にんにく（つぶす）…1かけ分
A あさり（砂抜きする）…120g
　スナップえんどう…6本
B オリーブ（黒）…6個
　タイム…2～3本
　白ワイン…¼カップ
　水…½カップ
　塩…小さじ¼
粗びき黒こしょう…少々

作り方

1 たらは塩、こしょうをふる。スナップえんどうは筋を取り半分にさく。
2 フライパンにオリーブ油を中火で熱し、たら、にんにくを焼く。焼き目がついたら裏返し、A、Bを加え、蓋をして3～4分弱火で加熱し、火が通ったら器に盛り、粗びき黒こしょうをふる。

ケッパーとバジルの風味で爽やかな味

たらのソテー　ミニトマトのソース

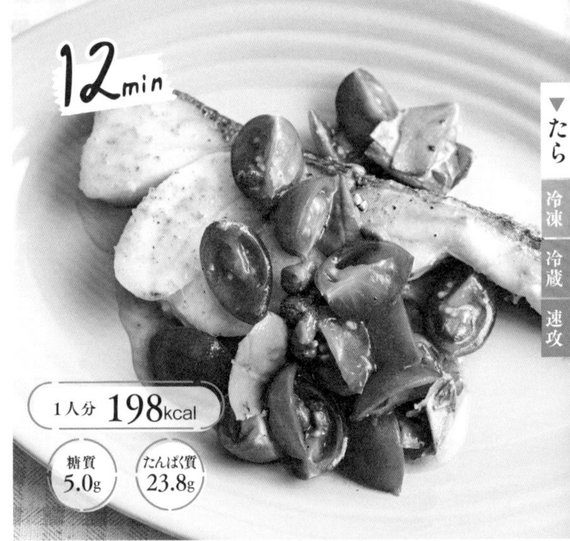
12min
1人分 198kcal
糖質 5.0g
たんぱく質 23.8g

材料（2人分）

たら（切り身）…2切れ
塩・こしょう…各少々
オリーブ油…小さじ1
A ミニトマト…10個
　バジル（ちぎる）…2～3枚分
B オリーブ油…大さじ1
　レモン汁…小さじ2
　ケッパー…小さじ1
　塩…小さじ¼
　粗びき黒こしょう…少々

作り方

1 たらは塩、こしょうをふる。Aのミニトマトは4等分に切る。
2 ボウルにA、Bを入れ、ミニトマトを軽くつぶすようにして混ぜる。
3 フライパンにオリーブ油を中火で熱し、たらを焼く。焼き目がついたら裏返し、2～3分焼く。火が通ったら器に盛り、2をかける。

にんにくとしょうがが効いたピリ辛ソースで満足感大

たらとしめじのチリソース

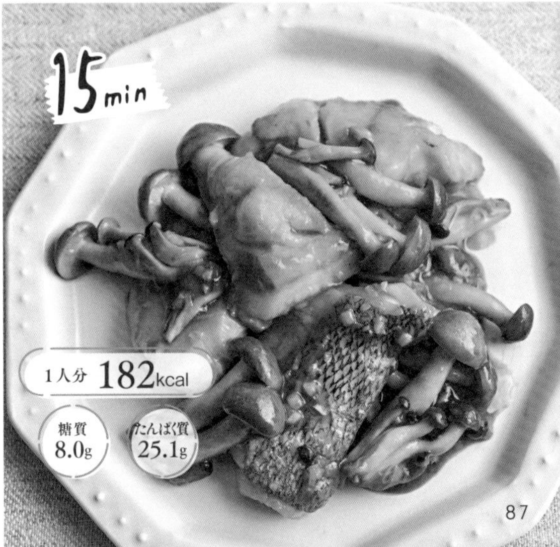
15min
1人分 182kcal
糖質 8.0g
たんぱく質 25.1g

材料（2人分）

たら（切り身）…2切れ
しめじ（小房に分ける）…1パック分
A にんにく（みじん切り）…1かけ分
　しょうが（みじん切り）…1かけ分
　豆板醤…小さじ⅓
ごま油…小さじ2
B トマトケチャップ…大さじ3
　水…大さじ1と½
　ラカントS…大さじ½
　しょうゆ…小さじ1
　片栗粉…小さじ¼

作り方

1 フライパンに半量のごま油を中火で熱し、一口大のそぎ切りにしたたらを4～5分焼いて火が通ったら一度取り出す。
2 フライパンにA、ごま油を入れ弱火にかけ、香りが出たらしめじをさっと炒め、Bを加える。とろみが出たら1を戻し入れてからめる。

1人分 366kcal
糖質 2.0g
たんぱく質 45.8g

細切りにすることで、火がすぐ通る!

明太漬け

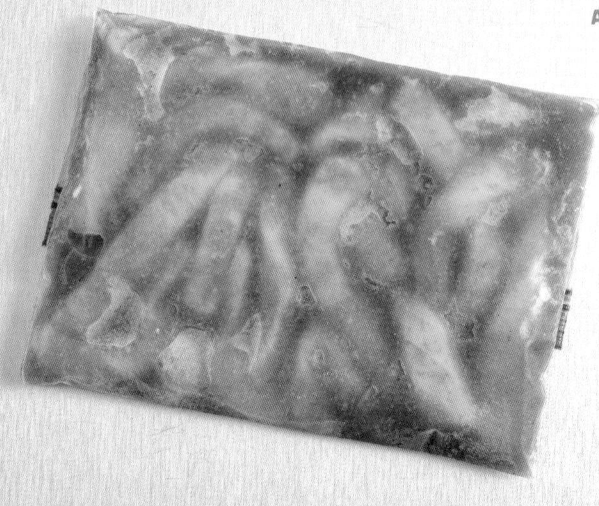

材料（2人分）
めかじき（切り身）…2切れ
明太子…½腹（35g）
A 酒…大さじ1
塩…少々

作り方
1 めかじきは1cm幅の棒状に切る。
2 明太子は薄皮からほぐしてAと一緒に冷凍用保存袋に入れ、1を加えてからめる。

冷凍HOW TO ▶▶▶
袋の空気を抜いて平らにならし、口を閉じて冷凍する。

解凍法 ▶▶▶
解凍 →当日の朝冷蔵庫に移すor電子レンジの解凍モードで加熱。
半解凍 →電子レンジで30秒ほど加熱（袋から中身が取り出せればOK）。

1人分 347kcal
糖質 4.3g
たんぱく質 40.5g

酢を効かせることで、すっきりとした味に

甘酢漬け

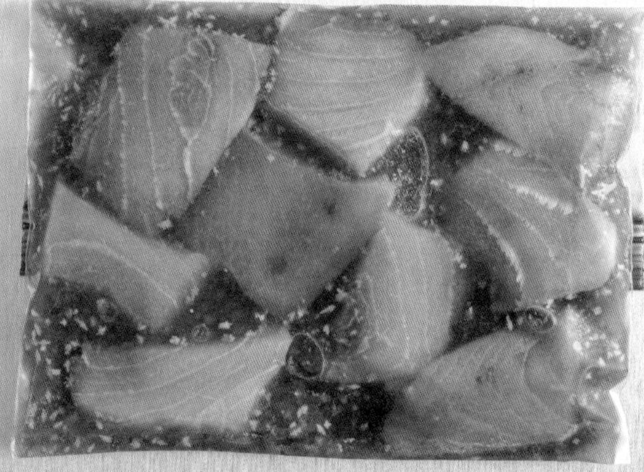

材料（2人分）
めかじき（切り身）…2切れ
A しょうゆ…大さじ1と½
ラカントS…大さじ1と½
酢…大さじ1と½
酒…大さじ1

作り方
1 めかじきは一口大に切る。
2 冷凍用保存袋にAを混ぜ合わせ、1を加えてからめる。

冷凍HOW TO ▶▶▶
袋の空気を抜いて平らにならし、口を閉じて冷凍する。

解凍法 ▶▶▶
半解凍 →電子レンジで30秒ほど加熱（袋から中身が取り出せればOK）。

程よく脂ののっためかじきは、ふっくら肉厚で食べ応えがあり、使いやすくておすすめ。
煮たり焼いたりと幅広く調理できるだけでなく、味つけもバリエーション豊富に楽しめます。

Arrange 1 めかじきとピーマンの明太子炒め

材料と作り方（2人分） 半解凍して調理

1 ピーマン3個は5mm幅に切る。
2 フライパンに半解凍した明太漬け全量を入れて蓋をし、中火にかける。フライパンが温まったら弱火にし、時々混ぜながら5〜6分加熱し、ほぐれてきたら1を加え、しんなりするまで炒める。

1人分 190kcal　糖質 1.9g　たんぱく質 23.2g

プチプチの食感！

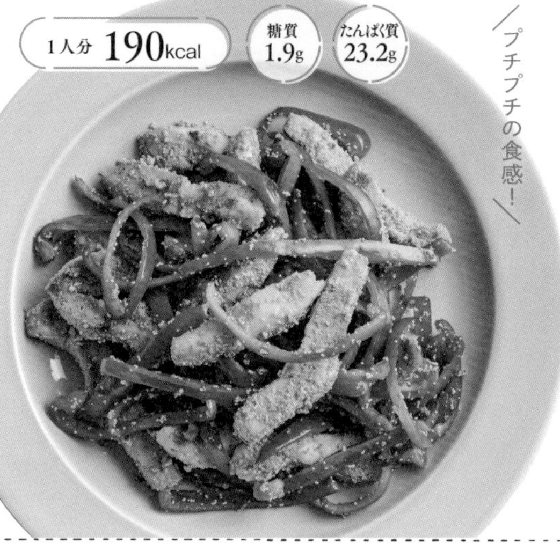

チーズとアボカドで濃厚

1人分 395kcal　糖質 2.2g　たんぱく質 27.5g

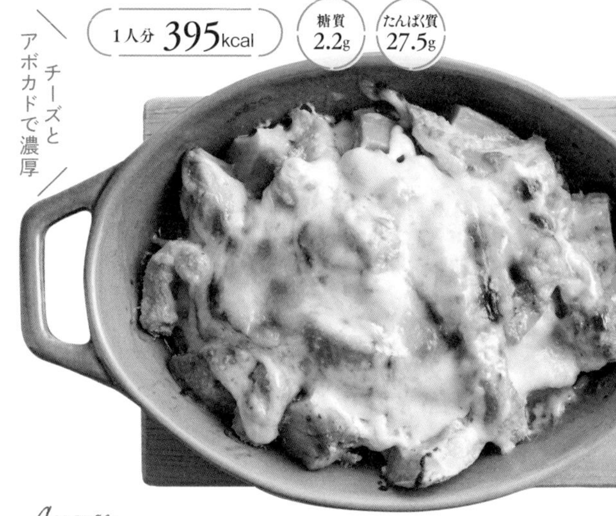

Arrange 2 めかじきとアボカドのチーズ焼き

材料と作り方（2人分） 解凍して調理

1 明太漬け全量を解凍する。アボカド1個は一口大に切る。
2 耐熱皿に1を入れ、ピザ用チーズ20g、マヨネーズ適量をかけオーブントースターで8〜10分焼く。

▼めかじき
冷凍
冷蔵
速攻

Arrange 1 めかじきとなすの甘酢炒め

材料と作り方（2人分） 半解凍して調理

1 なす2本は乱切りにして水にさらす。水けをきって耐熱ボウルに入れ、サラダ油小さじ1をからめてラップをし、やわらかくなるまで電子レンジで3分加熱する。
2 フライパンに半解凍した甘酢漬け全量を入れて蓋をし、中火にかける。フライパンが温まったら弱火にし、時々混ぜながら5〜6分加熱し、ほぐれてきたら1を加え、さっと炒め合わせる。

1人分 208kcal　糖質 4.2g　たんぱく質 21.1g

さっぱり食べられる

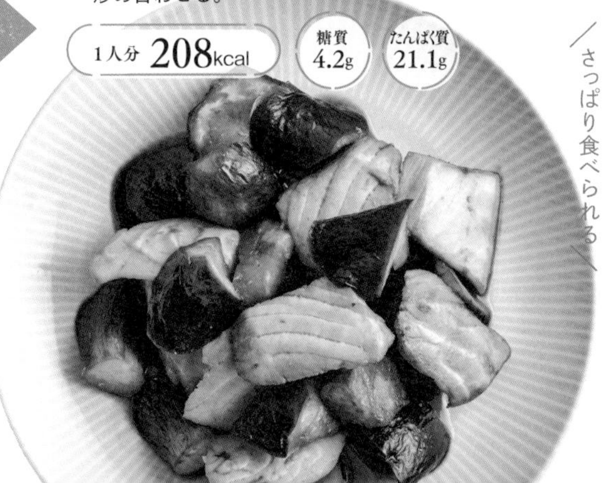

甘味と酸味が絶妙

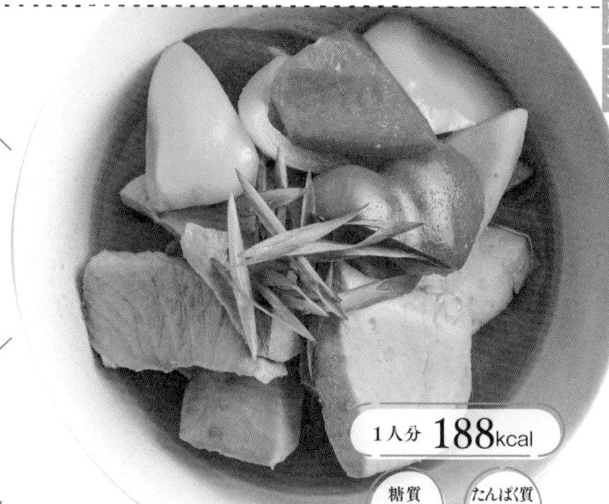

1人分 188kcal　糖質 4.8g　たんぱく質 20.8g

Arrange 2 めかじきとパプリカの甘酢煮

材料と作り方（2人分） 半解凍して調理

1 赤・黄パプリカ各¼個は一口大の乱切りにする。
2 鍋に半解凍した甘酢漬け全量、1、水¼カップを入れて蓋をし、中火にかける。沸騰したら弱火にし、火が通るまで7〜8分煮る。
3 器に盛り、斜め切りにした万能ねぎ適量をのせる。

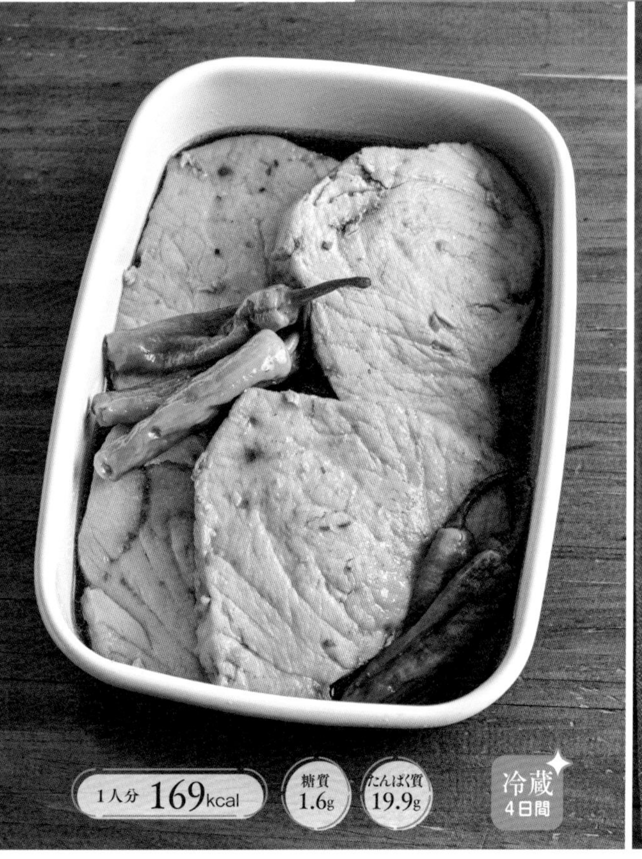
1人分 169kcal
糖質 1.6g
たんぱく質 19.9g
冷蔵 4日間

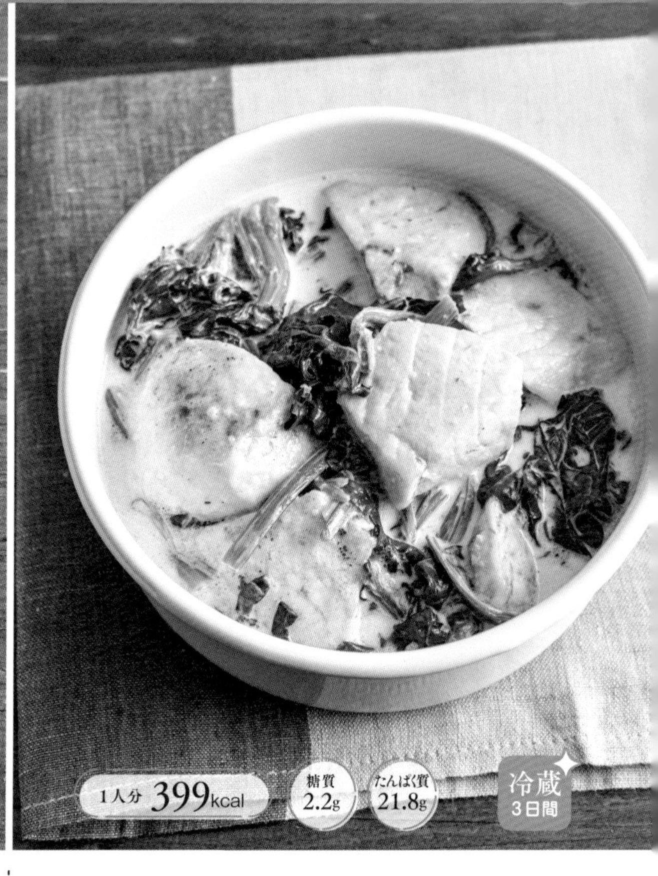
1人分 399kcal
糖質 2.2g
たんぱく質 21.8g
冷蔵 3日間

よく味が染み込んだ煮つけは絶品！

めかじきの煮つけ

材料（4人分）

めかじき（切り身）…4切れ
しし唐辛子…6本

A
- 水…¾カップ
- 酒…大さじ2
- しょうゆ…大さじ1と½
- ラカントS…大さじ1と½
- 昆布…5cm角1枚
- しょうが（薄切り）…3枚分

作り方

1 フライパンにAを入れて火にかける。煮立ったら、めかじき、しし唐辛子を加えて落とし蓋をし、弱火で7〜8分煮る。

調理のPoint

鍋ではなく口径の広いフライパンで作ると、めかじきが重ならずに入れられるので形が崩れずきれいに作れます。落とし蓋をして、しっかり煮汁が全体に回るようにしましょう。

みそを加えることで深みがアップ

めかじきとほうれん草のみそクリーム煮

材料（4人分）

めかじき（切り身）…4切れ
塩・こしょう…各少々
ほうれん草…1袋
オリーブ油…大さじ½
生クリーム…1カップ
みそ…大さじ½
塩…少々

作り方

1 めかじきは一口大に切って塩、こしょうをふる。ほうれん草は5cm幅に切って耐熱ボウルに入れ、ラップをして電子レンジで3分加熱し、水にさらす。

2 フライパンにオリーブ油を中火で熱し、めかじきを焼く。火が通ったら水けを絞ったほうれん草、生クリーム、みそを加えてさっと煮て、塩で味をととのえる。

お酒のつまみにも！だしがじんわりおいしい

めかじきのみぞれ煮

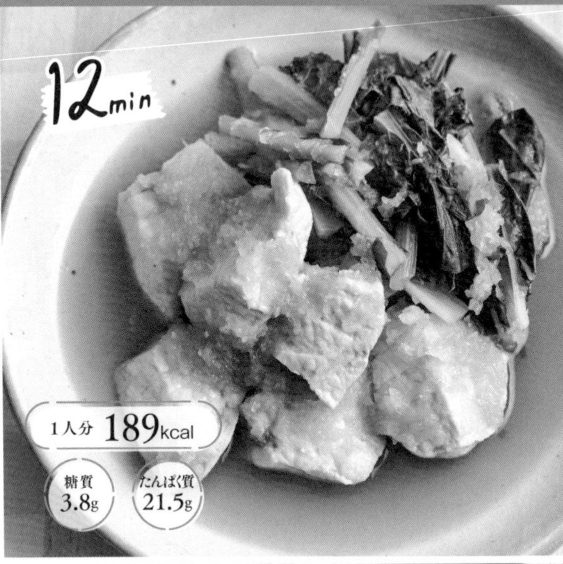
12min
1人分 189kcal
糖質 3.8g
たんぱく質 21.5g

材料（2人分）

めかじき（切り身）…2切れ
小松菜…½袋
A だし汁…1カップ
しょうゆ…大さじ1と½
酒…大さじ1
ラカントS…小さじ2
大根おろし…100g

作り方

1 めかじきは一口大に切る。小松菜は5cm幅に切る。
2 小さいフライパンにAを入れて火にかける。煮立ったら1を加え、蓋をせずに弱火で5～6分煮る。火が通ったら大根おろしを加えてさっと煮る。

魚で作る甘辛いしょうが焼きは子どもにも人気！

めかじきのしょうが焼き

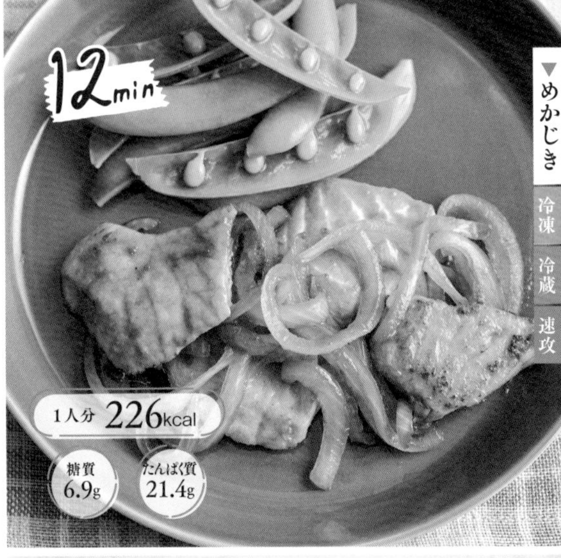
12min
1人分 226kcal
糖質 6.9g
たんぱく質 21.4g

材料（2人分）

めかじき（切り身）…2切れ
玉ねぎ…½個
スナップえんどう…10本
A しょうゆ…大さじ1
酒…大さじ1
ラカントS…小さじ2
おろししょうが…1かけ分
サラダ油…大さじ½

作り方

1 めかじきは一口大に切る。玉ねぎは5mm幅に切る。スナップえんどうは塩ゆでして縦半分にさく。Aは合わせておく。
2 フライパンにサラダ油を中火で熱し、めかじき、玉ねぎを炒める。火が通ったらAを加えてさっとからめ、器に盛り、スナップえんどうを添える。

生ハムの塩けがめかじきとよく合う

めかじきの生ハム巻きソテー

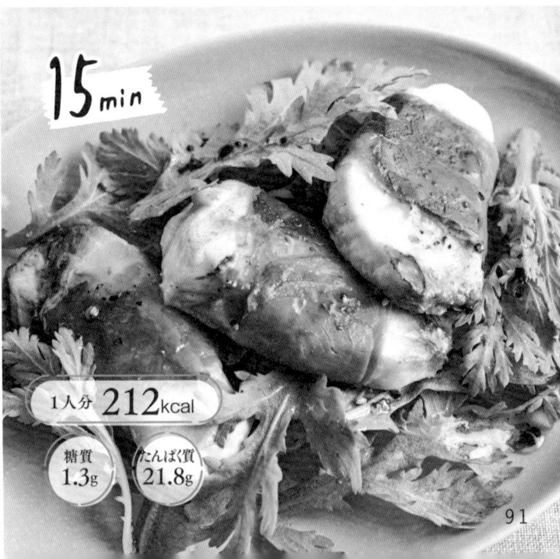
15min
1人分 212kcal
糖質 1.3g
たんぱく質 21.8g

材料（2人分）

めかじき（切り身）…2切れ
塩…小さじ¼
こしょう…少々
白ワイン…小さじ1
生ハム…3枚
A オリーブ油…大さじ½
バルサミコ酢…大さじ½
塩・粗びき黒こしょう…各少々
春菊…⅓袋
オリーブ油…大さじ½

作り方

1 めかじきは3等分に切り、塩、こしょう、白ワインをからめる。生ハムは縦半分に切る。Aは混ぜ合わせておく。春菊は葉を摘んで食べやすく切り、器に盛る。
2 めかじきの水けを拭き取り、生ハムを巻く。
3 フライパンにオリーブ油を中火で熱し、2を焼く。焼き目がついたら裏返し、弱火にして3～4分焼く。火が通ったら1の春菊の上に盛り、Aをかける。

1人分 631kcal

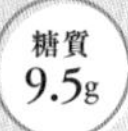
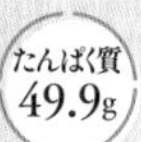

糖質 9.5g　たんぱく質 49.9g

冷凍 1ヶ月

塩昆布の旨味と、わさびの風味がマッチ！

うま塩わさび漬け

材料（2人分）

ぶり（切り身）…2切れ

A
- 酒…大さじ1
- 塩昆布…10g
- わさび…小さじ2
- しょうゆ…小さじ½

作り方

1 ぶりは一口大のそぎ切りにする。

2 冷凍用保存袋にAを混ぜ合わせ、1を加えてからめる。

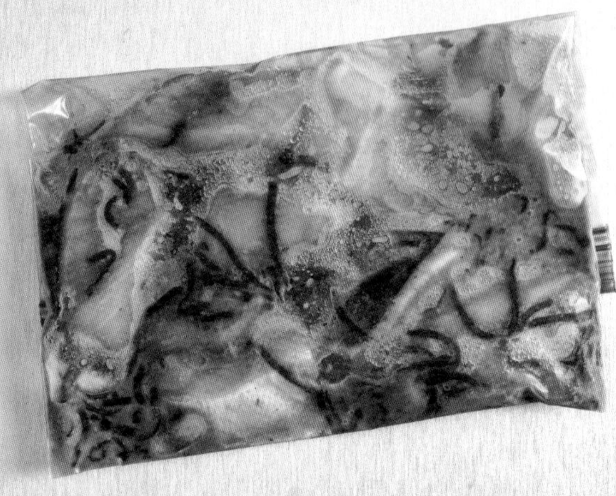

冷凍HOW TO ▶▶▶

袋の空気を抜いて平らにならし、口を閉じて冷凍する。

解凍法 ▶▶▶

半解凍→電子レンジで30秒ほど加熱（袋から中身が取り出せればOK）。

1人分 628kcal

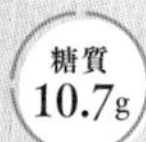

糖質 10.7g　たんぱく質 48.0g

冷凍 1ヶ月

塩麹でふっくら&旨味もアップ！

塩麹漬け

材料（2人分）

ぶり（切り身）…2切れ

A
- 塩麹…大さじ2
- 酒…大さじ1
- 塩…小さじ⅛

作り方

1 冷凍用保存袋にAを混ぜ合わせ、ぶりを加えてからめる。

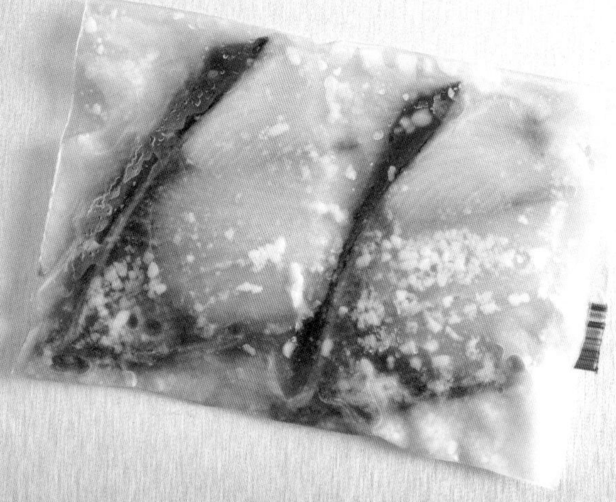

冷凍HOW TO ▶▶▶

袋の空気を抜いて平らにならし、口を閉じて冷凍する。

解凍法 ▶▶▶

解凍→当日の朝冷蔵庫に移すor電子レンジの解凍モードで加熱。

半解凍→電子レンジで30秒ほど加熱（袋から中身が取り出せればOK）。

刺身や煮つけ、照り焼きなど和食で活躍するぶりは、旬はあるものの1年中楽しめる魚です。
DHAやEPAが豊富なので、コレステロールや中性脂肪を抑える効果も期待できます。

Arrange 1 ぶりと白菜のわさび炒め

材料と作り方（2人分） 半解凍して調理

1 白菜200gは6cm長さに切って、1cm幅の細切りにする。
2 フライパンに半解凍したうま塩わさび漬け全量、水大さじ1を入れて蓋をし、中火にかける。温まったら弱火にして5～6分蒸し焼きにし、ほぐれてきたら1、ごま油小さじ1を加えてさらに2～3分蒸し焼きにする。
3 1がしんなりしたら蓋を取って中火にし、全体を炒める。

1人分 348kcal　糖質 6.7g　たんぱく質 25.8g

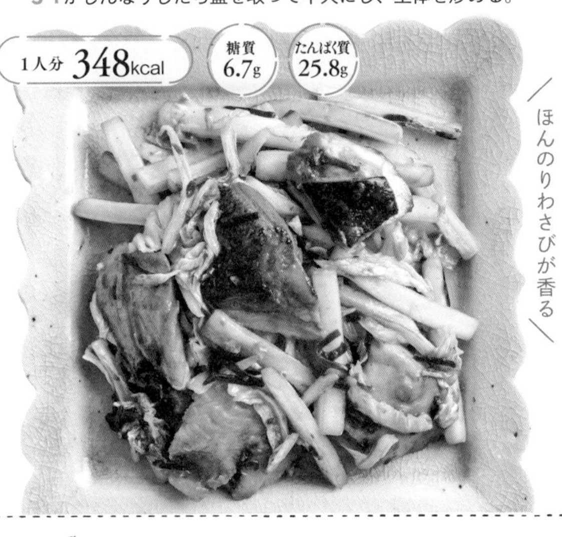

ほんのりわさびが香る

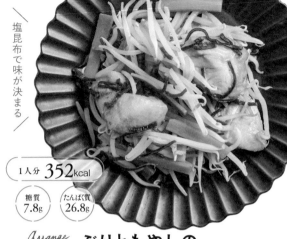

Arrange 2 ぶりともやしのフライパン蒸し

塩昆布で味が決まる

1人分 352kcal　糖質 7.8g　たんぱく質 26.8g

材料と作り方（2人分） 半解凍して調理

1 もやし1袋はひげ根を取る。にんじん⅙本（30g）は5cm長さの短冊切りにする。
2 フライパンに半解凍したうま塩わさび漬け全量、1を入れて酒大さじ2を回しかける。蓋をして中火にかけ、温まったら弱火にして7～8分蒸し焼きにする。火が通ったら全体をさっと混ぜ、塩少々で味をととのえる。

Arrange 1 ぶりの塩麹焼き

材料と作り方（2人分） 解凍して調理

1 塩麹漬け全量は解凍して軽く汁けをきる。ピーマン2個は縦4等分に切る。
2 中火で温めた魚焼きグリルに1を並べ、6～7分焼く。途中で2～3度漬けダレをぶりに塗り、ピーマンは火が通ったら途中で取り出して器に盛る。

1人分 318kcal　糖質 6.0g　たんぱく質 24.2g

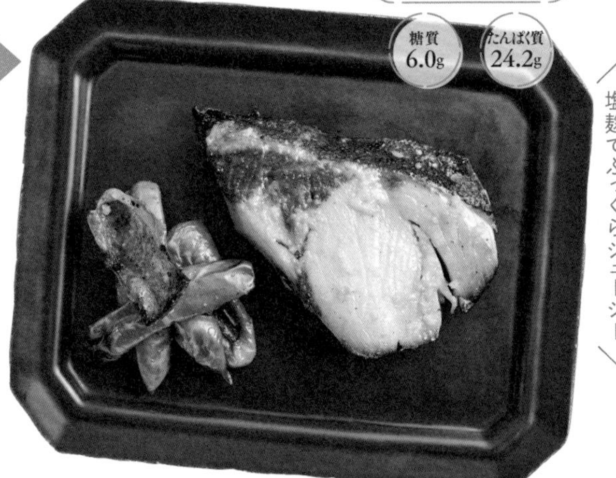

塩麹でふっくらジューシー

Arrange 2 トマト煮込み

にんにくの風味が◎

1人分 385kcal　糖質 10.7g　たんぱく質 27.0g

材料と作り方（2人分） 半解凍して調理

1 玉ねぎ¼個は薄切りにし、ブロッコリー80gは小房に分ける。ホールトマト缶½缶はつぶしておく。にんにく1かけはみじん切りにする。
2 フライパンに半解凍した塩麹漬け全量を入れて蓋をし、中火にかける。温まったら弱火にし、5～6分蒸し焼きにする。解凍されたら端に寄せ、オリーブ油大さじ½、にんにく、玉ねぎを加えて炒める。
3 油がまわってしんなりしたら、トマト缶、水¼カップを入れて蓋をし、弱火で7～8分煮込む。ブロッコリーを加えてさらに2～3分煮て、塩・こしょう各少々で味をととのえる。

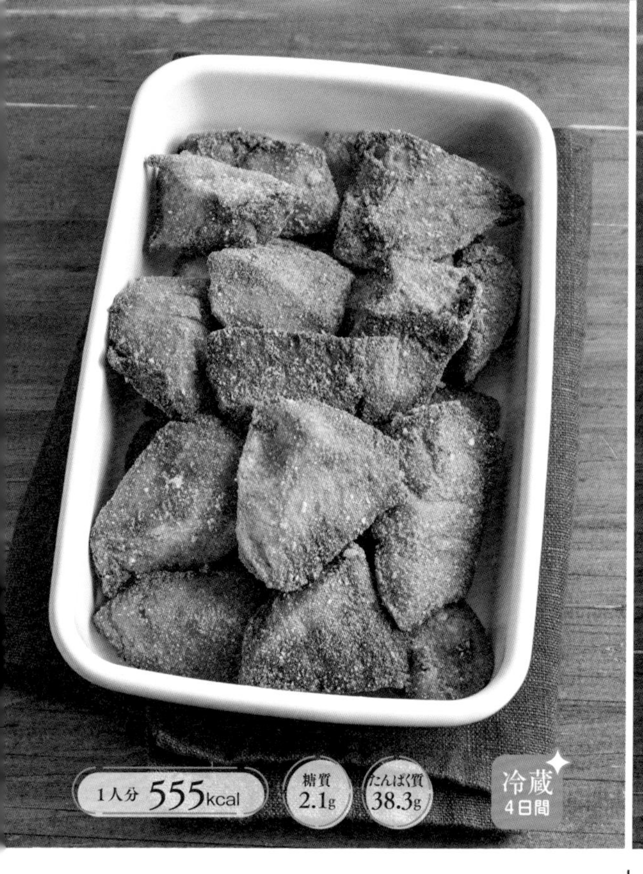
1人分 555kcal
糖質 2.1g
たんぱく質 38.3g
冷蔵 4日間

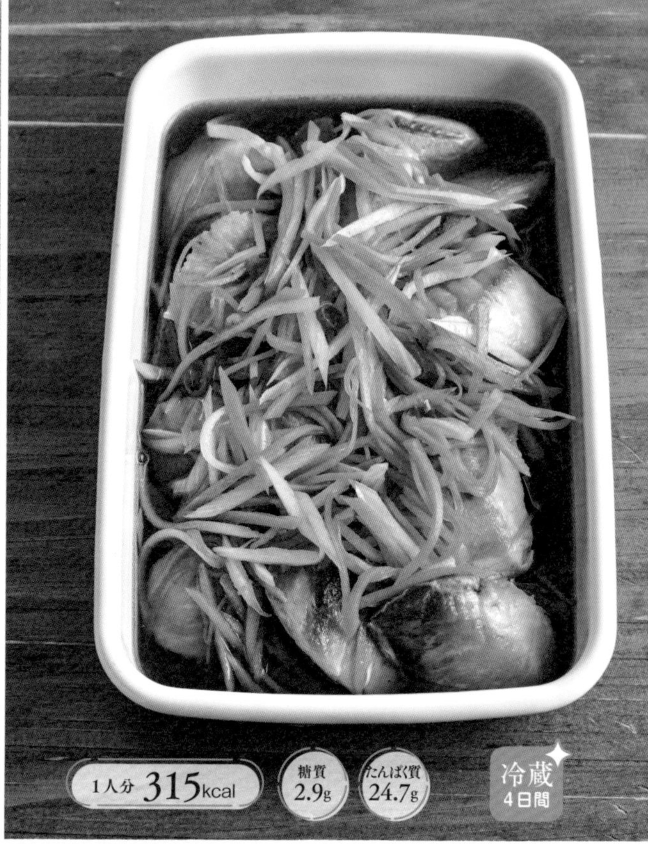
1人分 315kcal
糖質 2.9g
たんぱく質 24.7g
冷蔵 4日間

おからパウダーで安心！ふわふわなフライ

ぶりの竜田揚げ

材料（4人分）

ぶり（切り身）…6切れ

A
- しょうゆ…大さじ2
- 酒…大さじ2
- おろししょうが…2かけ分

高野豆腐…1個

揚げ油…適量

作り方

1 ぶりは一口大に切ってAに漬け込み、20分以上おく。高野豆腐はすりおろす。

2 ぶりの水けをきって高野豆腐をまぶし、170℃に熱した揚げ油で2〜3分揚げる。

糖質オフのPoint

片栗粉をまぶす代わりに、すりおろした高野豆腐をまぶすことで糖質をカット！

シャキシャキ野菜がおいしい、さっぱり味の南蛮漬け

ぶりの南蛮漬け

材料（4人分）

ぶり（切り身）…4切れ

セロリ…½本

にんじん…¼本(40g)

A
- しょうゆ…大さじ3
- 酢…大さじ3
- ラカントS…大さじ1と½
- 水…大さじ6
- 赤唐辛子(小口切り)…1本分

サラダ油…大さじ½

作り方

1 ぶりは一口大に切る。セロリ、にんじんは細切りにする。

2 バットにAを混ぜ合わせ、セロリ、にんじんを加えてさっと混ぜる。

3 フライパンにサラダ油を中火で熱し、ぶりを焼く。焼き目がついたら裏返し、火が通るまで2〜3分焼く。2に加えて30分以上おく。

代わりの食材

ぶりの代わりに鶏肉や豚肉、鮭、たらなどでも。野菜はピーマンや玉ねぎ、パプリカなどもおすすめ。

バターとカレーの風味が広がる！

ぶりのソテー　カレーきのこソース

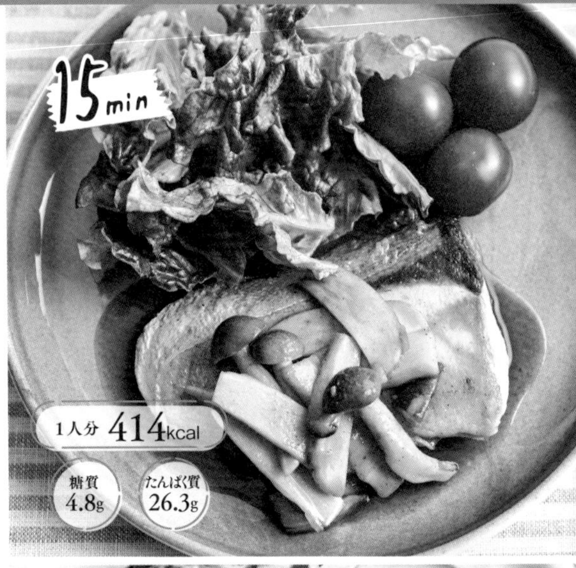
15min
1人分 414kcal
糖質 4.8g
たんぱく質 26.3g

材料（2人分）

ぶり（切り身）…2切れ
塩・こしょう…各少々
A しめじ…½袋
　エリンギ…½袋
サラダ油…大さじ1
B 酒…大さじ1
　しょうゆ…大さじ1
　ラカントS…大さじ½
　カレー粉…小さじ½
バター…10g
サニーレタス・ミニトマト…各適量

作り方

1 ぶりは塩、こしょうをふる。Aのしめじは根元を落として小房に分け、エリンギは長さを半分に切ってさらに縦半分にし、5mm幅の薄切りにする。Bは合わせておく。
2 フライパンに半量のサラダ油を中火で熱し、ぶりを焼く。焼き目がついたら裏返し、2～3分焼き、火が通ったら器に盛る。
3 空いたフライパンをさっと拭いて残りのサラダ油を中火で熱し、Aを炒める。しんなりしたらBを加えて煮立たせ、バターを加えてさっと混ぜ、2にかける。サニーレタス、ミニトマトを添える。

ねぎみそがぶりの旨味を引き立てる！

ぶりのねぎみそ焼き

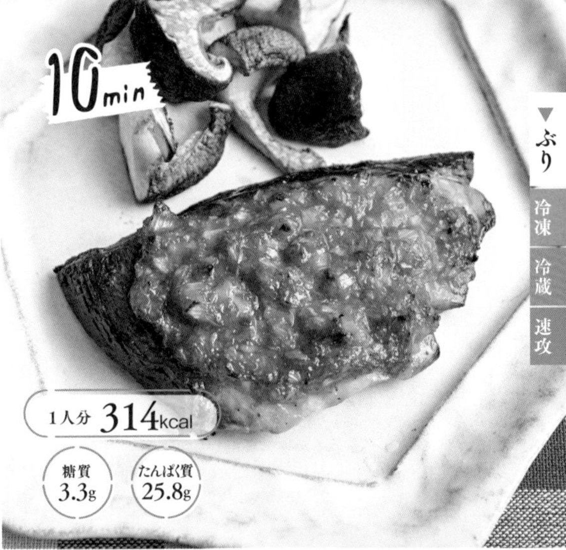
10min
1人分 314kcal
糖質 3.3g
たんぱく質 25.8g

材料（2人分）

ぶり（切り身）…2切れ
しいたけ…3個
長ねぎ…⅓本（30g）
A みそ…大さじ1
　酒…小さじ1
　ラカントS…大さじ½

作り方

1 しいたけは4等分に切る。長ねぎはみじん切りにし、Aと混ぜ合わせる。
2 魚焼きグリルを中火で熱し、ぶりとしいたけを3～4分焼いたらぶりにAを塗り、さらに1～2分焼く。しいたけは火が通ったら取り出す。

梅のやさしい酸味でほっとするおいしさ

ぶりと根菜の梅汁

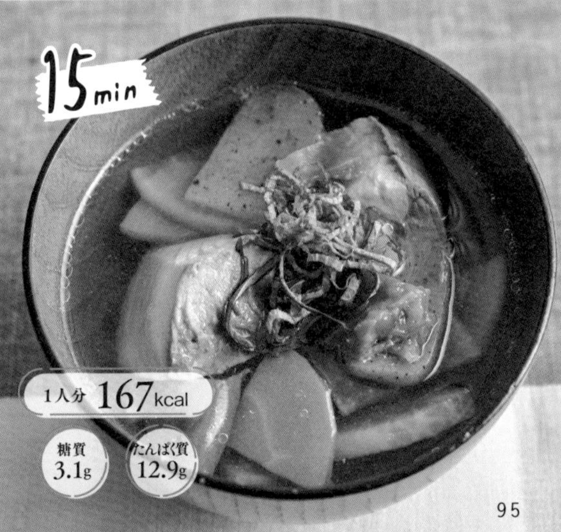
15min
1人分 167kcal
糖質 3.1g
たんぱく質 12.9g

材料（2人分）

ぶり（切り身）…1切れ
大根…50g
にんじん…20g
こんにゃく…30g
A だし汁…2カップ
　酒…大さじ1
　しょうゆ…小さじ1
塩…少々
梅干し（種を除く）…1個分
青じそ（せん切り）…2枚分

作り方

1 ぶりは4等分に切る。大根、にんじんは5mm厚さのいちょう切りにする。こんにゃくは薄切りにし、さっと下ゆでする。
2 鍋にAを煮立たせ、1を加え、蓋をして7～8分煮る。塩、ちぎった梅干しを加えて味をととのえ、器に盛り、青じそをのせる。

糖質オフで
やせる！

作りおき＆速攻おかずで 帰ってから15分でできる時短献立⑤

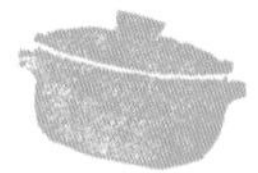

噛み応えのあるいかは、満足感を得やすいからダイエット中におすすめ！冷凍作りおきのいかなら、下処理が済んでいるから、帰ってからの手間も少なく、パパッと作れます。おからで糖質オフしたクスクスと、ズッキーニ炒めを添えた、エスニックの献立を召し上がれ。

帰ってから

主菜

冷凍作りおき **いかとセロリのエスニックソテー**（P103）

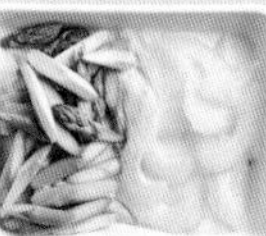

半解凍する
電子レンジで30秒ほど加熱する。

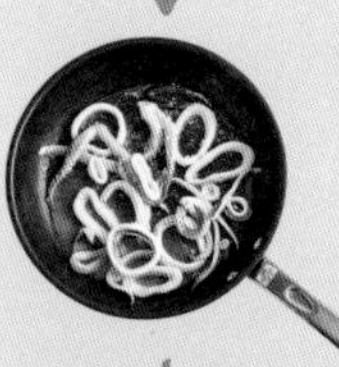

切る
アスパラ、セロリを切る。

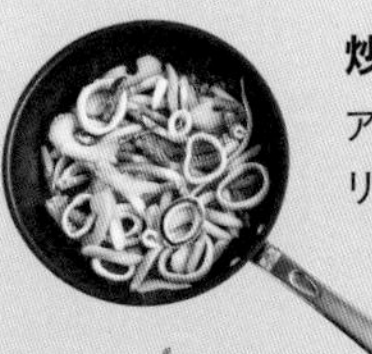

蒸し焼き
いかを入れて蒸し焼きにする。

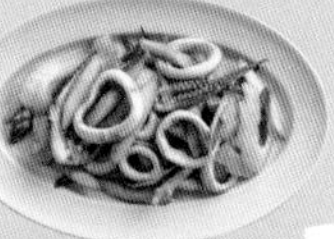

炒める
アスパラ、セロリを加え炒める。

完成！

cooking time 15min

副菜1

速攻おかず **黄ズッキーニのナンプラーバター炒め**（P145）

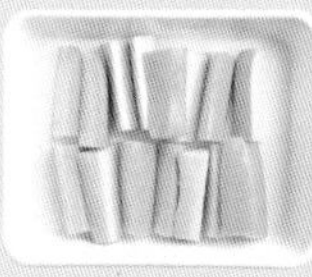

切る
ズッキーニを棒状に切る。

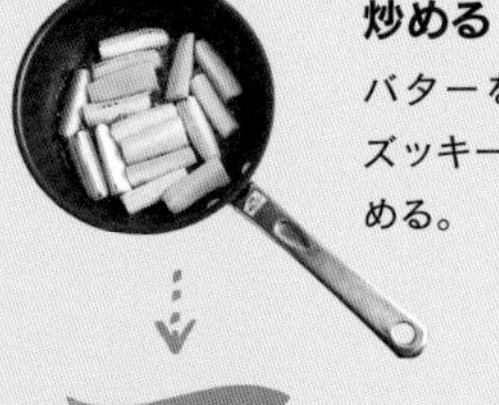

炒める
バターを熱し、ズッキーニを炒める。

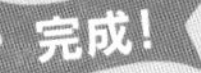

完成！

cooking time 8min

副菜2

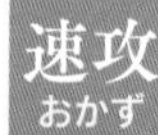

速攻おかず **おからのクスクス**（P124）

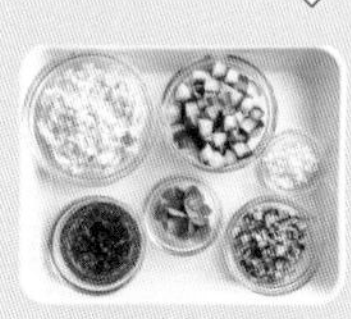

切る
食材を切る。

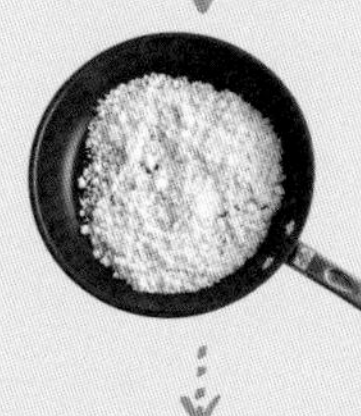

炒める
おからをパラッとするまで炒める。

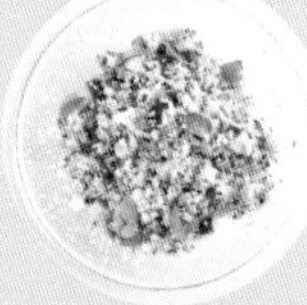

和える
残りの具材と調味料を和える。

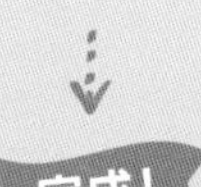

cooking time 10min

完成！

献立MEMO

冷凍×速攻で 前日までも当日もラク

帰ってから3品作る日も、いかの冷凍作りおきを使えば、下処理が済んでいるからラクチン。ズッキーニ炒めもとにかく簡単に作れます。

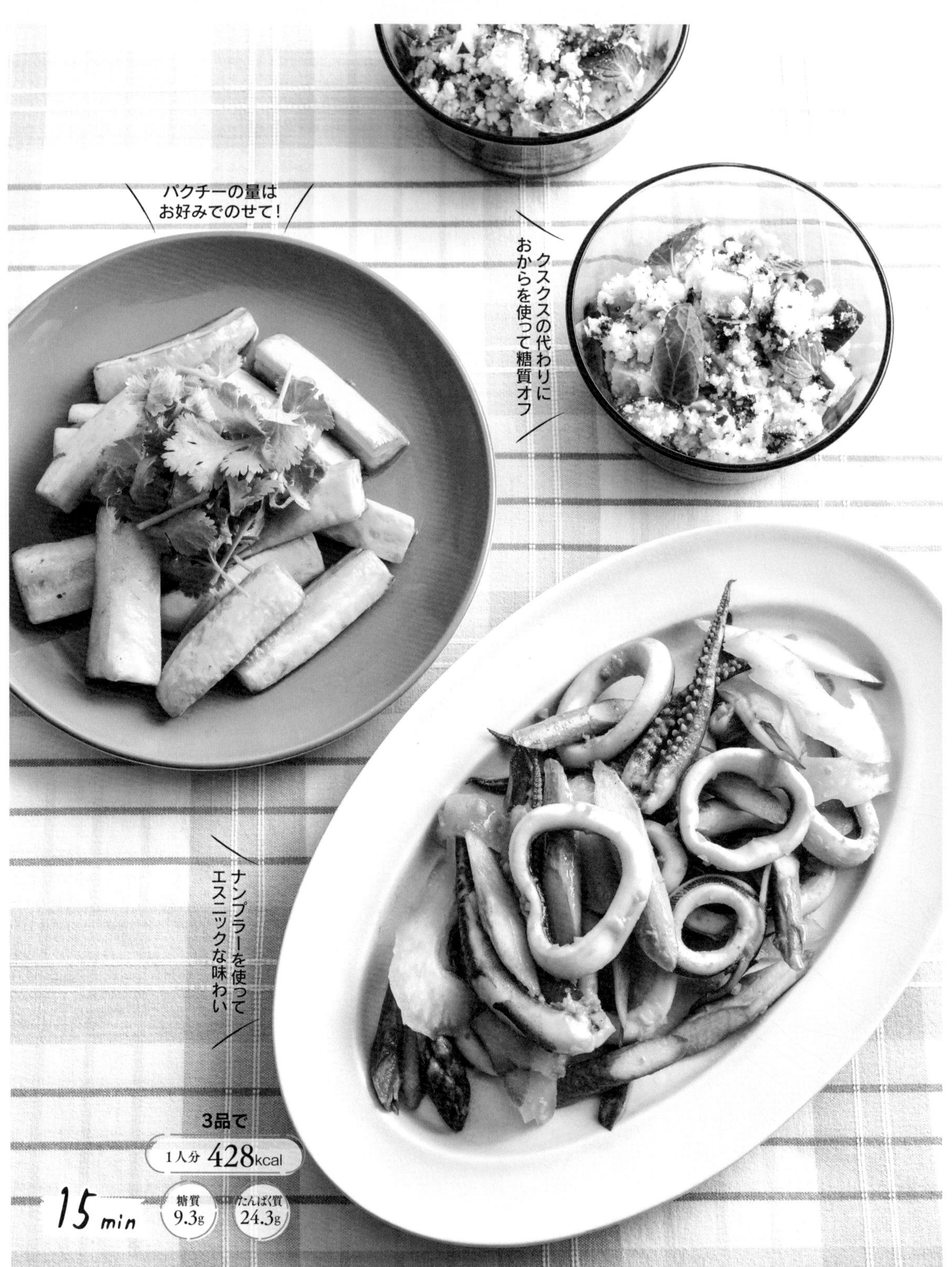
パクチーの量は
お好みでのせて！
クスクスの代わりに
おからを使って糖質オフ
ナンプラーを使って
エスニックな味わい
3品で
1人分 428kcal
15 min
糖質
9.3g
たんぱく質
24.3g

全量 274kcal
糖質 1.4g　たんぱく質 32.7g

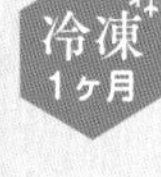

にんにくが効いてやみつきな味！

ガーリックオイル漬け

材料（2人分）
えび…10尾
A にんにく（みじん切り）…1かけ分
白ワイン…大さじ1
オリーブ油…大さじ1
塩…小さじ¼

作り方
1 えびは尾を残して殻をむき、背ワタを取る。
2 冷凍用保存袋にAを混ぜ合わせ、1を加えてからめる。

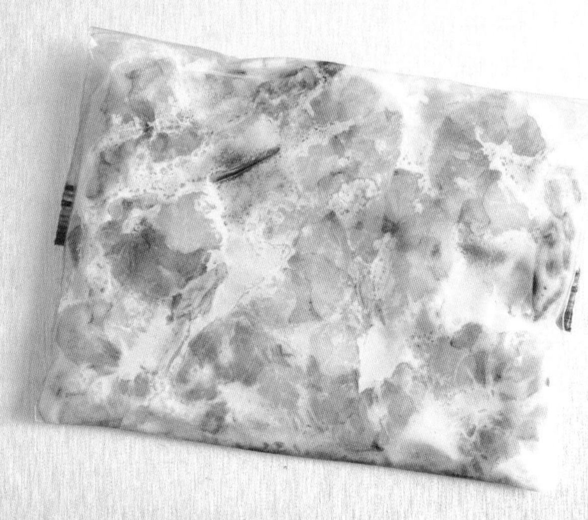

冷凍HOW TO ▶▶▶
袋の空気を抜いて平らにならし、口を閉じて冷凍する。

解凍法 ▶▶▶
半解凍→電子レンジで30秒ほど加熱（袋から中身が取り出せればOK）。

全量 237kcal
糖質 3.7g　たんぱく質 34.1g

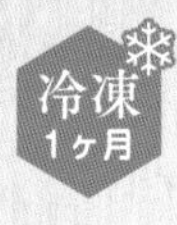

豆板醤の辛味としょうがの風味があとを引く！

ピリ辛中華漬け

材料（2人分）
えび…10尾
A おろししょうが…1かけ分
長ねぎ（みじん切り）…5cm分（10g）
しょうゆ…大さじ1
酒…大さじ1
ごま油…大さじ½
豆板醤…小さじ¼

作り方
1 えびは尾を残して殻をむき、背ワタを取る。
2 冷凍用保存袋にAを混ぜ合わせ、1を加えてからめる。

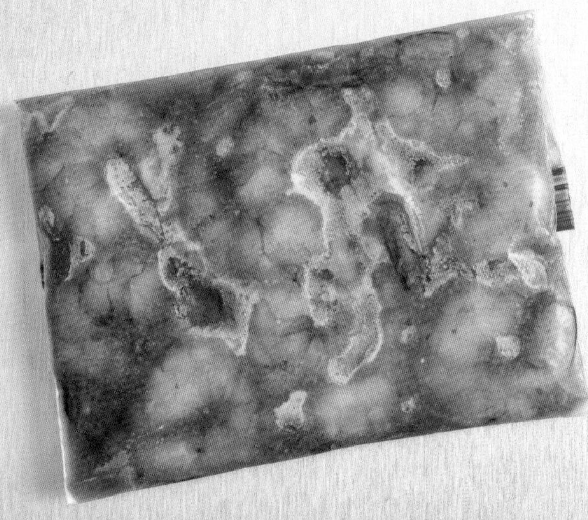

冷凍HOW TO ▶▶▶
袋の空気を抜いて平らにならし、口を閉じて冷凍する。

解凍法 ▶▶▶
半解凍→電子レンジで30秒ほど加熱（袋から中身が取り出せればOK）。

タウリンを豊富に含むえびは、疲労回復に効果的なうえ、高たんぱく質なのでダイエットに適した食材。
冷凍保存することで旨味を閉じ込めておけるので、安売りの時に買って作りおきしておくのがおすすめです。

Arrange 1

ガーリックシュリンプ

材料と作り方（2人分） 半解凍して調理

1 フライパンに半解凍したガーリックオイル漬け全量、バター20gを入れて蓋をし、中火にかける。温まったら弱火にし、火が通るまで5〜6分蒸し焼きにする。仕上げにみじん切りにしたパセリ大さじ2を加えてさっと混ぜる。

1人分 213kcal　糖質 0.8g　たんぱく質 16.6g

ガーリックとパセリが香る

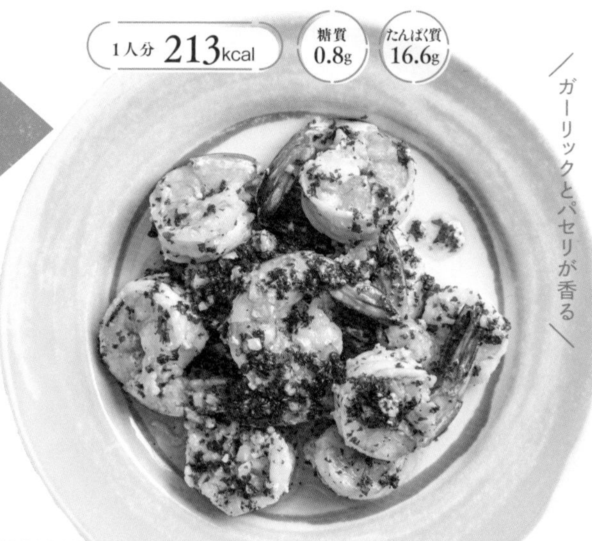

プリプリの食感がいい！

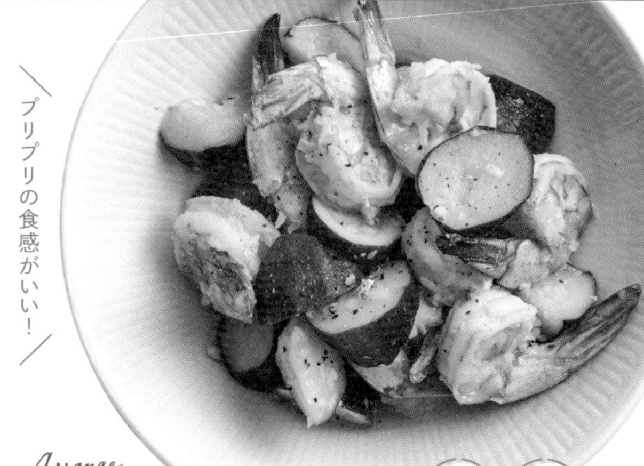

Arrange 2

1人分 149kcal　糖質 2.1g　たんぱく質 17.4g

えびとズッキーニの蒸し煮

材料と作り方（2人分） 半解凍して調理

1 ズッキーニ1本は乱切りにする。

2 小さいフライパンに半解凍したガーリックオイル漬け全量、1、水¼カップ、洋風スープの素小さじ¼を入れて蓋をし、中火にかける。沸騰したら弱火にし、火が通るまで5〜6分蒸し煮にして、塩少々で味をととのえ、器に盛り、粗びき黒こしょう少々をふる。

Arrange 1

トマトえびチリ

材料と作り方（2人分） 半解凍して調理

1 トマト小1個（200g）は2cm角のざく切りにする。

2 小さいフライパンに半解凍したピリ辛中華漬け全量、1を入れて蓋をし、中火にかける。温まったら弱火で時々混ぜ、5〜6分蒸し煮にする。トマトが崩れてきたら蓋を取り、中火で水分を飛ばすようにトロッとするまで炒める。

1人分 138kcal　糖質 5.6g　たんぱく質 17.8g

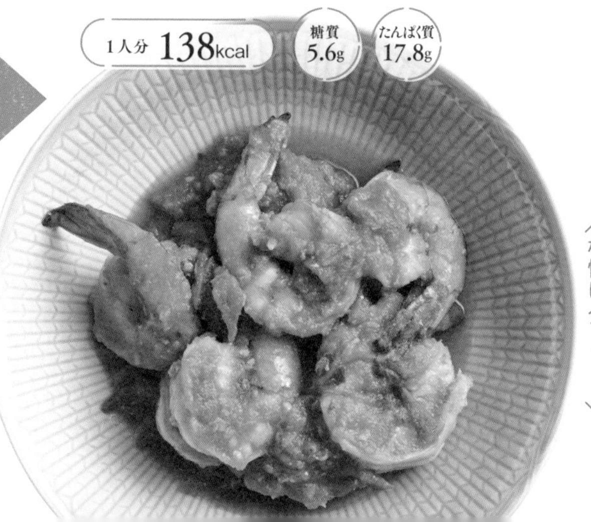

えびとトマトの相性はバツグン！

ピリ辛な野菜が美味

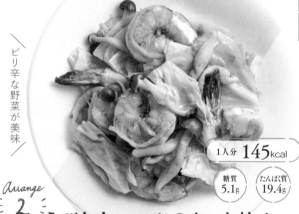

1人分 145kcal　糖質 5.1g　たんぱく質 19.4g

Arrange 2

えびとキャベツのさっと炒め

材料と作り方（2人分） 半解凍して調理

1 キャベツ150gは4〜5cm角のざく切りにし、しめじ1袋は根元を落として小房に分ける。

2 フライパンに半解凍したピリ辛中華漬け全量、水大さじ1を入れて蓋をし、中火にかける。温まったら弱火にして、4〜5分蒸し焼きにする。

3 2に1を加えてさらに2〜3分蒸し炒めにし、しんなりしたら全体をさっと混ぜて塩・こしょう各少々で味をととのえる。

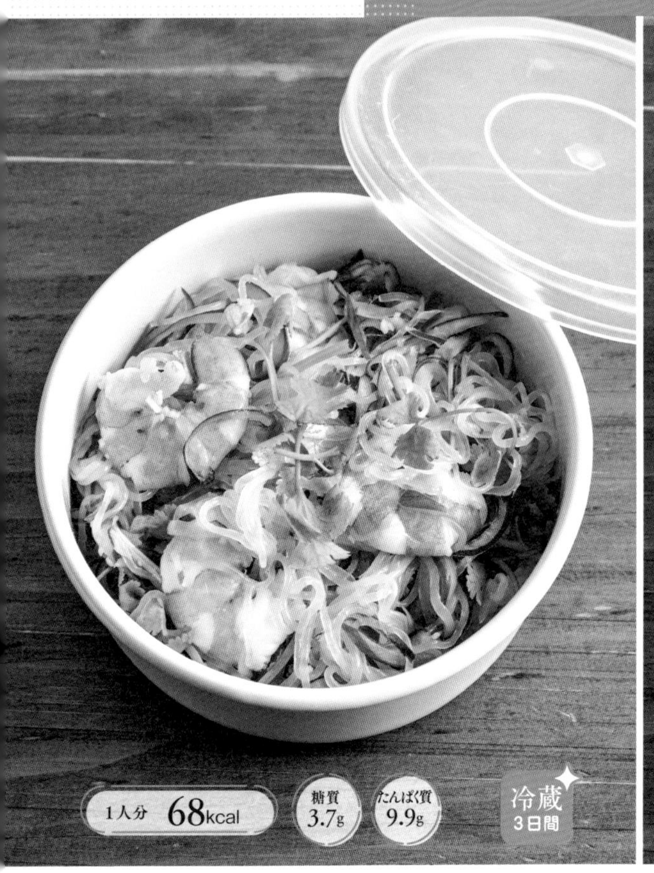

1人分 68kcal 糖質 3.7g たんぱく質 9.9g 冷蔵 3日間

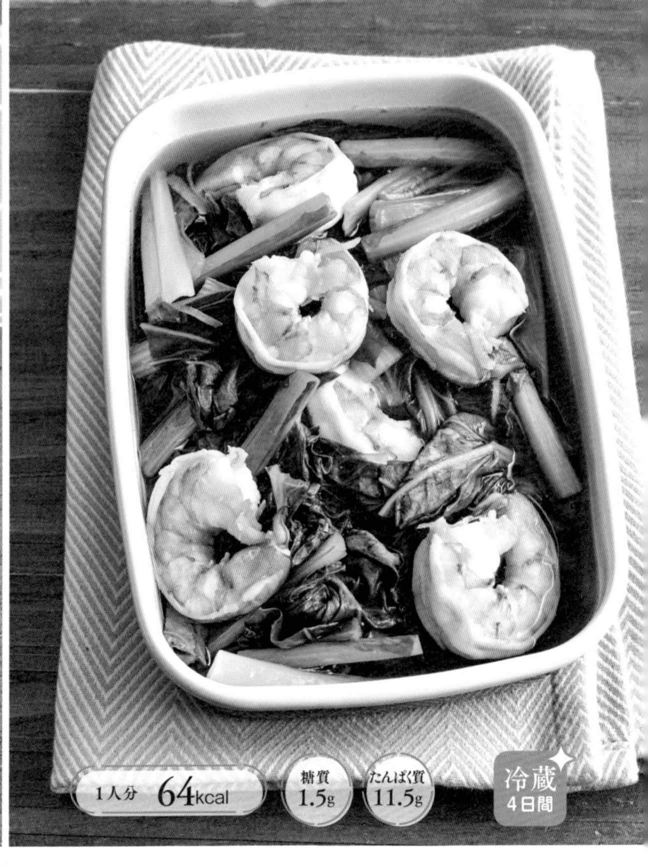

1人分 64kcal 糖質 1.5g たんぱく質 11.5g 冷蔵 4日間

春雨の代わりにしらたきで糖質オフ!

えびとしらたきのエスニックサラダ

材料（4人分）

えび…10尾
酒…大さじ1
しらたき…2袋(400g)
紫玉ねぎ…½個
きゅうり…1本
塩…小さじ¼
パクチー…10g

A
ナンプラー…大さじ2と½
ラカントS…大さじ1と½
レモン汁…大さじ2と½
にんにく(みじん切り)…1かけ分

作り方

1 えびは殻をむいて背ワタと尾を取り、片栗粉適量(分量外)でもみ洗いして水けをきる。酒を加えた湯でさっとゆでて、厚みを半分に切る。しらたきは食べやすく切って2～3分下ゆでする。紫玉ねぎは薄切りにし、きゅうりは細切りにして共にボウルに入れ、塩をまぶして10分ほどおく。しんなりしたら水けをきる。パクチーは3cmのざく切りにする。Aは混ぜ合わせる。

2 ボウルに1を入れてさっと和える。

だし汁の風味が広がってほっとする味

えびと小松菜のさっと煮

材料（4人分）

えび…12尾
小松菜…大1袋(300g)
しょうが…1かけ

A
だし汁…2カップ
酒…大さじ1
しょうゆ…大さじ1
ラカントS…小さじ1
塩…小さじ⅓

作り方

1 えびは殻をむいて背ワタと尾を取り、片栗粉適量(分量外)でもみ洗いして水けをきる。小松菜は5cm長さのざく切りにする。しょうがはせん切りにする。

2 鍋にAを煮立たせ、1を加え、弱火で7～8分煮る。

調理のPoint

えびは背ワタを取った後、片栗粉をまぶしてしっかりもみ洗いすることで、汚れや臭みが落ちるうえ、食感もプリッとおいしくなります。

ディルの香りがたまらない！

えびとアボカドのマリネ

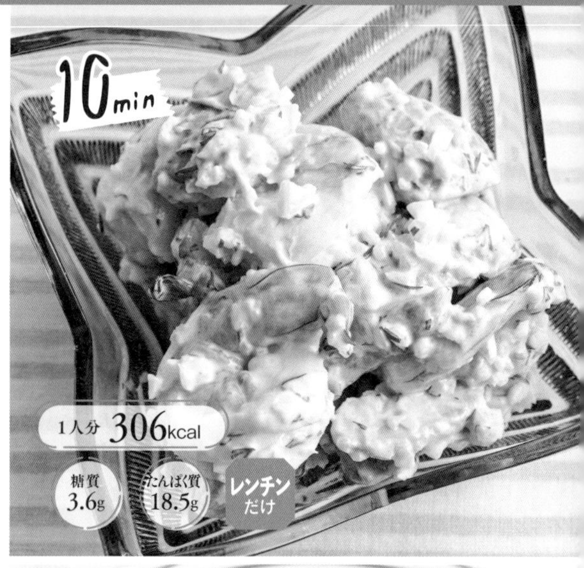
10min
1人分 306kcal
糖質 3.6g
たんぱく質 18.5g
レンチンだけ

材料（2人分）

えび…10尾
酒…大さじ1
アボカド…1個
玉ねぎ…¼個
ディル…1枝

A
マヨネーズ…大さじ2
レモン汁…小さじ2
おろしにんにく…小さじ¼
塩・こしょう…各少々

作り方

1 えびは殻をむいて背ワタと尾を取り、片栗粉適量（分量外）でもみ洗いして水けをきる。耐熱ボウルに入れて酒を加え、ラップをして電子レンジで2分加熱する。アボカドは一口大に切る。玉ねぎはみじん切りにする。ディルは粗く刻む。

2 ボウルにAを混ぜ合わせ、1を加えて和える。

プリプリのえびとシャキシャキレタスの食感が楽しい！

えびとレタスのさっと炒め

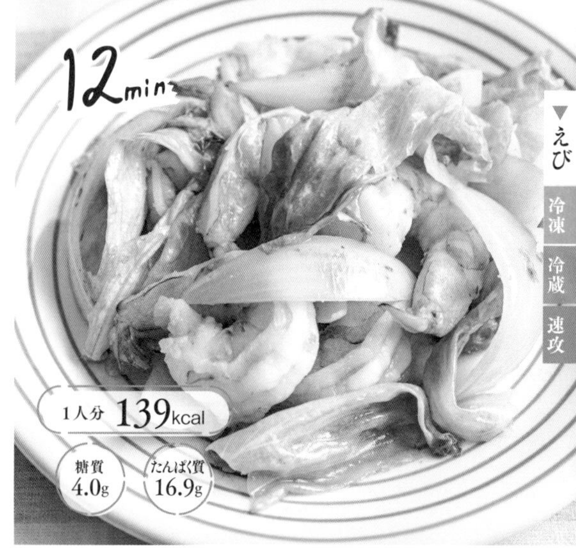
12min
1人分 139kcal
糖質 4.0g
たんぱく質 16.9g

材料（2人分）

えび…10尾
玉ねぎ…½個
レタス（ちぎる）…¼個分（100g）

A
酒…大さじ1
塩…少々
ゆずこしょう…小さじ½

サラダ油…小さじ2

作り方

1 えびは殻をむいて背ワタと尾を取り、片栗粉適量（分量外）でもみ洗いして水けをきる。玉ねぎは8等分のくし形切りにする。

2 フライパンに半量のサラダ油を中火で熱し、えびを炒める。色が変わったら一度取り出す。

3 フライパンをさっと拭いて残りのサラダ油を中火で熱し、玉ねぎを炒める。しんなりしたらレタス、2を戻し入れてさっと混ぜ、合わせたAを加えて軽く炒め合わせる。

にんにくが効いておつまみにもぴったり！

えびとマッシュルームのアヒージョ

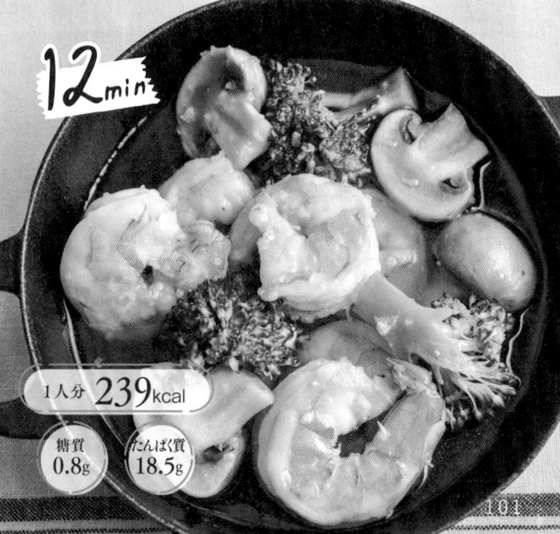
12min
1人分 239kcal
糖質 0.8g
たんぱく質 18.5g

材料（2人分）

えび…10尾
マッシュルーム…6個
ブロッコリー…60g

A
オリーブ油…¾カップ
にんにく（みじん切り）…1かけ分

塩…小さじ⅓

作り方

1 えびは殻をむいて背ワタと尾を取り、片栗粉適量（分量外）でもみ洗いして水けをきる。マッシュルームは半分に切る。ブロッコリーは小房に分ける。

2 小さいフライパンにAを入れて弱火にかける。香りが出てきたら1、塩を加えて弱火にし、蓋をして火が通るまで4～5分煮る。

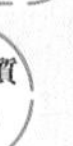

全量 304kcal
糖質 3.8g　たんぱく質 36g
冷凍 1ヶ月

ナンプラーとレモン汁で簡単エスニック風

エスニックマリネ

材料（2人分）
いか…1杯
A
酒…大さじ1
ナンプラー…大さじ1
レモン汁…大さじ1
サラダ油…大さじ1
にんにく（みじん切り）…1かけ分

作り方
1 いかは胴は1cm幅の輪切りにし、足は2本ずつに切り分ける。
2 冷凍用保存袋にAを混ぜ合わせ、1を加えてからめる。

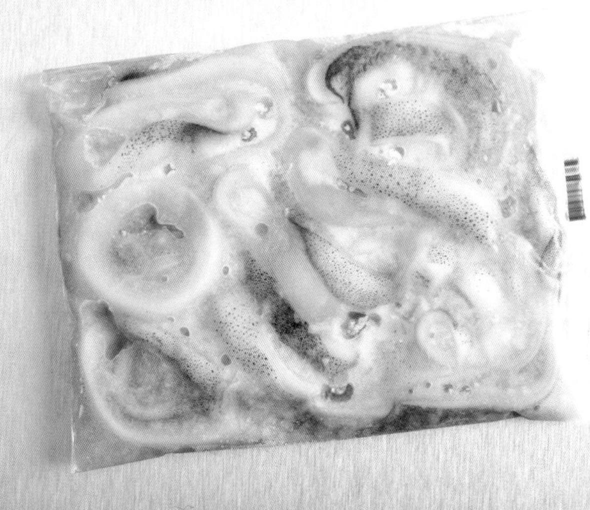

冷凍HOW TO ▶▶▶
袋の空気を抜いて平らにならし、口を閉じて冷凍する。

解凍法 ▶▶▶
半解凍→電子レンジで30秒ほど加熱（袋から中身が取り出せればOK）。

全量 313kcal
糖質 5.8g　たんぱく質 36.4g
冷凍 1ヶ月

オイスターソースの旨味とマヨネーズのコクで満腹感◎

いかのオイスターマヨ漬け

材料（2人分）
いか…1杯
A
マヨネーズ…大さじ1と½
オイスターソース…大さじ1と½

作り方
1 いかは開いて長さを半分に切り、縦1cmの細切りにし、足は2本ずつに切り分けする。
2 冷凍用保存袋にAを混ぜ合わせ、1を加えてからめる。

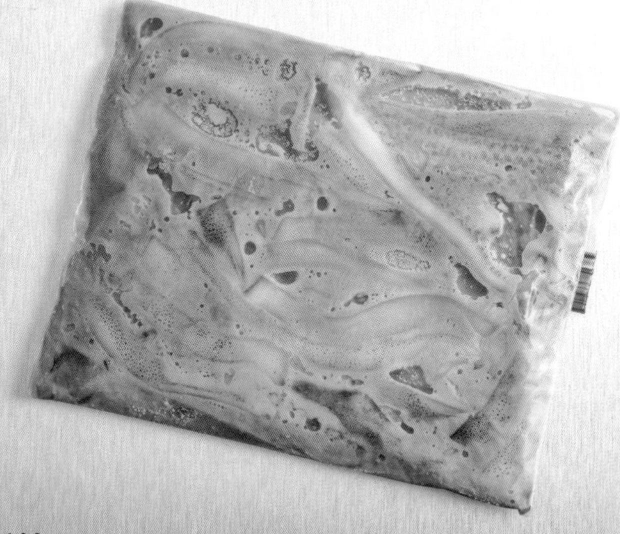

冷凍HOW TO ▶▶▶
袋の空気を抜いて平らにならし、口を閉じて冷凍する。

解凍法 ▶▶▶
半解凍→電子レンジで30秒ほど加熱（袋から中身が取り出せればOK）。

一夜干しや刺身、煮つけなど、外食では食べることも多いけれど、家ではあまり食べないという人も多いのでは？
いかは噛み応えがあって満足感を得やすい食材なので、ダイエット中におすすめ。冷凍作りおきを使えば手軽に調理できます。

Arrange 1 いかとセロリのエスニックソテー

材料と作り方（2人分） 半解凍して調理

1 セロリ½本(50g)は5mm幅の斜め切りにする。アスパラガス4本(60g)は1cm幅の斜め切りにする。
2 フライパンに半解凍したエスニックマリネ全量を入れて蓋をし、中火にかける。温まったら弱火にし、時々混ぜながら5～6分蒸し焼きにする。1を加えて、火が通るまで2～3分炒める。

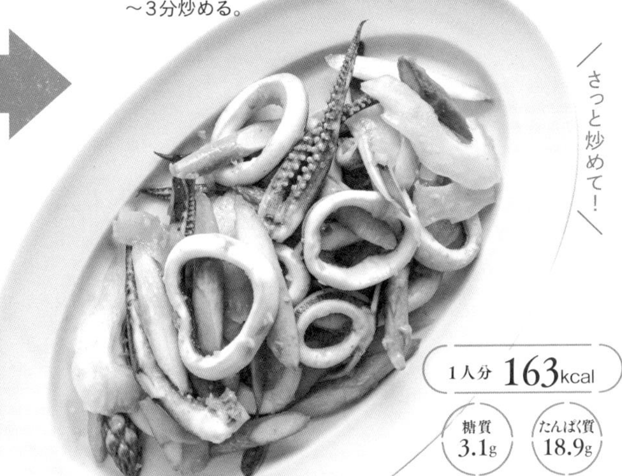

さっと炒めて！

1人分 163kcal 糖質 3.1g たんぱく質 18.9g

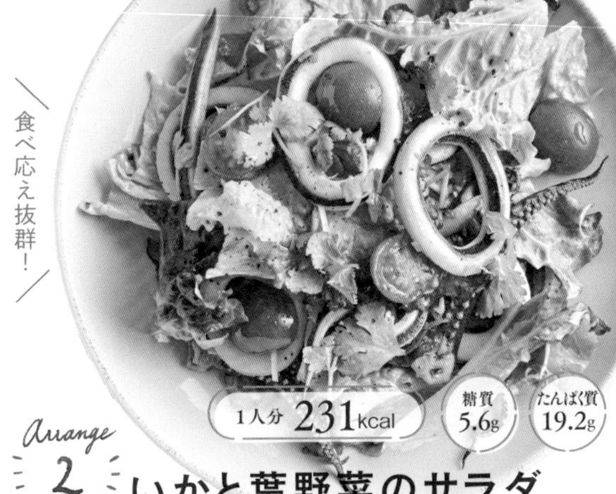

食べ応え抜群！

1人分 231kcal 糖質 5.6g たんぱく質 19.2g

Arrange 2 いかと葉野菜のサラダ

材料と作り方（2人分） 半解凍して調理

1 ミニトマト6個は半分に切る。
2 サニーレタス5枚(80g)は食べやすくちぎって水にさらし、水けをきる。パクチー20gは3cmのざく切りにする。
3 フライパンに半解凍したエスニックマリネ全量を入れて蓋をし、中火にかける。温まったら弱火にし、時々混ぜながら5～6分蒸し焼きにする。火が通ったら1を加えてさっと炒める。
4 ボウルに2、オリーブ油大さじ1、塩・粗びき黒こしょう各少々、3を加えてさっと和える。

Arrange 1 いかとパプリカの焼きそば風

材料と作り方（2人分） 半解凍して調理

1 ピーマン1個(30g)、黄パプリカ¼個(30g)は5mm幅に切る。しらたき2袋は2～3分下ゆでして、2～3等分に切る。
2 フライパンを中火で熱し、しらたきをから炒りする。水分が飛んでチリチリ音がしたら一度取り出す。
3 2のフライパンに半解凍したいかのオイスターマヨ漬け全量を入れて蓋をし、中火にかける。温まったら弱火にし、4～5分炒める。ピーマン、黄パプリカを加えてさっと炒め、しんなりしたら2を戻し入れ、しょうゆ小さじ1、塩・こしょう各少々を加えてさっと炒める。

1人分 166kcal 糖質 4.5g たんぱく質 18.7g

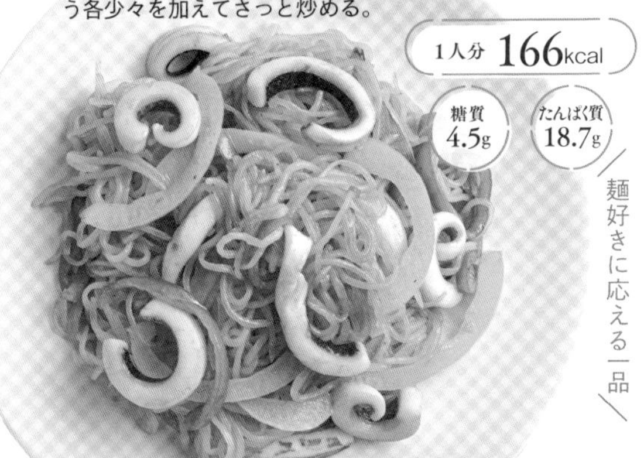

麺好きに応える一品

1人分 166kcal 糖質 3.7g たんぱく質 18.8g

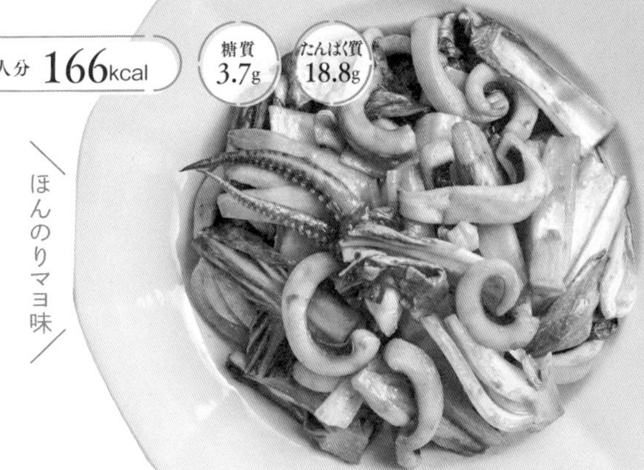

ほんのりマヨ味

Arrange 2 いかとチンゲン菜のオイスターマヨ炒め

材料と作り方（2人分） 半解凍して調理

1 チンゲン菜1袋(200g)は葉は長さを3等分にし、茎は8等分のくし形切りにする。
2 フライパンに半解凍したいかのオイスターマヨ漬け全量を入れて蓋をし、中火にかける。温まったら弱火にし、4～5分蒸し焼きにする。ほぐれてきたら1の茎を加えて炒め、しんなりしたら葉を加えてさっと炒める。

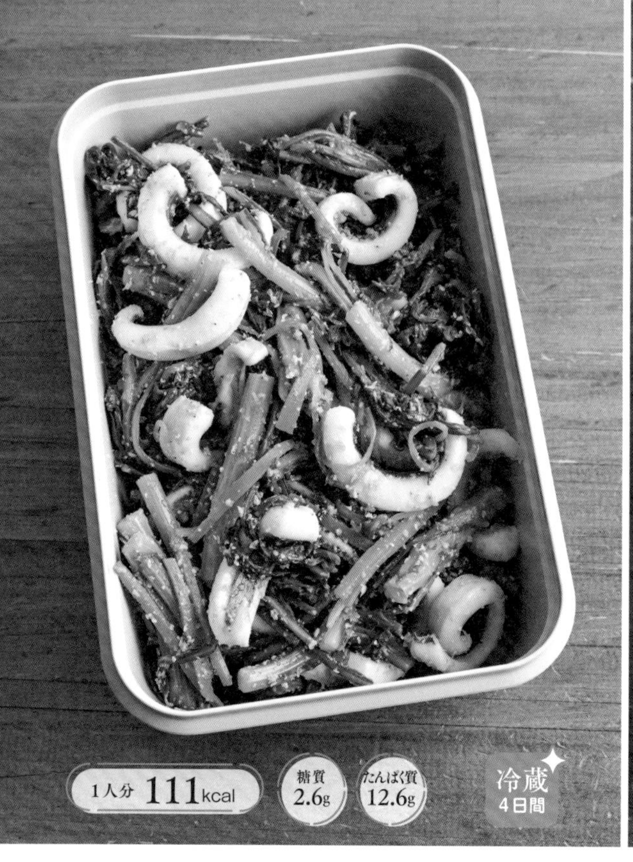
1人分 111kcal
糖質 2.6g
たんぱく質 12.6g
冷蔵 4日間

からしが春菊とマッチ！食べ応えも◎

いかと春菊のからしごま和え

材料（4人分）

いか…1杯
春菊…2袋
にんじん…30g

A
白すりごま…大さじ3
しょうゆ…小さじ4
ラカントS…小さじ4
酢…大さじ½
からし…小さじ½

作り方

1 いかは開いて長さを半分に切り、1cm幅の細切りにする。足は2本ずつに切り分ける。春菊は5cm長さ、にんじんは細切りにする。これらをすべてさっとゆでる。
2 ボウルにAを混ぜ合わせ、1を加えて和える。

代わりの食材
いかの代わりにツナやたこ、ゆでた豚しゃぶ肉や鶏ささみなど。春菊の代わりは豆苗やほうれん草、ブロッコリー、グリルで焼いたなすを使っても。

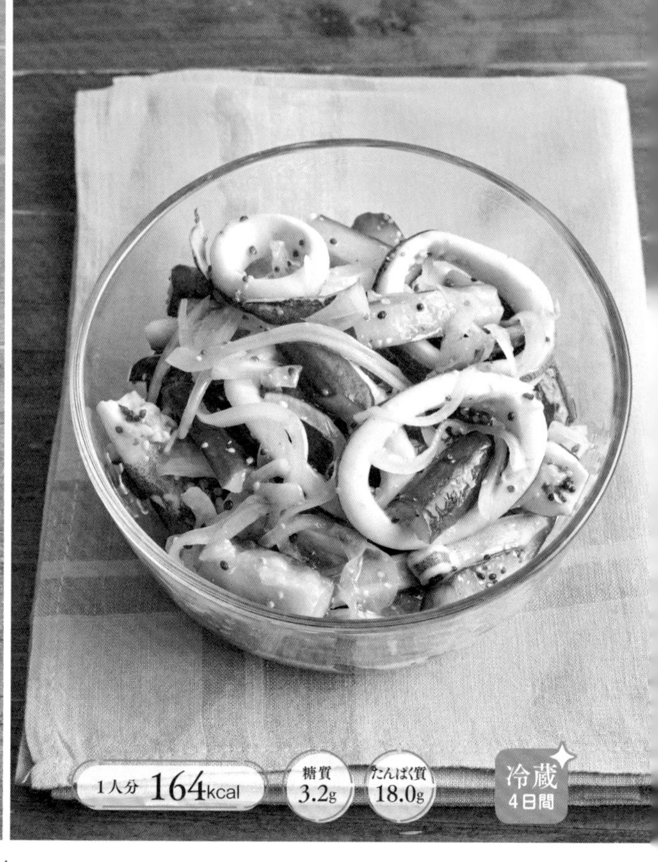
1人分 164kcal
糖質 3.2g
たんぱく質 18.0g
冷蔵 4日間

お腹を満たしてくれるさっぱりマリネ

いかときゅうりのマリネ

材料（4人分）

いか…2杯
白ワイン…大さじ2
玉ねぎ…½個
きゅうり…2本
塩…小さじ¼

A
オリーブ油…大さじ2
酢…大さじ1と½
粒マスタード…大さじ1
塩…小さじ½
粗びき黒こしょう…少々

作り方

1 いかは胴は1cm幅の輪切りにし、足は2本ずつに切り分ける。白ワインを加えた湯でさっとゆでる。
2 玉ねぎは薄切りにして水にさらす。きゅうりはすりこぎ棒などで叩いて食べやすく切り、塩をまぶして10分ほどおいて水けをきる。
3 ボウルにAを混ぜ合わせ、1と2を加えて和える。

代わりの食材
いかの代わりにスモークサーモンやえび、たこ、ゆでた豚肉、酒蒸しにした鶏ささみもおすすめ。野菜はセロリやミニトマト、キャベツ、パプリカなども。

ガーリックが香っておつまみにもピッタリ

いかとブロッコリーのペペロン炒め

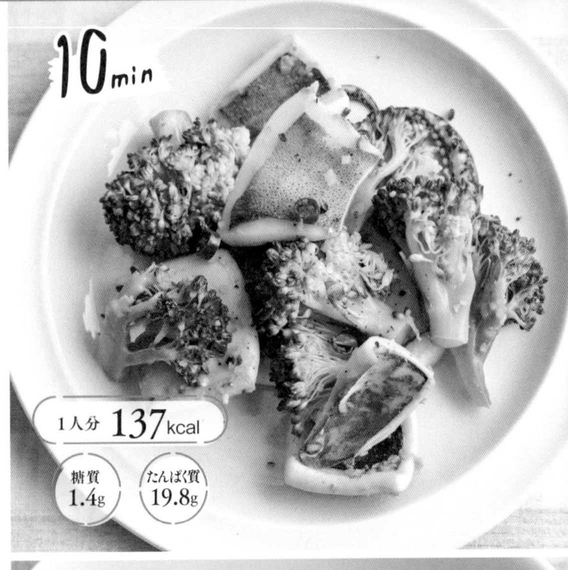
10min
1人分 137kcal
糖質 1.4g
たんぱく質 19.8g

材料（2人分）

いか…1杯
ブロッコリー…½株(120g)
にんにく…1かけ
水…大さじ2
オリーブ油…大さじ½
赤唐辛子(小口切り)…1本分
白ワイン…大さじ1
塩…小さじ⅓
粗びき黒こしょう…少々

作り方

1 いかは半分に開いて、4等分の長さに切り、4〜5cm幅に切る。ブロッコリーは小房に分ける。にんにくはみじん切りにする。
2 フライパンを中火で熱し、ブロッコリー、水を入れて蓋をして蒸し炒めにする。しんなりしたら、端に寄せてオリーブ油、にんにく、赤唐辛子を加えて炒め、香りが出たらいか、白ワインを加えてさっと炒める。塩、粗びき黒こしょうで味をととのえる。

コクのある酢みそが絶品！

いかとにらの酢みそかけ

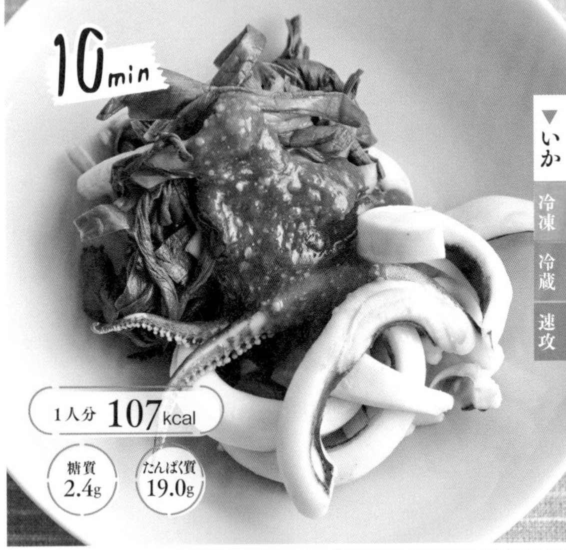
10min
1人分 107kcal
糖質 2.4g
たんぱく質 19.0g

材料（2人分）

いか…1杯
にら…1袋
A みそ…大さじ1
酢…大さじ½
ラカントS…大さじ1

作り方

1 いかは開いて半分に切り、胴は1cm幅の細切りにし、足は2本ずつに切り分ける。にらは5cm長さに切る。鍋に湯を沸かしてにら、いかの順でさっとゆでる。Aは混ぜ合わせる。
2 器にいか、にらを盛り、Aをかける。

バターじょうゆでやみつきのおいしさ！

いかの甘辛炒め

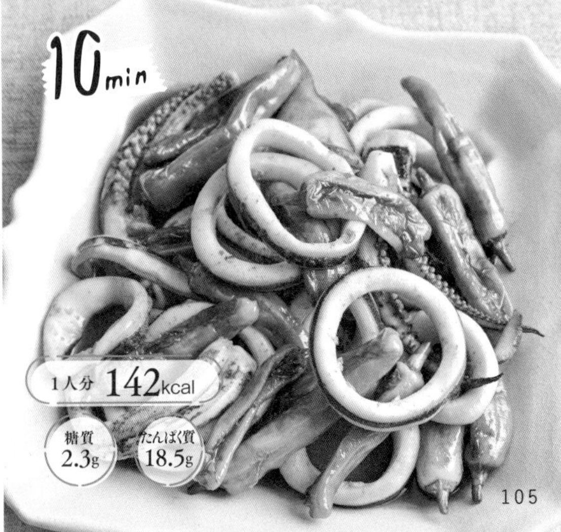
10min
1人分 142kcal
糖質 2.3g
たんぱく質 18.5g

材料（2人分）

いか…1杯
しし唐辛子…2パック(20本)
バター…10g
A しょうゆ…大さじ1
酒…大さじ1
ラカントS…小さじ2

作り方

1 いかは胴は1cm幅の輪切りにし、足は2本ずつに切り分ける。しし唐辛子は切り目を入れる。
2 フライパンにバターを中火で熱し、いか、しし唐辛子を入れて炒める。しんなりしたらAを加えてさっとからめる。

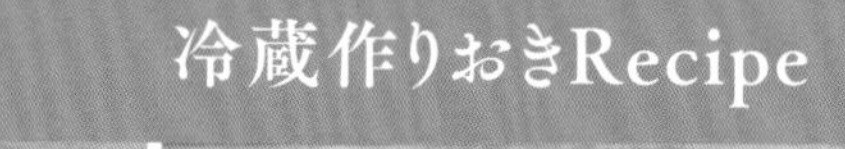

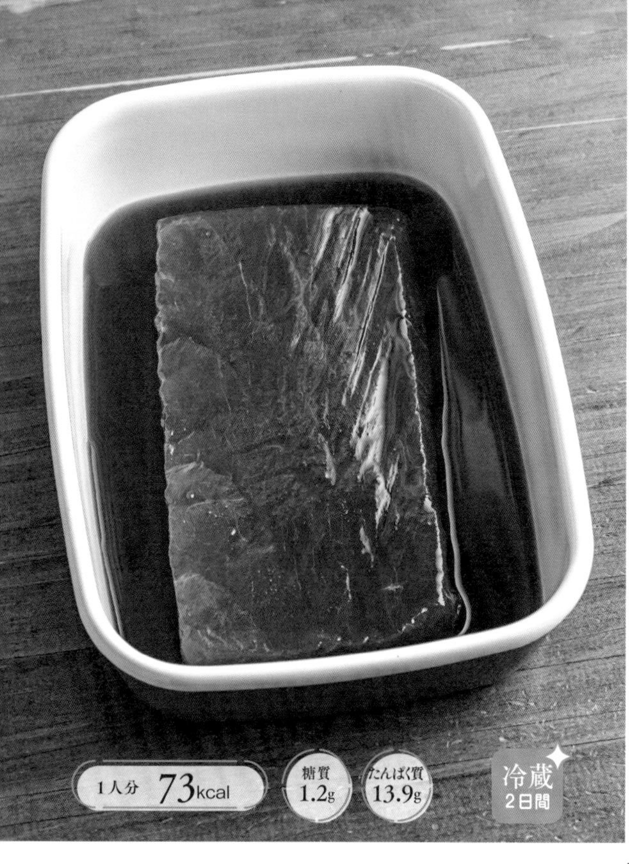

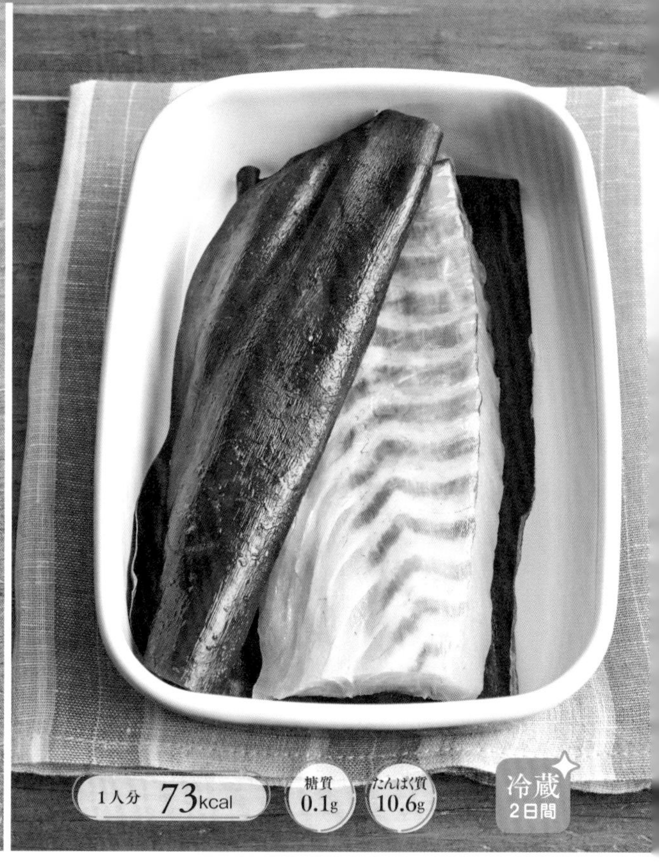

少し甘味を加えたシンプルなしょうゆダレで

まぐろの漬け

材料（4人分）

まぐろのサク（刺身用）…200g

A
- しょうゆ…大さじ2
- 酒…大さじ1
- ラカントS…小さじ½

作り方

1 耐熱ボウルにAを入れてラップをせずに、電子レンジで40秒加熱し、アルコールを飛ばす。

2 保存容器にまぐろを入れ、粗熱を取ったAを加えてからめ、30分以上おく。

調理のPoint

漬ける時間がなく、すぐに食べたい時は、カットされているお刺身を使ったり、あらかじめまぐろを薄切りにしてからさっとからめるだけでもOKです。

塩でシンプルに。青じそを添えて一緒に食べても◎

たいの昆布じめ

材料（4人分）

たいのサク（刺身用）…200g

塩…小さじ⅛

昆布（約20cm長さ）…2枚（約30g）

作り方

1 たいに塩をふり、昆布ではさむ。ラップでぴったり包み、冷蔵庫で保存する。

調理のPoint

昆布で挟むときに、たいと昆布にすき間ができてしまうと、味にムラが出てしまいます。ラップでぴったり包むのはもちろん、昆布はなるべく平らなものを選ぶのがポイントです。

サクで買った生の刺身を保存するなら、漬けやマリネにしてからの保存がおすすめです。
日持ちがよくなるのはもちろん、旨味やコクがプラスされ、味がよく染みさらにおいしくなります。

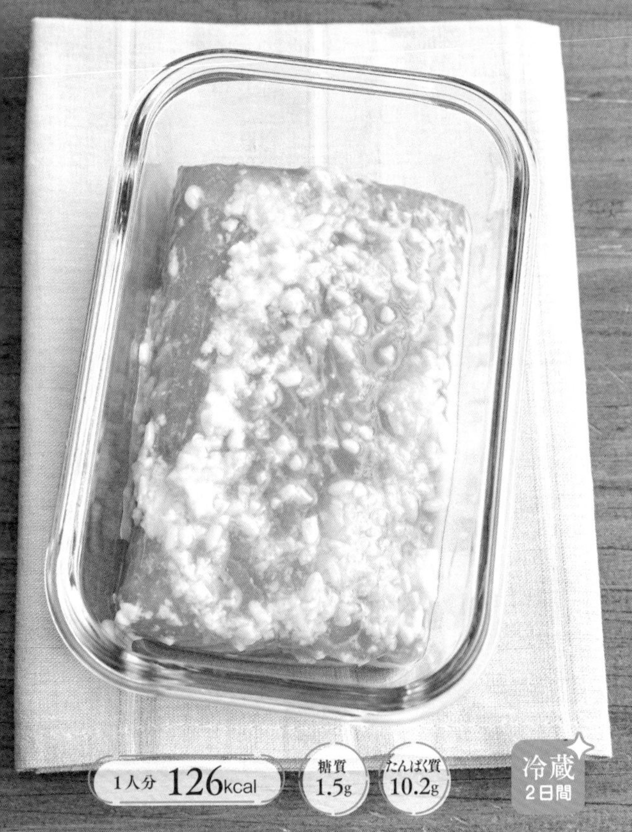

1人分 126kcal　糖質 1.5g　たんぱく質 10.2g　冷蔵 2日間

塩麹漬けしたサーモンはとろっと深みのある味わいに

サーモンの塩麹漬け

材料（4人分）

サーモンのサク（刺身用）…200g
塩麹…大さじ1と½

作り方

1 ラップに半量の塩麹を塗ってサーモンをおき、その上に残りの塩麹を塗る。ラップでぴったり包んで冷蔵庫で保存する。

調理のPoint

塩麹を塗って、そのまま保存容器などに入れて漬け込むよりも、一度ラップでぴったり包んでから漬け込むのがおすすめ。少量の塩麹でも全体にしっかりと漬かります。

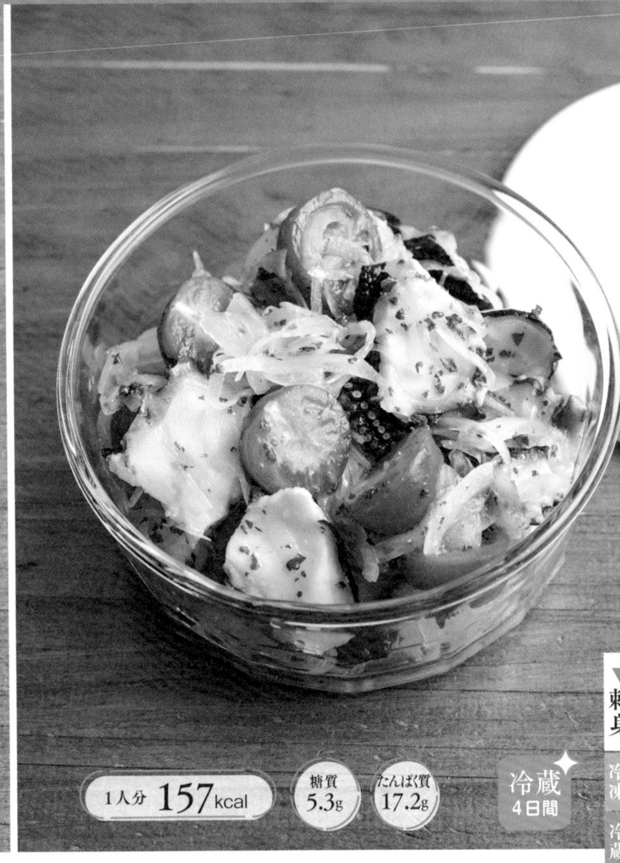

1人分 157kcal　糖質 5.3g　たんぱく質 17.2g　冷蔵 4日間

みじん切りのパセリが入ってさわやか！

たこと玉ねぎのマリネ

材料（4人分）

ゆでだこ…300g
玉ねぎ…1個
ミニトマト…10個

A
オリーブ油…大さじ2
酢…大さじ1と½
塩…小さじ½
こしょう…少々
おろしにんにく…小さじ½
パセリ（みじん切り）…大さじ2

作り方

1 たこはそぎ切りにする。玉ねぎは薄切りにして水にさらし、水けをきる。ミニトマトは半分に切る。
2 ボウルにAを混ぜ合わせ、1を加えて和える。

代わりの食材

たこの代わりに生ハムやささみ、スモークサーモンなど。ドレッシングは梅干しを加えたものやオイスターソースを加えて中華風にしてもおいしいです。

刺身　冷凍　冷蔵　速攻

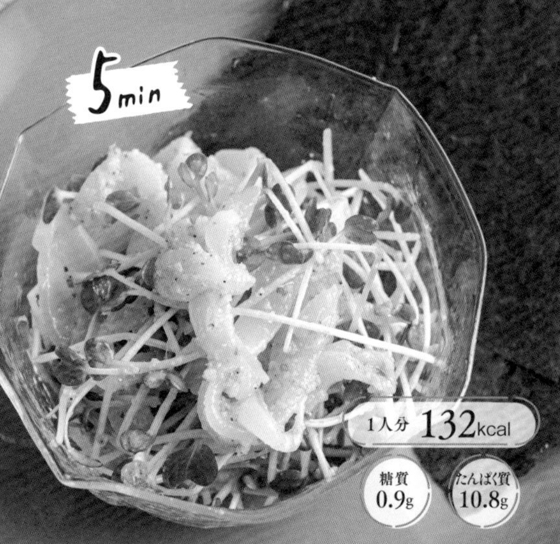
5min
1人分 132kcal
糖質 0.9g
たんぱく質 10.8g

ごまとにんにくの風味がたまらない！

いかと貝割れの手巻きナムル

材料（2人分）

いかそうめん（刺身用）…100g
貝割れ菜…1パック
A ごま油…大さじ1
　白すりごま…大さじ1
　酢…小さじ½
　塩…小さじ¼
　おろしにんにく…小さじ¼
焼きのり…適量

作り方

1 貝割れ菜は根元を落とす。
2 ボウルにAを混ぜ合わせ、1といかそうめんを加えて和える。焼きのりを添えて、巻いていただく。

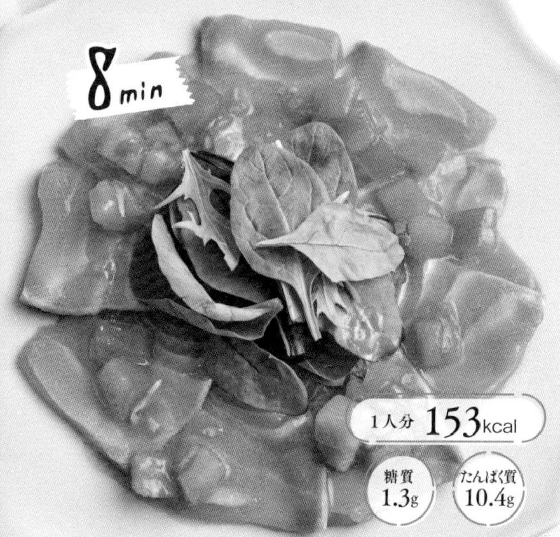
8min
1人分 153kcal
糖質 1.3g
たんぱく質 10.4g

オイル、レモン汁、塩、こしょうでシンプルにいただく

サーモンのカルパッチョ

材料（2人分）

サーモン（刺身用）…100g
ベビーリーフ…適量
トマト…¼個
A オリーブ油…大さじ½
　レモン汁…小さじ1
　塩・こしょう…各少々

作り方

1 サーモンは薄切りにしてベビーリーフと共に器に盛る。
2 トマトは1cm角に切り、Aと混ぜ、サーモンにかける。

代わりの食材
お刺身ならなんでもOK。トマトの代わりに、すりおろしたにんじんや、角切りにしたきゅうりなど。粗みじん切りにしたセロリや玉ねぎ、パプリカ、ピーマンなどを加えても。

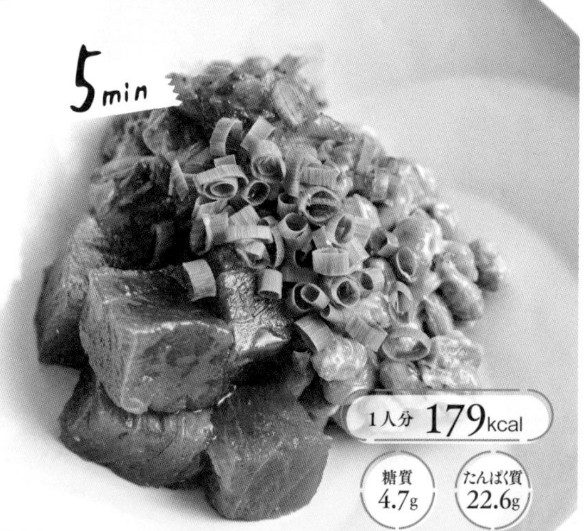
5min
1人分 179kcal
糖質 4.7g
たんぱく質 22.6g

発酵食品を盛り合わせて栄養バランス◎な一品

まぐろキムチ納豆

材料（2人分）

まぐろ（刺身用）…100g
納豆…2パック
キムチ…60g
万能ねぎ（小口切り）…適量
しょうゆ…適量

作り方

1 まぐろは角切りにする。
2 器に1、納豆、キムチを盛り、万能ねぎをのせてしょうゆをかける。

代わりの食材
まぐろの代わりにあじやサーモン、いか、ほたてなどもおすすめ。納豆の代わりにめかぶやわかめなどを使っても。

刺身はそのまま食べてもおいしいですが、一手間を加えるだけで色々な楽しみ方ができるのがうれしい。
野菜やナッツ、納豆などの食材を合わせてバランスのとれた一品が作れます。

ナッツを加えるだけでいつものサラダがおしゃれに！

たいのエスニックサラダ

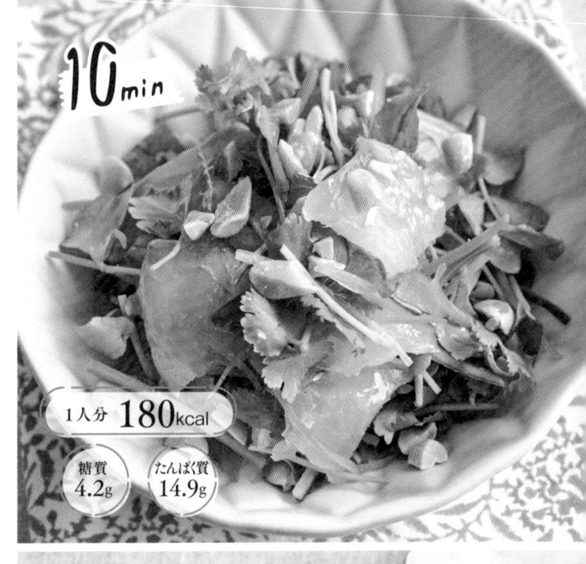

10min
1人分 180kcal
糖質 4.2g
たんぱく質 14.9g

材料（2人分）

たい(刺身用)…100g
パクチー…20g
クレソン…1袋
にんじん…30g
きゅうり…½本
ピーナッツ…20g

A
ナンプラー…大さじ1
レモン汁…大さじ1
ラカントS…大さじ½
サラダ油…大さじ½

作り方

1 たいは薄切りにする。パクチーは3cm長さに切り、クレソンは5cm長さに切る。にんじん、きゅうりは細切りにする。
2 ピーナッツは粗く刻む。Aは混ぜ合わせておく。
3 ボウルに1を入れてさっと混ぜ合わせ、器に盛る。ピーナッツを散らし、Aをかける。

昆布だしのスープでしゃぶしゃぶしたぶりが美味

ぶりと長ねぎ、豆苗のしゃぶしゃぶ

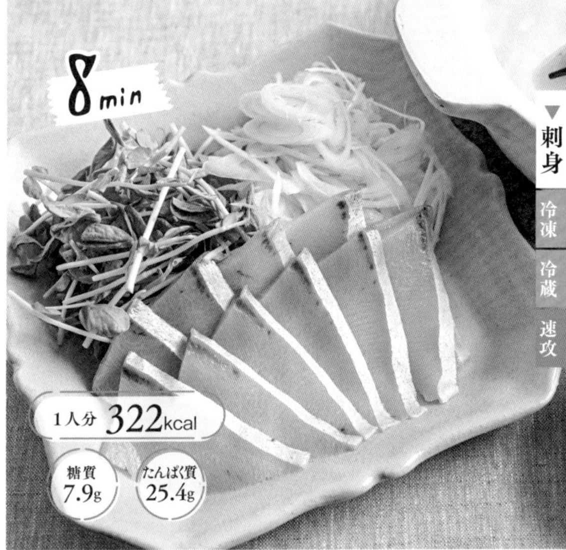

8min
1人分 322kcal
糖質 7.9g
たんぱく質 25.4g

材料（2人分）

ぶり(しゃぶしゃぶ用)…200g
長ねぎ…1本
豆苗…1袋

A
水…4カップ
酒…大さじ2
昆布(5cm長さ)…1枚

ポン酢しょうゆ・ゆずこしょう…各適量

作り方

1 長ねぎは斜め薄切りにし、豆苗は長さを半分に切る。
2 鍋にAを沸かして、1、ぶりをさっとくぐらせる。ポン酢しょうゆ、ゆずこしょうでいただく。

しょうがでさっぱりとした、たこの和え物

たこと万能ねぎのしょうがみそ和え

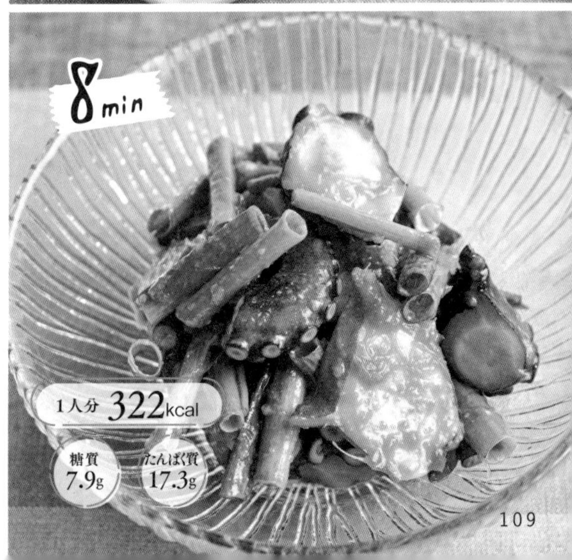

8min
1人分 322kcal
糖質 7.9g
たんぱく質 17.3g

材料（2人分）

ゆでだこ…150g
万能ねぎ…¼袋(25g)

A
みそ…小さじ2
ラカントS…大さじ½
おろししょうが…小さじ1
ごま油…小さじ1

作り方

1 たこは食べやすく切る。万能ねぎは3cm長さに切る。
2 ボウルにAを混ぜ合わせ、1を加えて和える。

Column 2

糖質オフのお酒とのつき合い方

糖質オフ中でも、糖質の低いものであれば、お酒も楽しめます。おつまみの食べ過ぎに注意し、糖質の低いものを選んで、息抜きしながらダイエットを続けましょう。

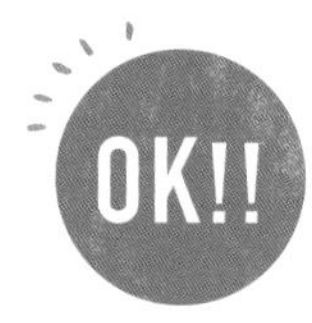
OK!!

アルコール

お酒は醸造酒ではなく、焼酎やウイスキーなどの蒸留酒が基本で、割り物も炭酸水やお茶などの低糖質のものに。醸造酒でも赤ワインならOKですが、甘さを感じるものは糖質が高めなので、辛口を選びましょう。

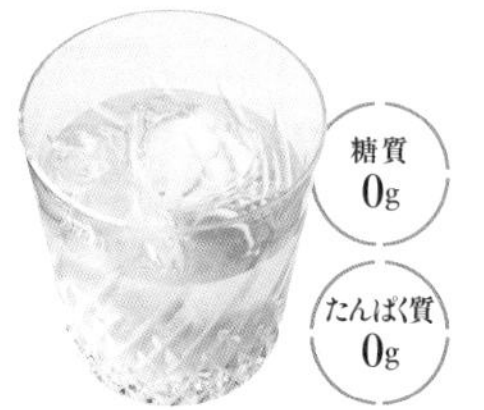

焼酎(60ml)

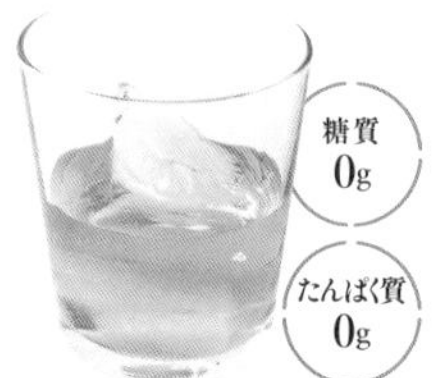

ウイスキー(60ml)

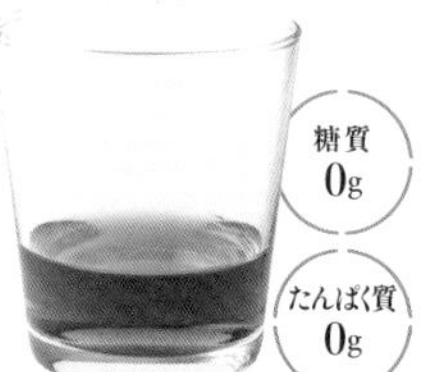

ブランデー(60ml)

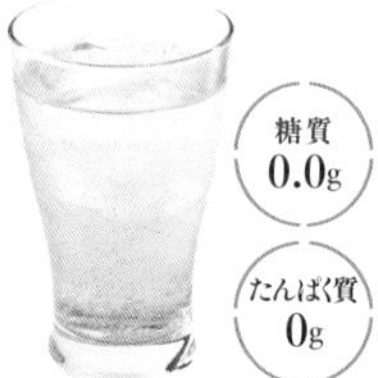
糖質
0.0g
たんぱく質
0g

ハイボール(200ml)

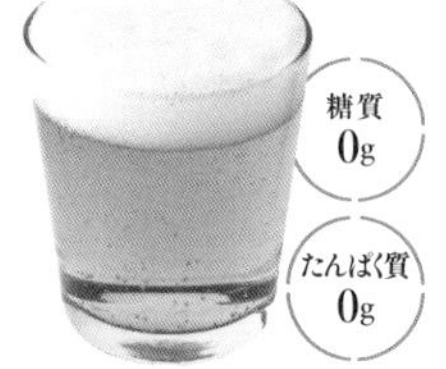

糖質ゼロの発泡酒(200m)

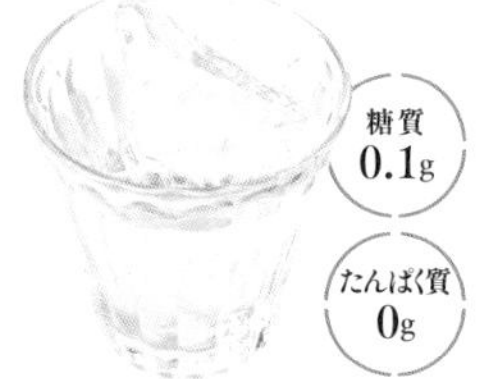
糖質
0.1g
たんぱく質
0g

ジンやラム(60ml)

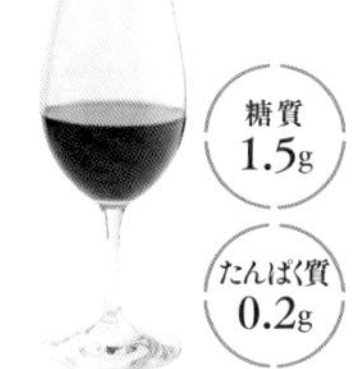
糖質
1.5g
たんぱく質
0.2g

赤ワイン(100ml)

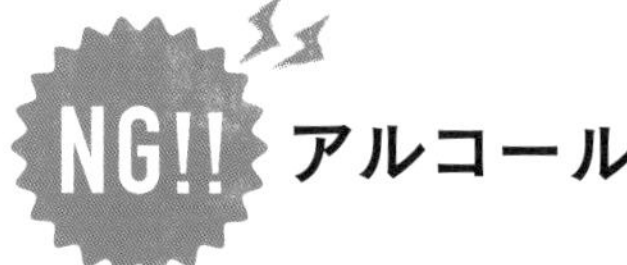
NG!!

アルコール

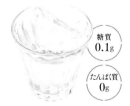

ビールや日本酒など、穀物を醸造して作ったものや、甘い味のするお酒はNG。焼酎やウイスキーなどもそれ自体は糖質が低いですが、フルーツやジュースなどで割ると糖質が高くなってしまうので、注意して。

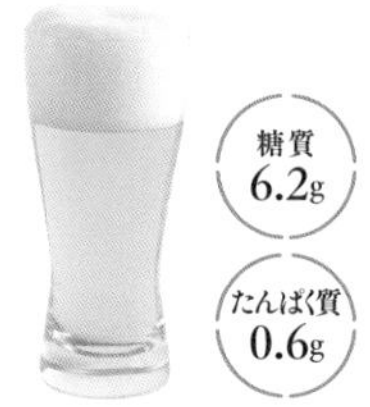
糖質
6.2g
たんぱく質
0.6g

ビール(200ml)

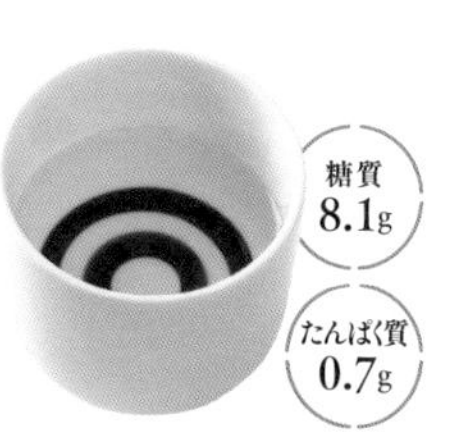
糖質
8.1g
たんぱく質
0.7g

日本酒(180ml)

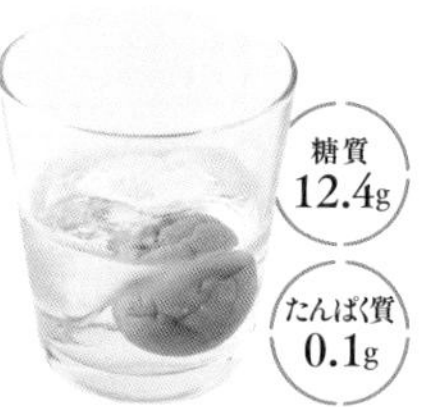
糖質
12.4g
たんぱく質
0.1g

梅酒(60ml)

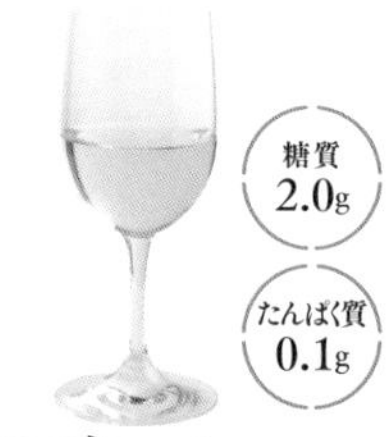
糖質
2.0g
たんぱく質
0.1g

甘口白ワイン(100ml)

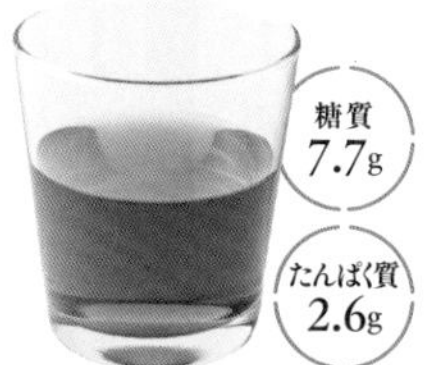
糖質
7.7g
たんぱく質
2.6g

紹興酒(150ml)

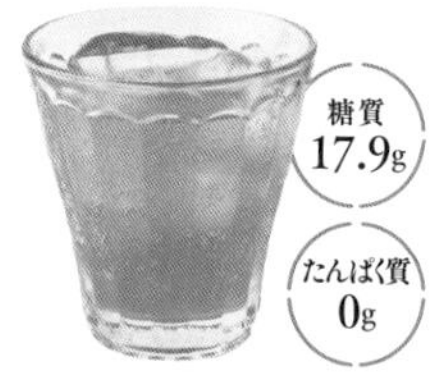
糖質
17.9g
たんぱく質
0g

カシスオレンジ(350ml)

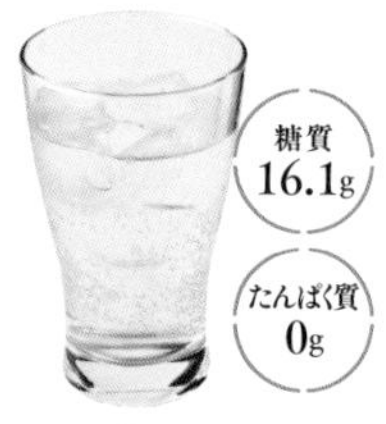
糖質
16.1g
たんぱく質
0g

グレープフルーツサワー(200ml)

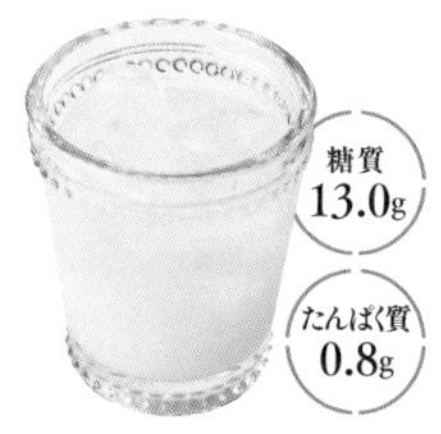
糖質
13.0g
たんぱく質
0.8g

カルピスサワー(200ml)

Part 3

糖質オフの卵・大豆製品の作りおき＆速攻レシピ

良質なたんぱく質が豊富な大豆加工品と、栄養価の高い卵はどちらも糖質が低い食材です。比較的安く購入できるので、上手に取り入れてみて。

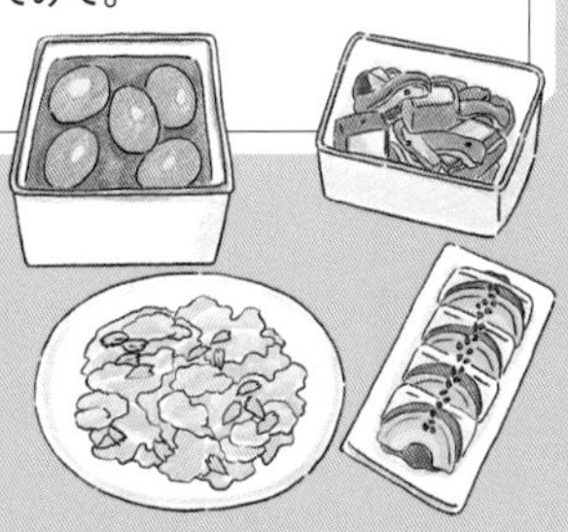

糖質オフでやせる！

作りおき＆速攻おかずで 帰ってから15分でできる時短献立⑥

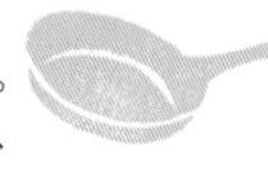

冷蔵作りおきしておいたおからボールのトマト煮と糖質ゼロの麺を使ったパスタ風の献立です。合わせる副菜も冷蔵作りおきだから、今日はもう作る気力がない…という日でも無理なく作れ、しっかり見栄えがあるのもうれしい！休日のランチにするのもおすすめです。

主菜

冷蔵 作りおき おからボールのトマト煮（P123）

前日まで

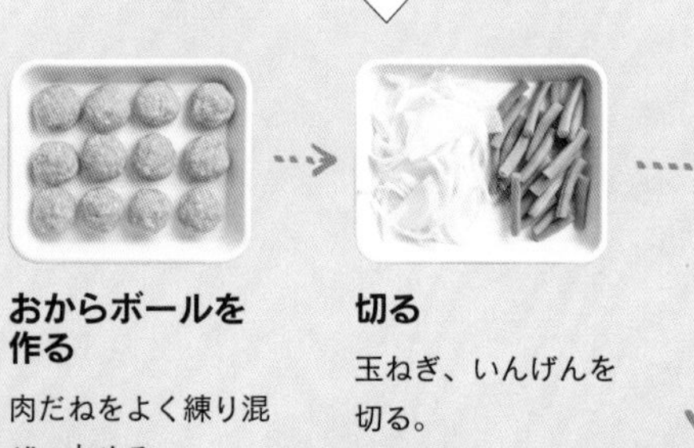

おからボールを作る

肉だねをよく練り混ぜ、丸める。

切る

玉ねぎ、いんげんを切る。

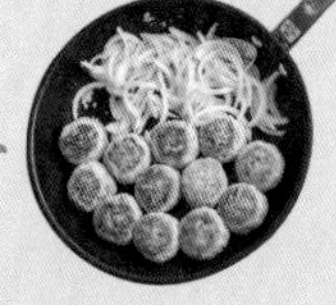

炒める

おからボール、玉ねぎを炒める。

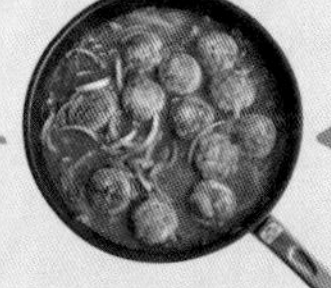

煮込む

トマト缶、調味料を加えて煮る。

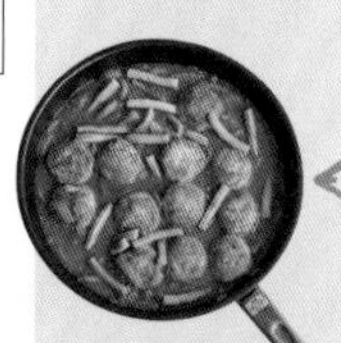

仕上げる

いんげんを加えて煮る。

帰ってから

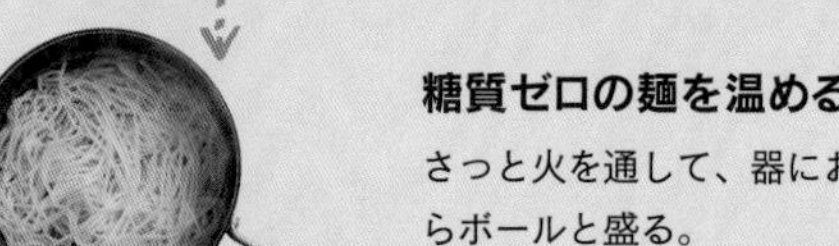

温める

電子レンジで温める。

糖質ゼロの麺を温める

さっと火を通して、器におからボールと盛る。

完成！

cooking time 3min

副菜

冷蔵 作りおき 春菊とベーコンのマスタード炒め（P147）

前日まで

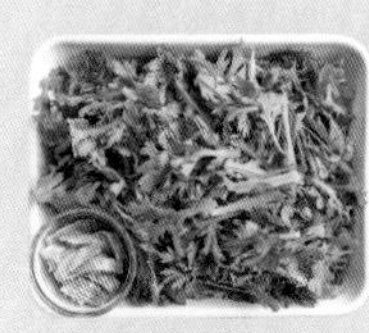

切る

ベーコン、春菊を切る。

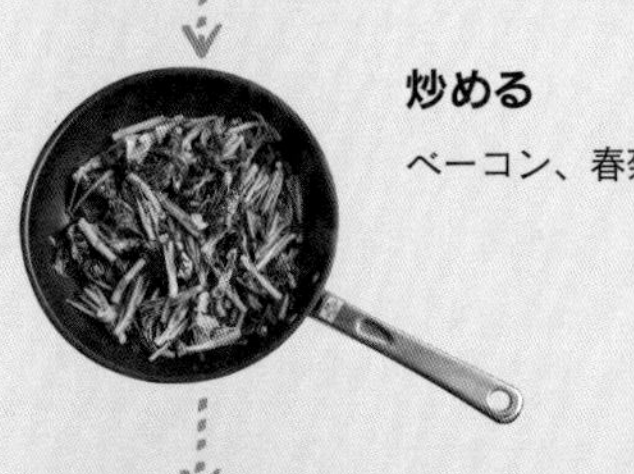

炒める

ベーコン、春菊を炒める。

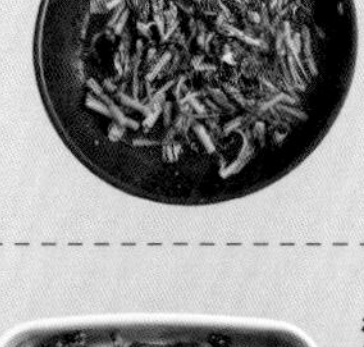

味つけする

調味料を加えてさっと炒める。

帰ってから

温める

電子レンジで温める。

cooking time 3min

完成！

献立MEMO

冷蔵×冷蔵は帰ってからが超絶ラク！

時間がない日や、作るのが面倒な日に頼りになるのが、冷蔵作りおきのおかず。温めればすぐに食べられるから、常備しておくと◎。

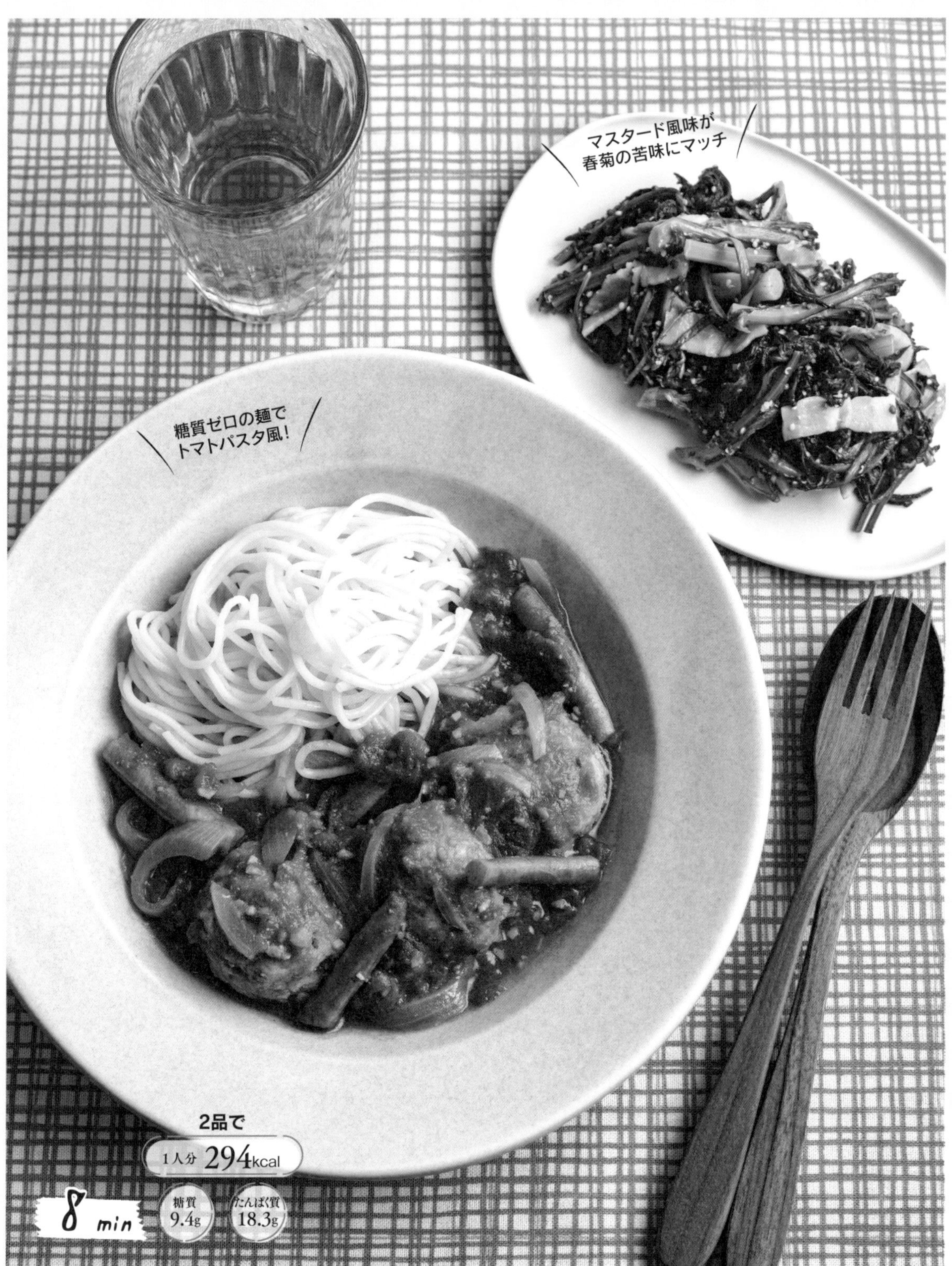
マスタード風味が
春菊の苦味にマッチ
糖質ゼロの麺で
トマトパスタ風!
2品で
1人分 294kcal
8 min
糖質
9.4g
たんぱく質
18.3g

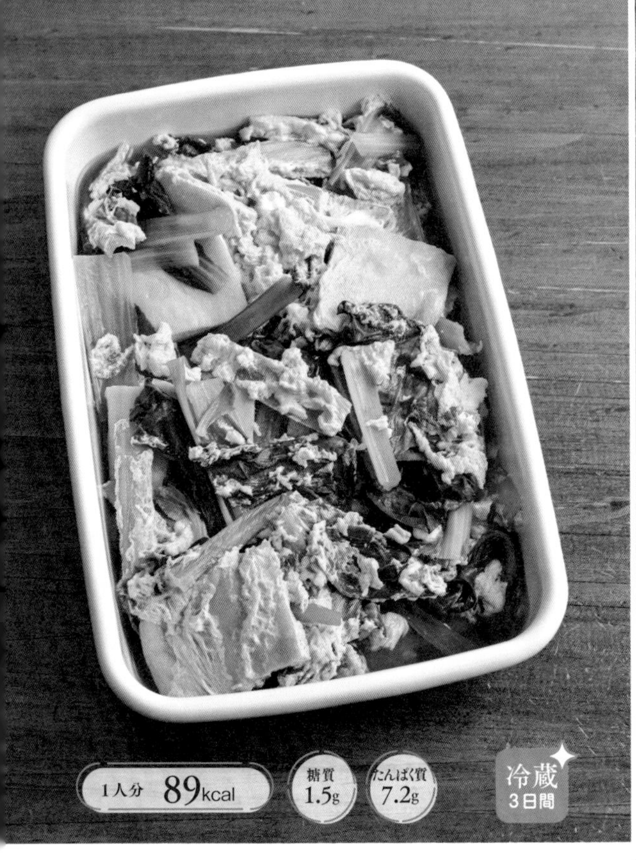
1人分 89kcal
糖質 1.5g
たんぱく質 7.2g
冷蔵 3日間

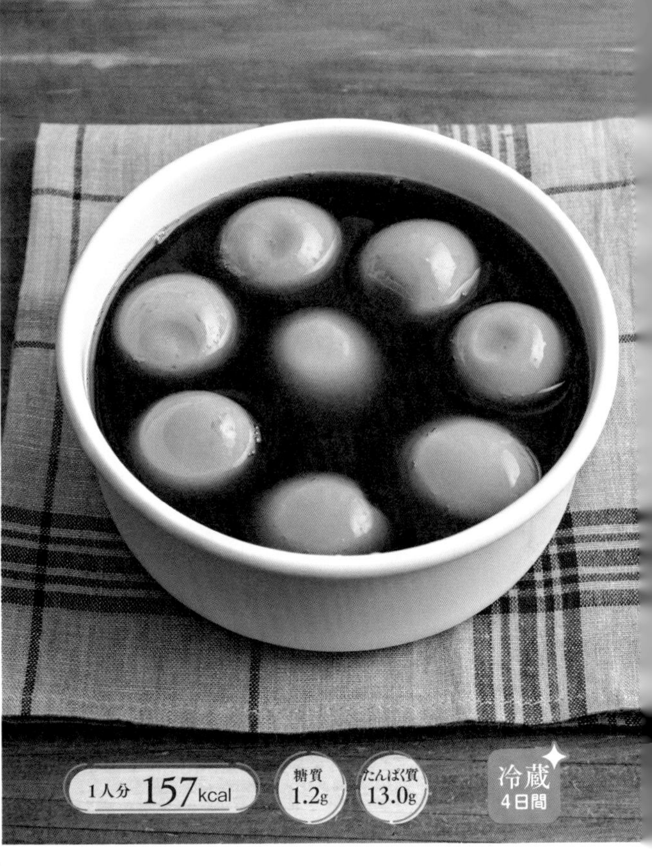
1人分 157kcal
糖質 1.2g
たんぱく質 13.0g
冷蔵 4日間

ホッとする和風味の一品。朝食にもおすすめ

油揚げと小松菜の卵とじ

材料（4人分）

卵…2個
油揚げ…1枚
小松菜…2袋

A
だし汁…2カップ
しょうゆ…大さじ1と½
ラカントS…小さじ2
塩…少々

作り方

1 油揚げは縦半分に切って、3cm幅に切る。小松菜は5cm長さのざく切りにする。
2 フライパンにAを煮立たせ、1を入れる。蓋をして弱火にし、3～4分煮る。しんなりしたら中火にして卵を溶き入れ、蓋をして好みのかたさまで煮る。

調理のPoint

卵はしっかり火を入れたほうが保存に向きます。すぐに食べるのであれば、卵は半熟程度でOK。具材とよくからんでおいしくいただけます。

おいしい味玉が簡単にできる！

味玉

材料（4人分）

卵…8個
酢…大さじ1

A
水…¾カップ
しょうゆ…½カップ
ラカントS…大さじ4

作り方

1 沸騰した湯に卵、酢を入れて7分ほどゆでる。ざるにあげて冷やし、殻をむく。
2 鍋にAを入れて中火にかける。沸騰したら火を止めて粗熱が取れたら保存袋に1と共に入れ、冷蔵庫で3時間以上漬ける。

糖質オフのPoint

漬け汁で使う砂糖はラカントSに変えれば安心。ラカントSは溶けにくいので、火にかけてしっかり溶かすようにしましょう。卵は時々上下を返して全体になじませて。

冷蔵庫のストックにかかせない卵を、ゆで卵ではなく作りおきをした状態で保存するのもおすすめ。
卵を丸々1個使った腹持ちのいい作りおきは、糖質オフ中の一品としてだけでなく、お腹を空かせた子どもにも喜ばれること間違いなしです。

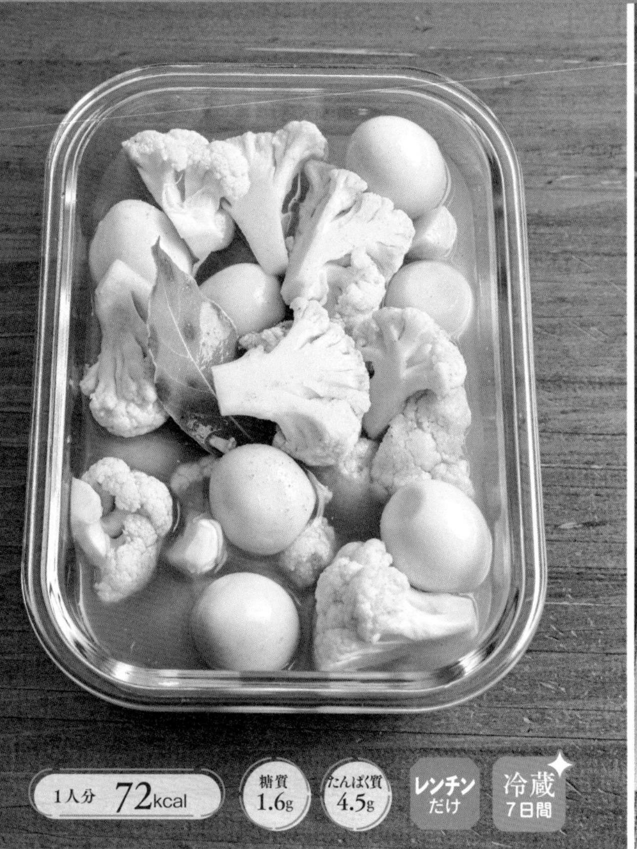

1人分 72kcal　糖質 1.6g　たんぱく質 4.5g　レンチンだけ　冷蔵 7日間

カリフラワーの食感が◎。お弁当にも

うずらとカリフラワーのカレーピクルス

材料（4人分）

うずらの卵（水煮）…12個
カリフラワー…½個

A
水…½カップ
酢…大さじ5
ラカントS…大さじ2
塩…小さじ½
カレー粉…小さじ1
ローリエ…1枚

作り方

1 耐熱ボウルにAを入れてラップをし、電子レンジで3～4分加熱する。熱いうちにうずらの卵、小房に分けたカリフラワーを入れ、冷蔵庫で半日漬け込む。

糖質オフのPoint

低糖質のカリフラワーと卵のピクルスで糖質オフ。生のカリフラワーをピクルス液が熱いうちに漬けることで、程よく火が通っておいしい食感に。ゆでる手間がないのもうれしいポイント。

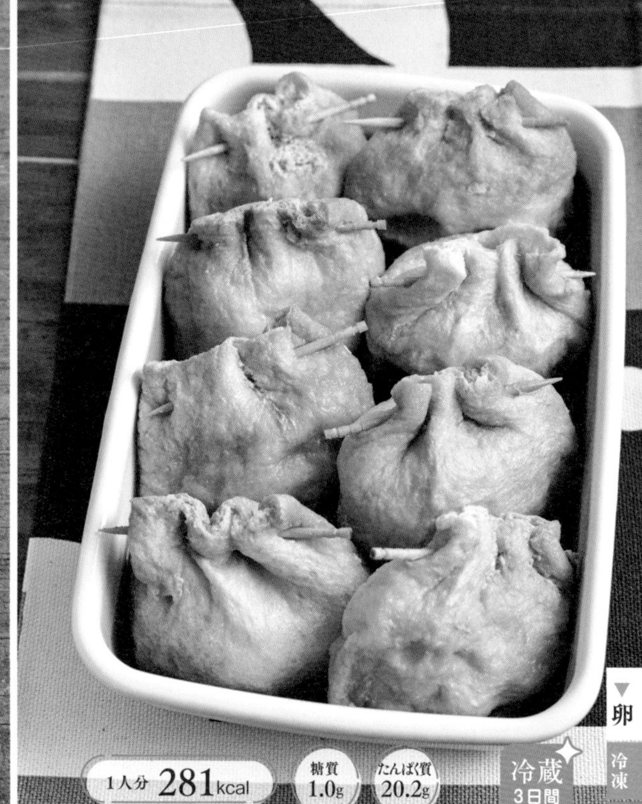

1人分 281kcal　糖質 1.0g　たんぱく質 20.2g　冷蔵 3日間

卵が丸々1個入った巾着は食べ応え満足！

卵巾着

材料（4人分）

卵…8個
油揚げ…4枚

A
だし汁…2カップ
しょうゆ…大さじ1と½
ラカントS…大さじ2
塩…少々

作り方

1 油揚げは半分に切って袋状に開き、さっと湯通しして油抜きする。油揚げに卵を割り入れて楊枝でとめる。
2 鍋にAを煮立て、1を入れ、落とし蓋をして10分煮る。

調理のPoint

卵を入れるときは、直接ではなく小さい器に卵を割り入れ、それを油揚げに入れるようにすると上手にできます。ラカントSを使って糖質もカット。

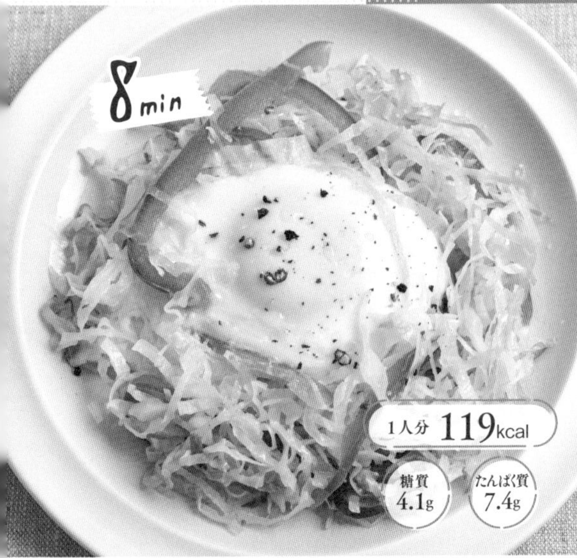

シンプルな味つけで野菜の甘味が引き立つ

キャベツとパプリカの巣ごもり卵

材料（2人分）

卵…2個
A｜赤パプリカ（薄切り）…¼個分
　｜キャベツ（せん切り）…150g
サラダ油…小さじ1
水…大さじ2
B｜塩・粗びき黒こしょう…各少々

作り方

1 フライパンにサラダ油を中火で熱し、Aを炒める。しんなりしたら2つの円形に形をととのえ、真ん中を少しくぼませて卵を割り入れる。
2 水を回し入れて蓋をし、2～3分蒸し焼きにする。器に盛り、Bをふる。

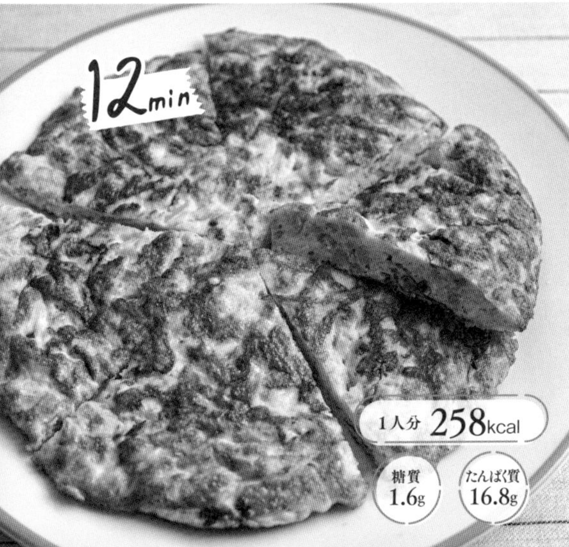

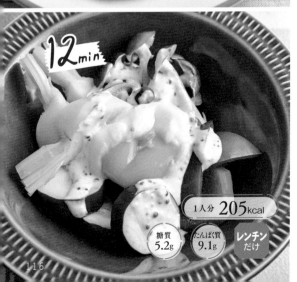

しょうがが香る甘辛味のそぼろが入ってボリューミー！

鶏そぼろと三つ葉のオムレツ

材料（2人分）

卵…3個
A｜酒…大さじ1
　｜しょうゆ…小さじ2
　｜ラカントS…小さじ1
鶏ひき肉…80g
B｜三つ葉（3cm長さに切る）…½袋分
　｜しょうが（みじん切り）…1かけ分
サラダ油…大さじ1

作り方

1 小さめのフライパンにひき肉、Aを入れて菜箸で混ぜる。中火にかけて混ぜながらそぼろ状にし、汁けがなくなるまで炒めて取り出す。
2 ボウルに卵を溶きほぐし、1、Bを入れて混ぜる。
3 空いたフライパンをさっと拭いてサラダ油を中火で熱し、2を流し入れる。ヘラなどで大きく混ぜながら半熟状に火を通し、蓋をして弱火で2～3分蒸し焼きにする。
4 焼き目がついたら裏返し、さらに1～2分蒸し焼きにする。

マヨネーズソースと温玉をよくからめて召し上がれ

温野菜の温玉ソース

材料（2人分）

温泉卵（市販）…2個
かぶ…1個
しめじ…½パック
ズッキーニ…⅓本
赤パプリカ…⅓個
水…大さじ1
A｜粒マスタード…大さじ½
　｜マヨネーズ…大さじ2
　｜牛乳…大さじ½
　｜粉チーズ…大さじ½
　｜おろしにんにく…小さじ¼
　｜塩…少々

作り方

1 かぶは茎を3cm残してくし形切り、しめじは根元を落として小房に分け、ズッキーニは1cm厚さの輪切り、赤パプリカは一口大に切る。
2 耐熱皿に1をのせて水を回しかけ、ラップをして電子レンジで3分加熱する。
3 器に2を盛り、温泉卵をのせ、混ぜ合わせたAをかける。

たんぱく質、ビタミン、カルシウムなど豊富な栄養素が含まれた卵はダイエット中にはもちろん、育ち盛りの子どもにもおすすめの食材。
家族みんなで一緒に食べられるおかずなので無理なく続けられます。

ツナの旨味がレタスと卵によくなじんで美味

レタスとツナの卵炒め

材料（2人分）

卵…2個
塩・こしょう…各少々
レタス…½個(100g)
ツナ缶(水煮)…1缶(70g)
オリーブ油…大さじ1
塩・こしょう…各少々

作り方

1 卵は溶きほぐして塩、こしょうを混ぜ、レタスは大きめにちぎる。ツナは汁けをきる。
2 フライパンに半量のオリーブ油を中火で熱し、卵液を流し入れる。箸で混ぜながら半熟状に火を通し、一度取り出す。
3 空いたフライパンに残りのオリーブ油を中火で熱し、レタス、ツナを炒める。しんなりしたら2を戻し入れてさっと炒め、塩、こしょうで味をととのえる。

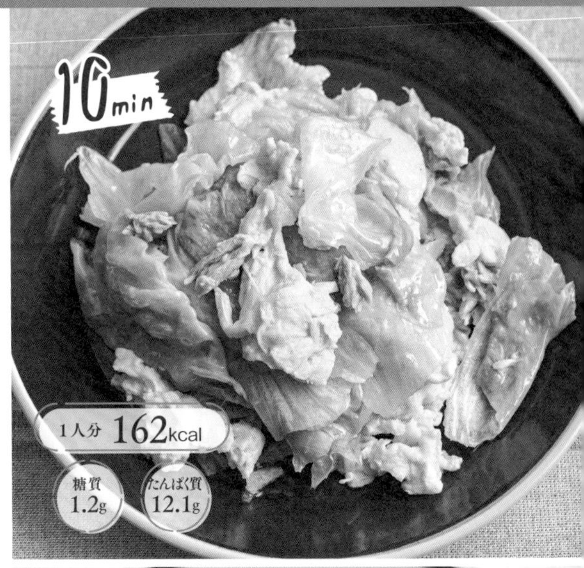
10min
1人分 162kcal
糖質 1.2g
たんぱく質 12.1g

小麦粉なしで糖質オフ！ソースとマヨネーズでお好み焼きの味つけに

お好み焼き風オムレツ

材料（2人分）

卵…3個
ハム…4枚
キャベツ…100g
紅しょうが…20g
塩・こしょう…各少々
サラダ油…大さじ½
中濃ソース・マヨネーズ・青のり…各適量

作り方

1 ハムは半分に切って1cm幅に切る。キャベツは1cm幅の細切りにする。紅しょうがは粗みじん切りにする。
2 ボウルに卵を溶きほぐし、紅しょうが、塩、こしょうを加えて混ぜる。
3 小さめのフライパンにサラダ油を中火で熱し、キャベツを炒める。しんなりしたらハムを加えてさっと混ぜ、2を流し入れる。ヘラなどで大きく混ぜながら半熟状に火を通し、蓋をして弱火で2～3分蒸し焼きにする。
4 焼き目がついたら裏返し、さらに1～2分蒸し焼きにする。器に盛り、ソース、マヨネーズ、青のりをふる。

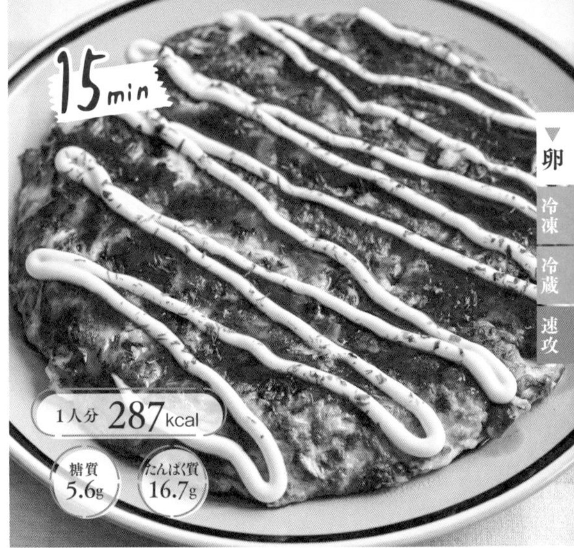
15min
1人分 287kcal
糖質 5.6g
たんぱく質 16.7g

カレーマヨとチーズのコクで満足感のあるグラタン

ブロッコリーとゆで卵のカレーマヨグラタン

材料（2人分）

ゆで卵…2個
ブロッコリー…120g
ピザ用チーズ…40g

A
マヨネーズ…大さじ3
牛乳…大さじ1と½
しょうゆ…小さじ1
カレー粉…小さじ⅓

作り方

1 ゆで卵は一口大に切る。ブロッコリーは小房に分けて塩ゆでする。
2 グラタン皿に1を入れる。混ぜ合わせたAをかけ、チーズをのせてオーブントースターで5～6分焼く。

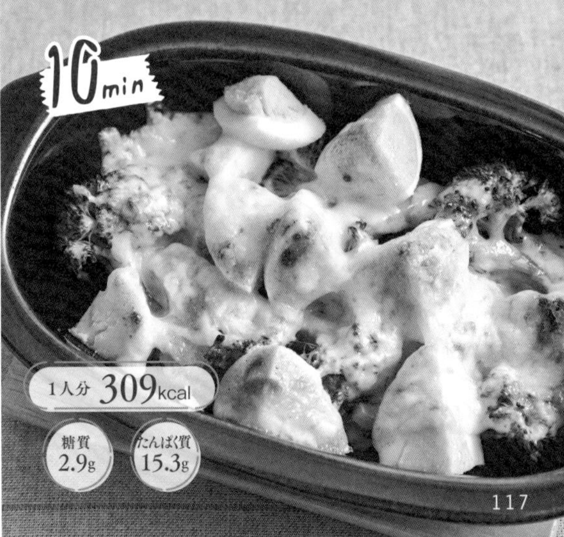
10min
1人分 309kcal
糖質 2.9g
たんぱく質 15.3g

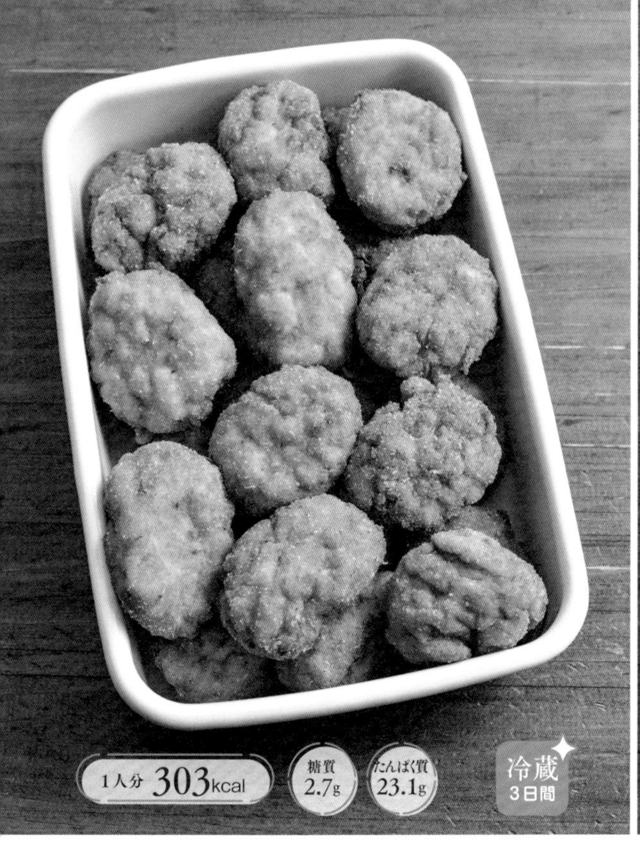
1人分 303kcal
糖質 2.7g
たんぱく質 23.1g
冷蔵 3日間

冷めてもおいしいふわふわのナゲット

豆腐ナゲット

材料（4人分／24個分）

木綿豆腐…1丁（300g）

A
- 鶏ひき肉…300g
- 卵…1個
- おろし玉ねぎ…大さじ3
- おからパウダー…大さじ2
- 粉チーズ…大さじ2
- 塩…小さじ¼
- こしょう…少々

おからパウダー…適量
サラダ油…適量
トマトケチャップ…適量

作り方

1 豆腐はペーパータオルに包んで耐熱皿に入れ、ラップはせずに電子レンジで2分加熱して水きりする。

2 ボウルに1、Aを入れてよく練り混ぜる。24等分にして小判形に成形する。

3 2におからパウダーをまぶし、170℃に熱したサラダ油で3～4分揚げる。火が通ったら器に盛り、好みでトマトケチャップを添える。

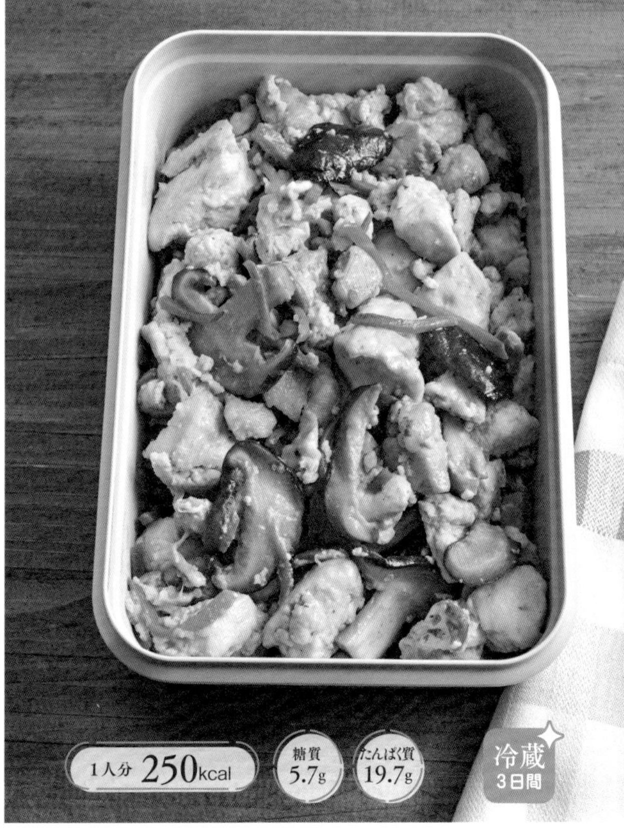
1人分 250kcal
糖質 5.7g
たんぱく質 19.7g
冷蔵 3日間

甘みを感じる惣菜もラカントSで糖質オフ

炒り豆腐

材料（4人分）

木綿豆腐…2丁（600g）
鶏もも肉…½枚（150g）
にんじん…½本（100g）
しいたけ…4枚（100g）
サラダ油…大さじ½

A
- しょうゆ…大さじ3
- 酒…大さじ2
- ラカントS…大さじ2
- だし汁…大さじ4

卵…1個
塩…少々

作り方

1 鶏肉は1cm角に切る。にんじんは細切りにする。しいたけは5mm厚さに切る。豆腐はペーパータオルに包んで耐熱皿に入れ、ラップはせずに電子レンジで2分加熱して水きりする。

2 フライパンにサラダ油を中火で熱し、鶏肉を炒める。色が変わったらにんじん、しいたけを入れて炒め、豆腐を加えて崩しながら炒める。

3 Aを加えて汁けが少なくなるまで炒め、仕上げに溶き卵を流し入れる。大きく混ぜながら火を通し、塩で味をととのえる。

厚揚げと豆腐は糖質オフの頼もしい味方。満足感が得られるのはもちろん、安価で栄養価も豊富です。
ふわふわした食感の豆腐ナゲットや味の染みたおかずは家族みんなで楽しめます。

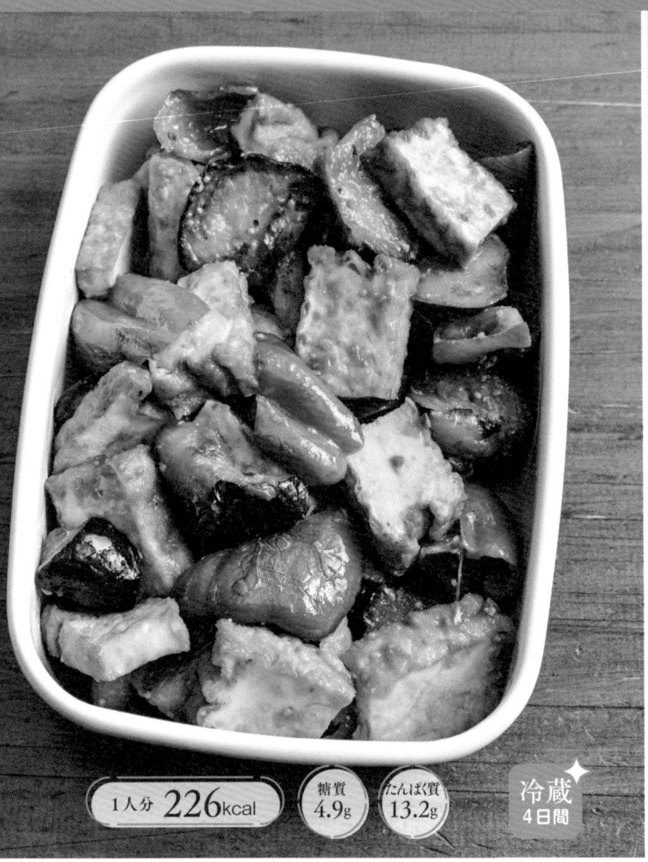

1人分 226kcal　糖質 4.9g　たんぱく質 13.2g　冷蔵 4日間

豆板醤とみそでコクのあるしっかり味

厚揚げとピーマンのピリ辛みそ炒め

材料（4人分）

厚揚げ…2枚(400g)
ピーマン…4個
なす…3本

A
- 豆板醤…小さじ½
- みそ…大さじ3
- 酒…大さじ1と½
- ラカントS…大さじ1と½

サラダ油…大さじ1

作り方

1 厚揚げはさっと湯通しして油抜きし、1cm幅の一口大に切る。ピーマンとなすは一口大の乱切りにしてなすは水にさらし、水けをきる。Aは混ぜ合わせておく。

2 フライパンに半量のサラダ油を中火で熱し、厚揚げを炒める。焼き目がついたら一度取り出す。

3 空いたフライパンをさっと拭いて、残りのサラダ油を中火で熱してピーマンとなすを炒める。しんなりしたら2を戻し入れ、Aを加えてさっとからめる。

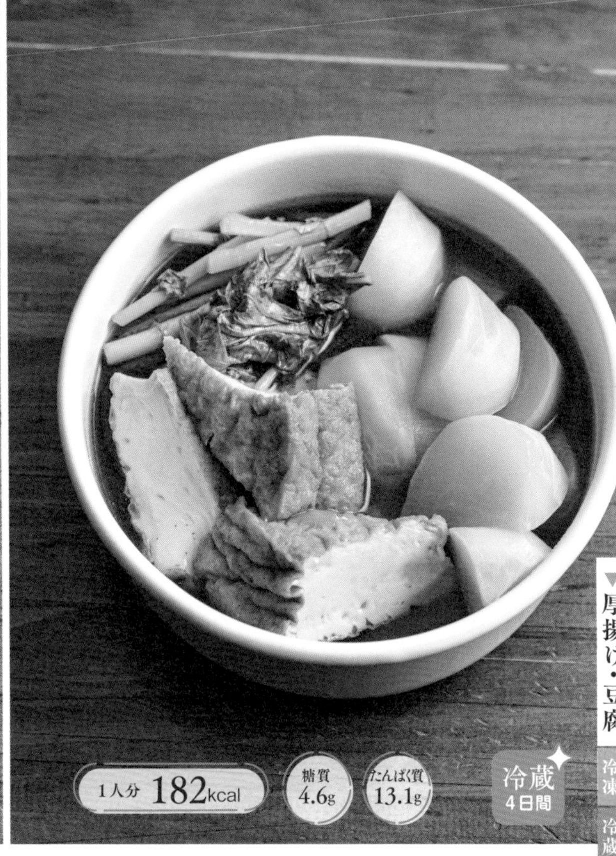

1人分 182kcal　糖質 4.6g　たんぱく質 13.1g　冷蔵 4日間

煮汁がよく染み込んだ厚揚げが美味

厚揚げとかぶの煮物

材料（4人分）

厚揚げ…2枚(400g)
かぶ…4個(320g)
かぶの葉…3個分

A
- だし汁…2カップ
- しょうゆ…大さじ3
- ラカントS…大さじ2

作り方

1 厚揚げはさっと湯通しして油抜きし、食べやすい大きさに切る。かぶはくし形切りにして、かぶの葉は5cm長さに切る。

2 鍋にAを煮立たせ、厚揚げとかぶを入れて弱火で10分煮る。仕上げにかぶの葉を加えてさっと煮る。

代わりの食材

厚揚げの代わりに他のたんぱく質（肉や魚）にしてもおいしくいただけます。かぶの代わりはキャベツや白菜、なす、ピーマン、小松菜などもおすすめ。

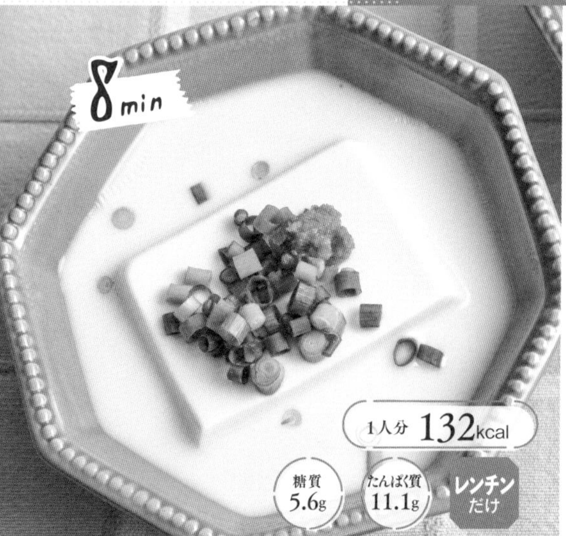
8min
1人分 132kcal
糖質 5.6g
たんぱく質 11.1g
レンチンだけ

体の芯からじんわりあたためてくれる一品

豆乳温やっこ

材料（2人分）

絹ごし豆腐…1丁(300g)
無調整豆乳…1カップ
万能ねぎ(小口切り)…適量
ゆずこしょう…小さじ1

作り方

1 豆腐は半分に切って器にそれぞれ入れ、豆乳を半量ずつかける。ラップをして電子レンジで4〜5分加熱したら、万能ねぎ、ゆずこしょうをのせる。

糖質オフのPoint

低糖質の豆腐と豆乳に、しょうゆよりも低糖質なゆずこしょうを使えば、糖質を抑えられるだけでなく、味のアクセントにも。

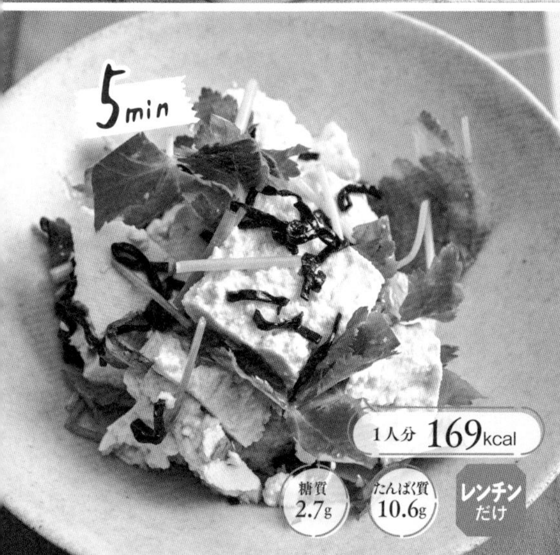
5min
1人分 169kcal
糖質 2.7g
たんぱく質 10.6g
レンチンだけ

木綿豆腐の速攻レシピ。ごま油がよくなじんで美味

豆腐と三つ葉の塩昆布和え

材料（2人分）

木綿豆腐…1丁(300g)
三つ葉…½袋
A 塩昆布…大さじ1
　ごま油…大さじ1
　塩…少々

作り方

1 豆腐はペーパータオルに包んで耐熱皿に入れ、ラップはせずに電子レンジで2分加熱して水きりする。三つ葉は3cm長さに切る。
2 豆腐を一口大にちぎってボウルに入れ、三つ葉、Aを入れてさっと和える。

代わりの食材

豆腐の代わりにカリッと焼いた厚揚げや油揚げでも。三つ葉の代わりにパクチーや青じそ、みょうがなどの香味野菜や、塩揉みしたきゅうり、ちぎったレタスなども合います。

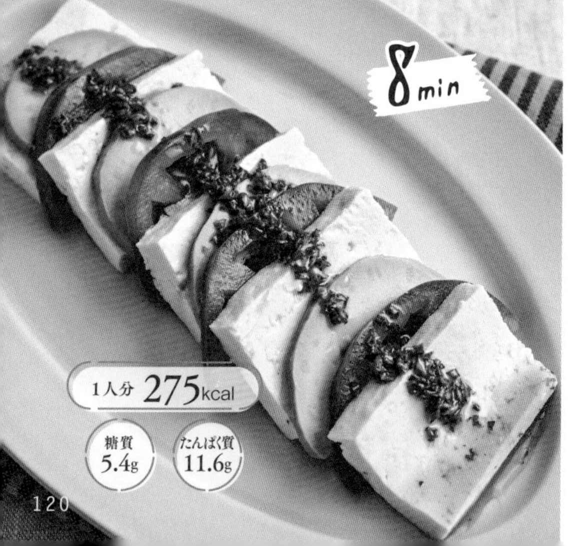
8min
1人分 275kcal
糖質 5.4g
たんぱく質 11.6g

しょうゆ入りのタレで和風のおかずにも合う

豆腐とアボカドのカルパッチョ風

材料（2人分）

木綿豆腐…1丁(300g)
アボカド…½個
トマト…小1個
塩…少々
A パセリ(みじん切り)…大さじ1
　オリーブ油…大さじ1と½
　酢…小さじ2
　しょうゆ…小さじ1
　塩…小さじ¼
　こしょう…少々

作り方

1 アボカド、トマトは5mm厚さの薄切りにする。豆腐はペーパータオルで水けを拭き取り、縦半分に切って8mm厚さに切る。
2 器に1を順に盛り、軽く塩をふり、混ぜ合わせたAをかける。

厚揚げや豆腐は、低糖質なうえ、高たんぱくなのがうれしい食材。冷やっこや煮物など、食べ方がマンネリ化しがちですが、和風はもちろん、洋風でも楽しめるから、バリエーションを増やしておいしくいただきましょう。

厚揚げを1枚そのままワイルドに！

厚揚げステーキ

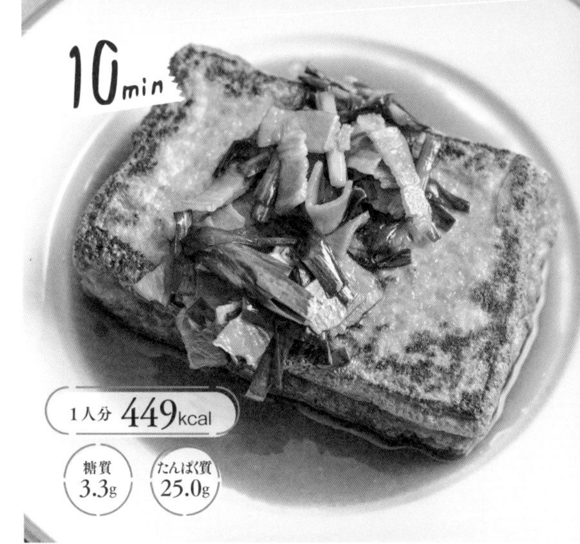

10min
1人分 449kcal
糖質 3.3g
たんぱく質 25.0g

材料（2人分）

厚揚げ…2枚（400g）
ベーコン…2枚
にら…⅓袋（30g）
A しょうゆ…大さじ2
　酒…大さじ2
　ラカントS…大さじ1
サラダ油…小さじ1
バター…10g

作り方

1 厚揚げはさっと湯通しして油抜きする。ベーコンは1cm幅の細切りにし、にらは3cm長さに切る。Aは混ぜ合わせておく。
2 フライパンにサラダ油を中火で熱し、厚揚げを焼く。両面に焼き色がついたら、器に盛る。
3 2のフライパンにバターを中火で熱し、ベーコン、にらを炒める。しんなりしたらAを加えてさっと混ぜ、2にかける。

ピザ生地の代わりに厚揚げを使って！満腹感◎

厚揚げのピザ風

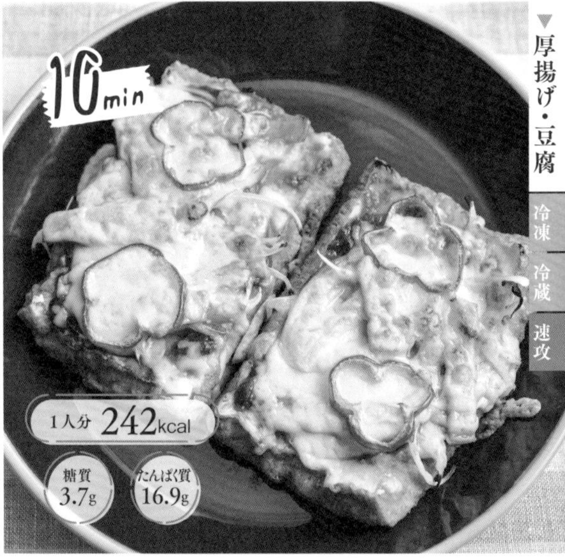

10min
1人分 242kcal
糖質 3.7g
たんぱく質 16.9g

材料（2人分）

厚揚げ…1枚（200g）
玉ねぎ…⅛個
ピーマン…½個
ハム…1枚
A トマトケチャップ…大さじ1
　おろしにんにく…小さじ½
塩…少々
ピザ用チーズ…30g

作り方

1 厚揚げはさっと湯通しして油抜きをし、厚みを半分にする。玉ねぎは薄切り、ピーマンは輪切り、ハムは半分に切って1cm幅の細切りにする。Aは混ぜ合わせておく。
2 厚揚げに塩をふってAを塗り、玉ねぎ、ピーマン、ハム、チーズをのせ、オーブントースターで4〜5分焼く。

外はカリッ、中はトロッ。ねぎ塩が食欲をそそる

カリカリ厚揚げのねぎ塩

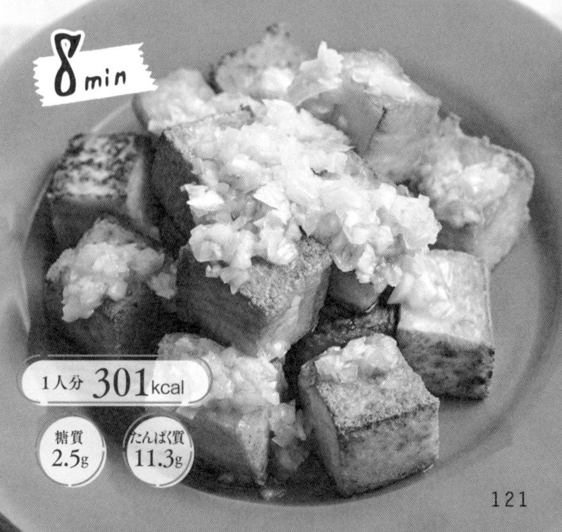

8min
1人分 301kcal
糖質 2.5g
たんぱく質 11.3g

材料（2人分）

厚揚げ…1枚（200g）
サラダ油…大さじ1
A 長ねぎ（みじん切り）…½本（50g）
　ごま油…大さじ1と½
　レモン汁…大さじ½
　鶏がらスープの素…小さじ1
　塩…少々

作り方

1 厚揚げは2〜3cm角に切る。
2 フライパンにサラダ油を中火で熱し、1を焼く。カリッと焼けたら器に盛り、混ぜ合わせたAをかける。

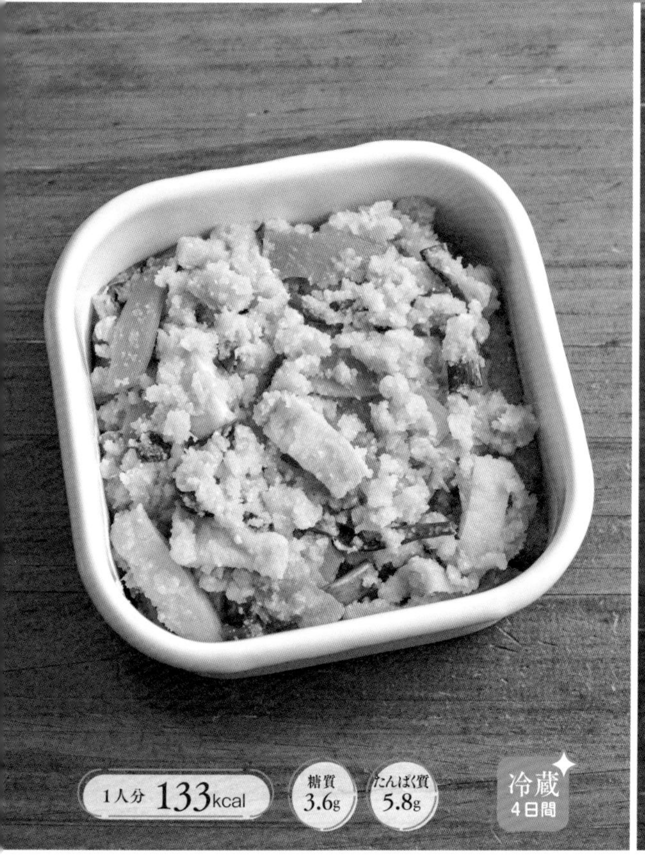
1人分 133kcal
糖質 3.6g
たんぱく質 5.8g
冷蔵 4日間

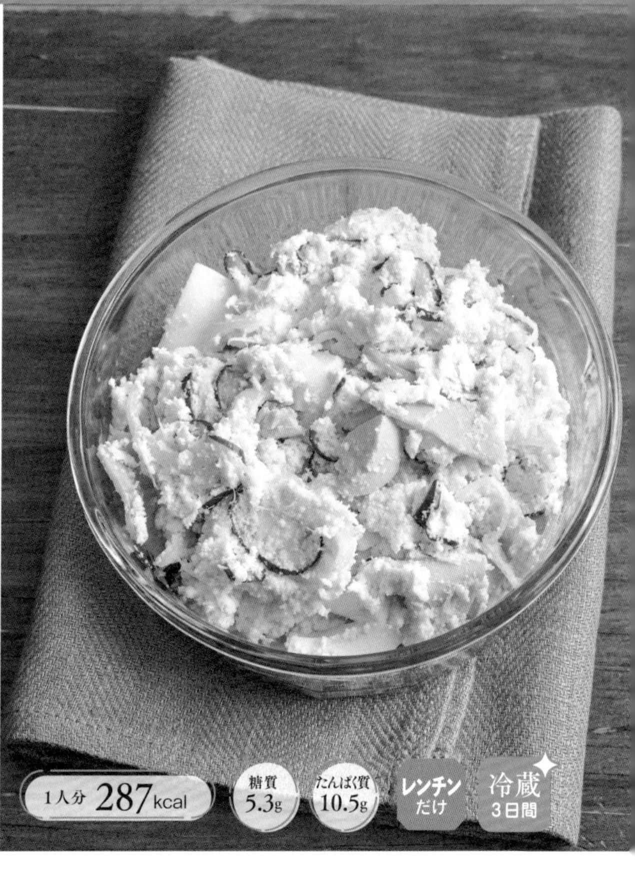
1人分 287kcal
糖質 5.3g
たんぱく質 10.5g
レンチンだけ
冷蔵 3日間

しっとりした仕上がりで、おから本来の味を楽しんで

おからの炒り煮

材料（4人分）

おから…200g
油揚げ…1枚
にんじん…½本(80g)
万能ねぎ…⅓袋(30g)
サラダ油…大さじ1
だし汁…2カップ
A しょうゆ…大さじ1
酒…大さじ1
ラカントS…大さじ2
塩…小さじ½

作り方

1 油揚げは縦半分に切って、1cm幅に切る。にんじんは5cm長さの短冊切り、万能ねぎは5cm長さに切る。
2 鍋にサラダ油を中火で熱し、にんじんを炒める。油がまわったらおから、油揚げを加えて炒め、だし汁を加える。
3 沸騰したらAを加えて弱火にし、汁けが少なくなるまで15～20分煮る。万能ねぎを加えてさっと煮る。

調理のPoint

調味料を入れてからは、時々全体を混ぜながら、汁けが少なくなるまで煮詰めましょう。油揚げを加えてコクをプラスしていますが、代わりにひき肉や、鶏もも肉を入れても。

マヨネーズで和えたおからはポテサラそのもの！

おからポテサラ

材料（4人分）

おから…300g
A 酢…大さじ½
塩…小さじ⅓
ハム…4枚
きゅうり(小口切り)…1本分
玉ねぎ(薄切り)…½個分
塩…小さじ¼
ゆで卵…1個
B マヨネーズ…大さじ6～7
牛乳…大さじ3
塩・こしょう…各少々

作り方

1 おからは耐熱ボウルに入れて、ラップはせずに電子レンジで1～2分加熱し、Aを入れて混ぜる。ハムは放射状に8等分に切る。きゅうり、玉ねぎをボウルに入れ、塩をまぶして10分おく。しんなりしたら水けを絞る。ゆで卵は一口大に切る。
2 1をボウルに入れ、Bを加えて和える。

調理のPoint

おからは軽く電子レンジ加熱して余分な水分を飛ばし、その後酢と塩を加えて下味をつけるのがポイント。味がしまって、豆臭さが抑えられます。

おからは満腹感を得やすく、あと一品欲しいときにもおすすめです。食物繊維が豊富で栄養価が高く、糖質の高い小麦粉やじゃがいもの代わりとしても使えるので、ダイエット中の空腹感を補ってくれます。

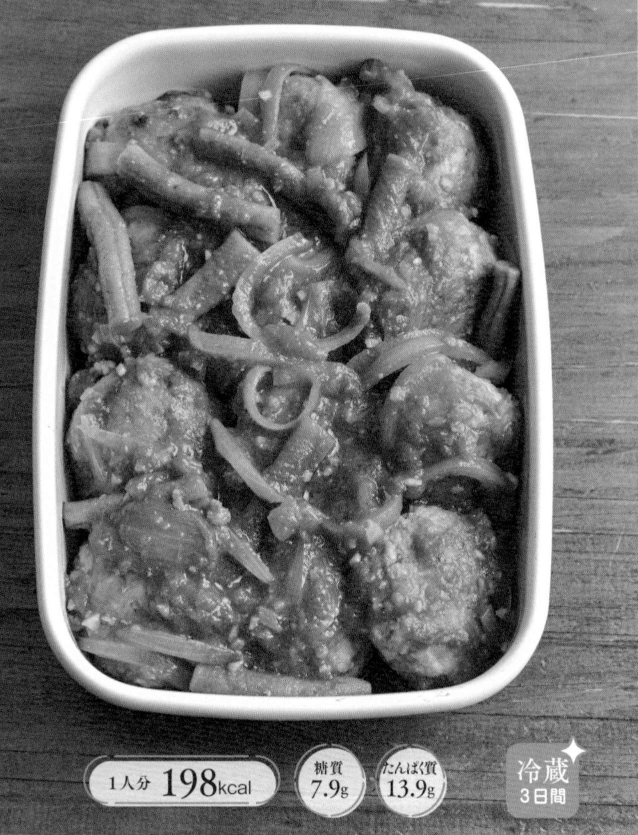

1人分 198kcal　糖質 7.9g　たんぱく質 13.9g　冷蔵 3日間

おから入りの肉団子がふっくら柔らか！

おからボールのトマト煮

材料（4人分）

A
- おから…100g
- 鶏ひき肉…200g
- 玉ねぎ(みじん切り)…½個分
- 卵…1個
- 塩…小さじ½
- こしょう…少々

玉ねぎ…½個
さやいんげん…10本(80g)
にんにく(みじん切り)…1かけ分
オリーブ油…大さじ½

B
- ホールトマト缶…1缶
- 水…½カップ
- しょうゆ…小さじ2
- ラカントS…小さじ1
- 洋風スープの素…小さじ½
- 塩…小さじ⅓
- こしょう…少々

塩・こしょう…各少々

作り方

1 ボウルにAを入れてよく練り混ぜ、12等分にして丸める。
2 玉ねぎは5mm幅の薄切り、さやいんげんは5cm長さに切る。
3 フライパンにオリーブ油を中火で熱し、1を入れて焼く。焼き目がついたら裏返し、端に寄せて玉ねぎ、にんにくを炒める。しんなりしたらBを加えて蓋をし、弱火で10分煮る。さやいんげんを加えて2〜3分煮て、塩、こしょうで味をととのえる。

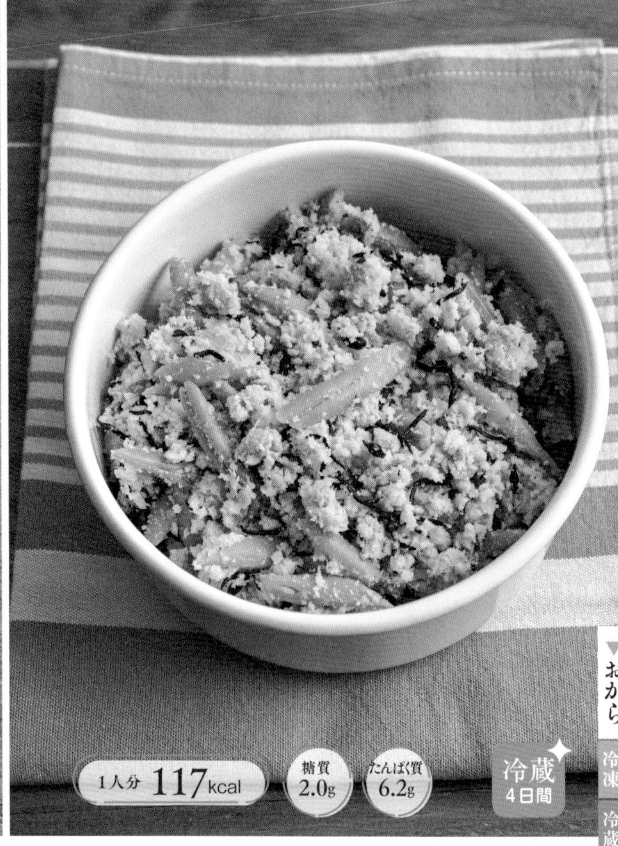

1人分 117kcal　糖質 2.0g　たんぱく質 6.2g　冷蔵 4日間

ごま油の香りが◎。おからをパクパク食べられる

おからとひじきの中華風サラダ

材料（4人分）

おから…150g
ひじき…小さじ2
さやいんげん…10本(80g)
ツナ缶(水煮)…1缶

A
- しょうゆ…大さじ1
- 酢…大さじ1
- 水…大さじ1
- ごま油…小さじ2
- ラカントS…小さじ½
- 塩・こしょう…各少々

作り方

1 ひじきは水で戻してさっとゆでる。さやいんげんはさっと塩ゆでし、1cm幅の斜め切りにする。ツナは汁けをきる。Aは混ぜ合わせておく。
2 耐熱ボウルにおからを入れ、ラップはせずに電子レンジで1〜2分加熱する。1、Aを加えてさっと混ぜる。

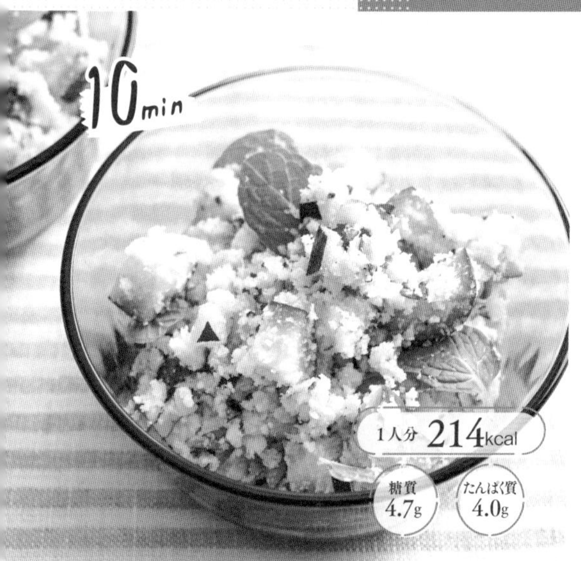
10min
1人分 214kcal
糖質 4.7g
たんぱく質 4.0g

レモン汁とミントで爽やかな一品

おからのクスクス

材料（2人分）

おから…100g
きゅうり…1本
紫玉ねぎ…⅙個(35g)
オリーブ油…大さじ½
にんにく(みじん切り)…1かけ分
A オリーブ油…大さじ2
　レモン汁…大さじ1
　塩…小さじ⅓
　こしょう…少々
　パセリ(みじん切り)…大さじ2
ミント…30枚

作り方

1 きゅうりは縦4等分に切り、1cm幅に切る。紫玉ねぎは粗みじん切りにする。Aは混ぜ合わせておく。
2 フライパンにオリーブ油、にんにくを入れて弱火にかける。香りが出たら中火にし、おからを加えて炒める。パラッとしたらボウルに入れる。
3 1、A、ミントを加えて和える。

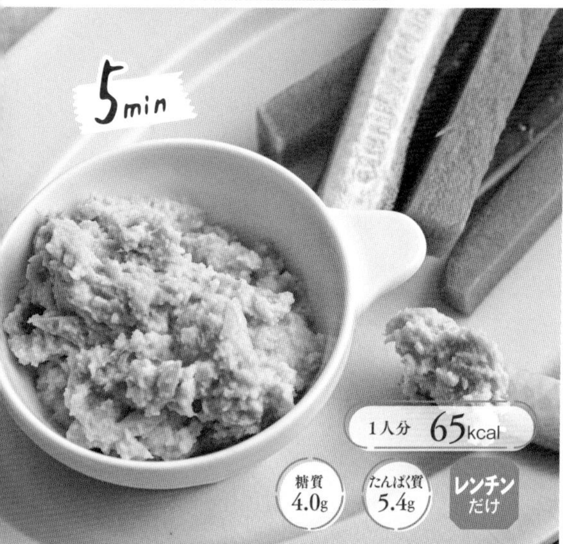
5min
1人分 65kcal
糖質 4.0g
たんぱく質 5.4g
レンチンだけ

ツナとみそのコク旨ディップがやみつきに！

おからツナディップ

材料（2人分）

おから…30g
ツナ缶(水煮)…½缶
A 牛乳…大さじ3
　みそ…大さじ½
　塩・こしょう…各少々
きゅうり・にんじん…各適量

作り方

1 おからは耐熱ボウルに入れてラップはせずに電子レンジで30秒加熱する。汁けをきったツナ、Aを加えて混ぜる。
2 きゅうり、にんじんを棒状に切って添え、1をつけていただく。

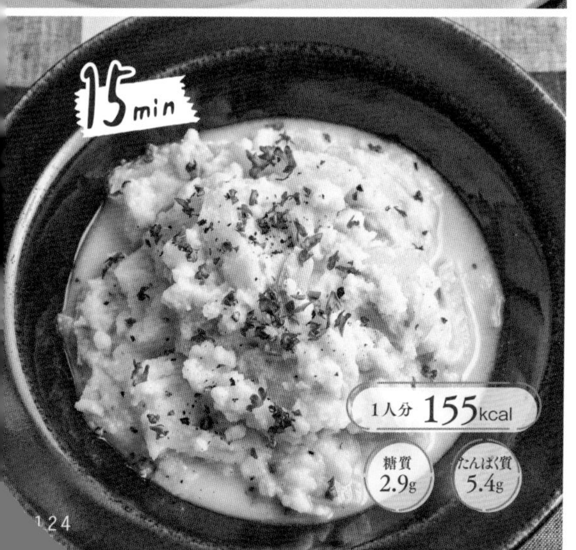
15min
1人分 155kcal
糖質 2.9g
たんぱく質 5.4g

ベーコンの旨味が出たスープにおからがなじんで美味

ベーコンとおからのスープ煮

材料（2人分）

おから…100g
A ベーコン(1cm幅に切る)…2枚分
　セロリ(斜め薄切り)…½本分
にんにく(つぶす)…1かけ分
オリーブ油…大さじ½
B 水…1と¼カップ
　洋風スープの素…小さじ⅔
　ローリエ…1枚
塩・粗びき黒こしょう…各少々
パセリ(みじん切り)…適量

作り方

1 フライパンにオリーブ油を中火で熱し、にんにくを炒める。香りが出たらAを加えてさっと炒め、おから、Bを加えて4～5分煮る。汁けが少なくなったら塩で味をととのえ、粗びき黒こしょうをふり、パセリを散らす。

おからを積極的に使いたいけれど、どんな料理に使えばいいか悩んでいる方も多いのでは？和風だけでなく、ディップやスープ、グラタンなど、様々なレパートリーを増やして、おからをもっと料理に取り入れてみて！

桜えびとしょうゆで香ばしく仕上げて

小松菜のおから和え

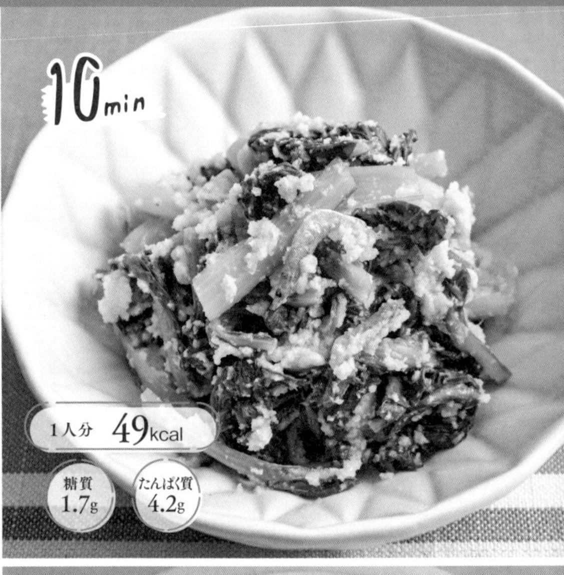
10min
1人分 49kcal
糖質 1.7g
たんぱく質 4.2g

材料（2人分）

おから…50g
小松菜…1袋
桜えび…大さじ1

A
だし汁…½カップ
しょうゆ…大さじ½
塩…少々

作り方

1 小松菜は5cm長さに切ってさっとゆでる。
2 鍋にAを煮立て、おからを入れる。汁けが少なくなったら火を止めて、1、桜えびを加えてさっと和える。

きのこでかさ増しされたチャーハンは旨味も出て◎

おからときのこのチャーハン風

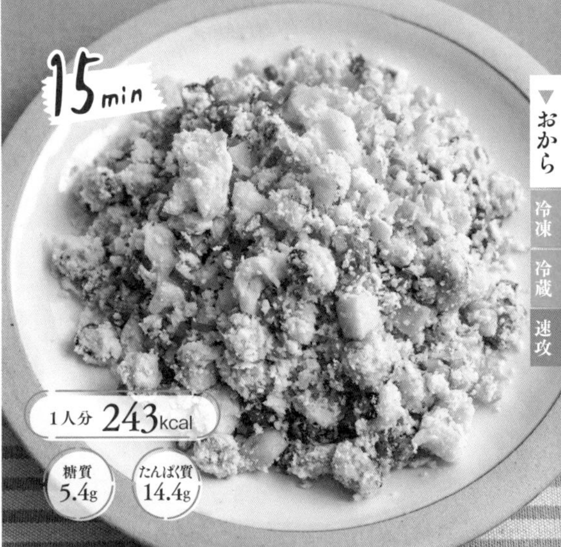
15min
1人分 243kcal
糖質 5.4g
たんぱく質 14.4g

材料（2人分）

おから…150g
A
しいたけ…4枚(80g)
エリンギ…1パック
ハム…2枚
万能ねぎ…⅓袋(30g)
卵…1個
ごま油…大さじ1
B
鶏がらスープの素…小さじ1
しょうゆ…小さじ1
塩・こしょう…各少々

作り方

1 A、ハムは1cm角に切る。万能ねぎは1cm幅に切る。卵は溶きほぐす。
2 フライパンに半量のごま油を中火で熱し、溶き卵を入れて半熟状に火を通して一度取り出す。
3 空いたフライパンをさっと拭いて残りのごま油を中火で熱し、Aを入れて炒める。しんなりしたらおから、ハムを入れて炒め、Bを加えてさっと混ぜる。2と万能ねぎを加えてさっと炒め合わせる。

おからを使ったホワイトソースで満足感アップ

ウインナーとブロッコリーのおからグラタン

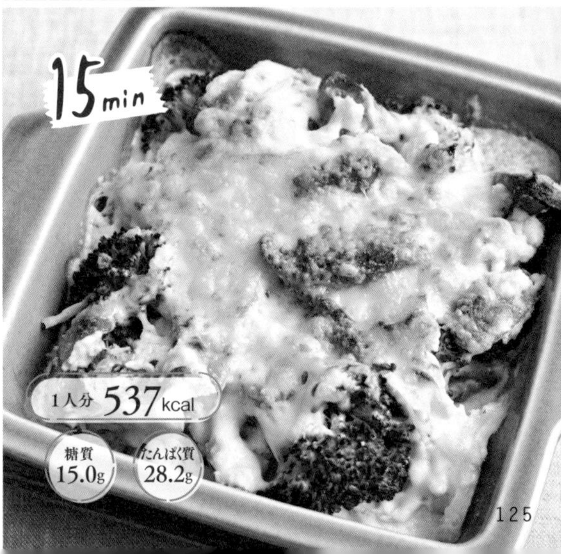
15min
1人分 537kcal
糖質 15.0g
たんぱく質 28.2g

材料（2人分）

A
おから…100g
牛乳…1と½カップ
洋風スープの素…小さじ½
塩・こしょう…各少々
ブロッコリー…150g
オリーブ油…大さじ½
玉ねぎ(5mm幅の薄切り)…½個分
ウインナーソーセージ
(4等分斜め切り)…6本分
ピザ用チーズ…60g

作り方

1 ブロッコリーは小房に分けてさっと塩ゆでする。
2 フライパンにオリーブ油を中火で熱し、玉ねぎを炒める。しんなりしたらウインナーを加えてさっと炒め、Aを加えて2～3分煮る。
3 2をグラタン皿に入れて1をのせ、チーズをかけてオーブントースターで5～6分焼く。

Column 3

夜遅く食べても満足できる糖質オフめしのこと

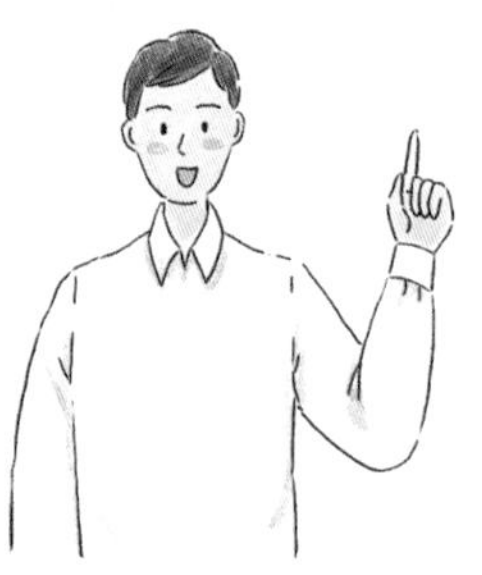

ダイエット中に悩ましいのが、遅い時間の食事。夜遅く帰ってきて夕飯の時間が遅くなってしまったり、夕飯後にどうしてもお腹がすいてしまったときにおすすめの料理を紹介します。

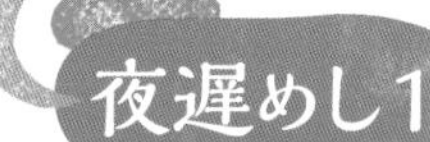

具だくさんスープで満足！

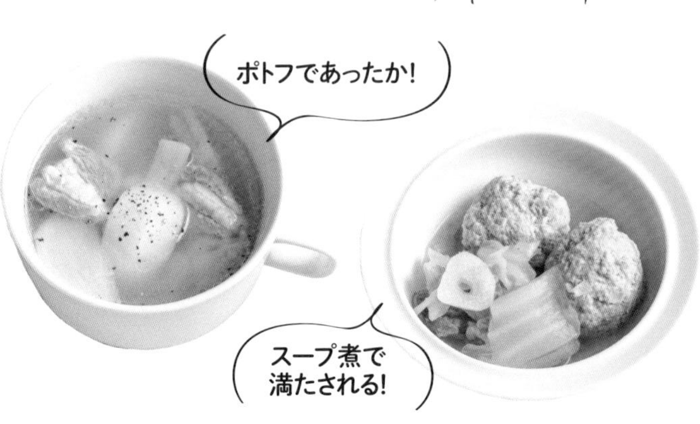
ポトフであったか!
スープ煮で満たされる!

肉などのたんぱく質と、たっぷりの野菜が入った温かいスープは、満足度が高いので、ダイエット中におすすめ。もちろん使う野菜は糖質の低いものを選びましょう。糖質オフ中に不足しがちな、食物繊維などの補給にも、野菜をしっかり食べることがポイントです。

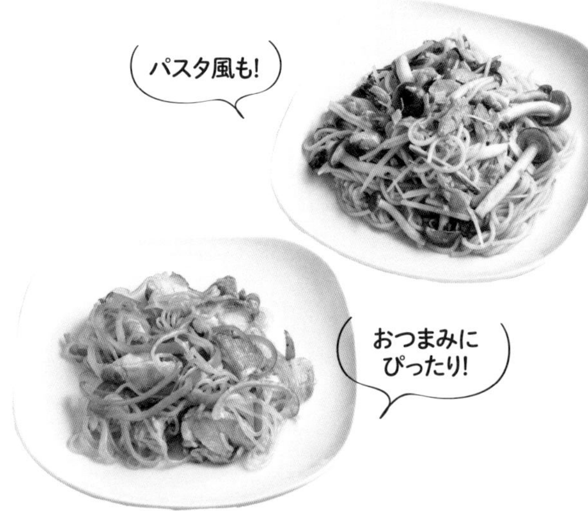
パスタ風も!
おつまみにぴったり!

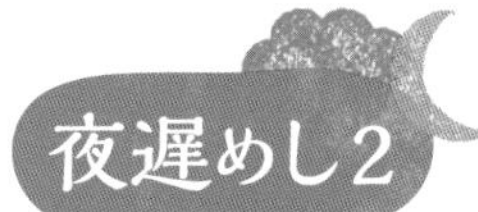
夜遅めし2

糖質ゼロの麺やしらたきでパスタ&焼きそば風も！軽いおつまみに

一品で完結する麺料理は、満足感が得やすいのですが、いつものパスタや中華麺、うどんなどは糖質が高いからもちろんNG。そこでおすすめなのが、糖質ゼロの麺やしらたきです。糖質ほぼゼロなうえ、軽い食べ応えなので、夜遅くの食事にぴったり！

MEMO

疲れ切って何も作りたくない日は…

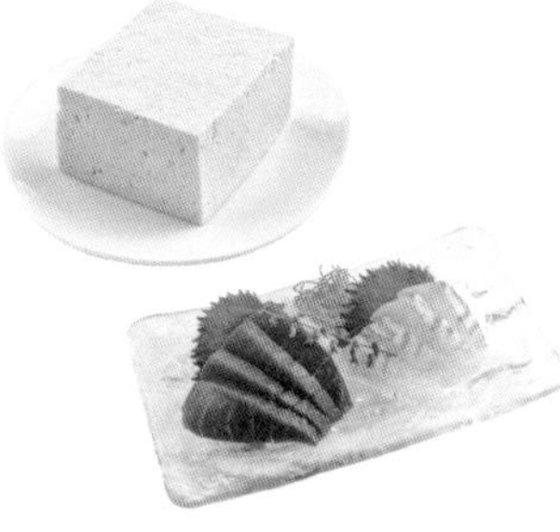

仕事で疲れ、今日はもう何もしたくないときは、お刺身や冷やっこがおすすめ。お刺身は買ってきたまま、冷やっこはお好みで薬味をのせるだけと手軽なうえ、糖質も低いので、気にせずに食べられます。時にはそんな日があってもいいですね。

Part
4

糖質オフの野菜の作りおき&速攻レシピ

糖質オフ中も安心な野菜のおかずを紹介します。作りおきと速攻おかずを組み合わせて、日々の食事に取り入れれば、健康的にダイエット！

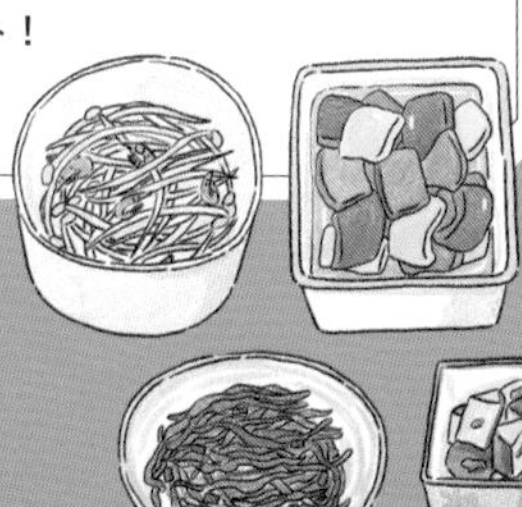

糖質オフでやせる！

作りおき＆速攻おかずで帰ってから15分でできる時短献立⑦

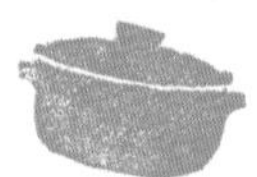

野菜をたっぷり食べたいときにおすすめの、肉巻きとマリネ、サラダの献立です。
コクのあるアボカドの肉巻きは、満足感があるから、ヘルシーな献立の主食にぴったり。
短時間で作れる肉巻きとサラダに、冷蔵作りおきのマリネを添えればあっという間に完成！

主菜

速攻おかず アボカドの肉巻き (P161)

前日まで

準備なしでOK

帰ってから

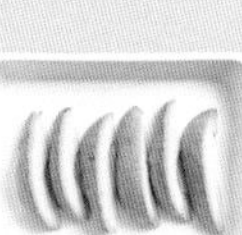

切る
アボカドはくし形に切る。

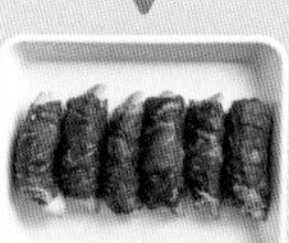

巻く
牛肉に調味料を塗り、アボカドを巻く。

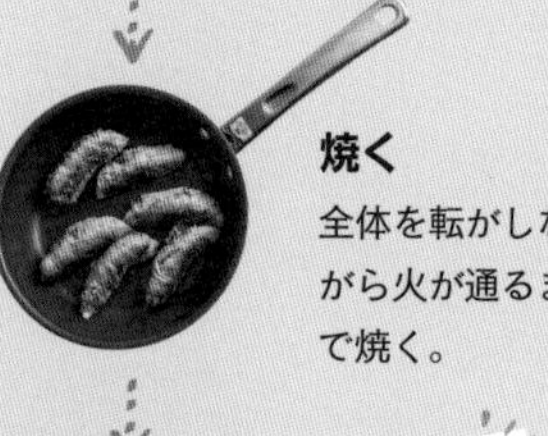

焼く
全体を転がしながら火が通るまで焼く。

完成！ cooking time 12min

副菜1

冷蔵作りおき 紫キャベツと生ハムのマリネ (P135)

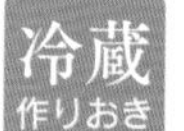

前日まで

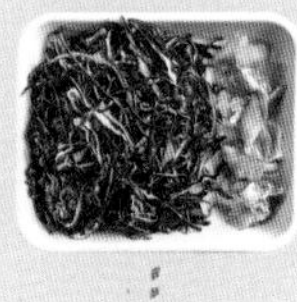

切る
キャベツはせん切りにし、生ハムはちぎる。

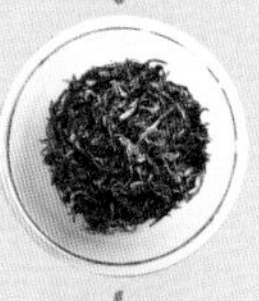

塩揉みする
キャベツに塩をまぶして20分おく。

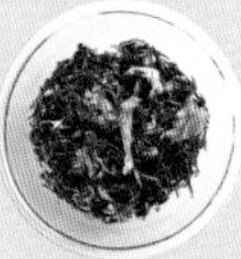

和える
具材と調味料を加えて和える。

帰ってから

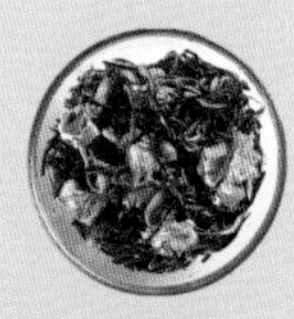

盛りつける
冷蔵庫から取り出し、器に盛る。

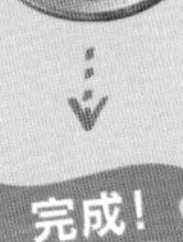

完成！ cooking time 1min

副菜2

速攻おかず マッシュルームのサラダ (P164)

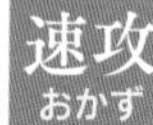

前日まで

準備なしでOK

帰ってから

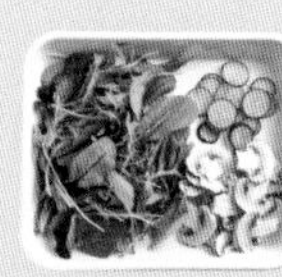

切る
マッシュルーム、ラディッシュを薄切りにする。

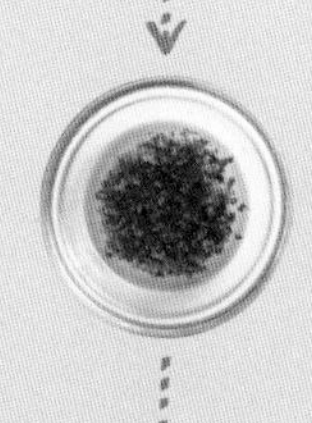

混ぜる
調味料を混ぜ合わせドレッシングを作る。

完成！ cooking time 8min

献立MEMO

ささっとできる副菜があれば時短献立に！

アボカドの肉巻きは牛肉に火が通ればOKだから、短時間で完成！サラダは野菜を切ってドレッシングを混ぜるだけ、マリネは盛りつけるだけと簡単。

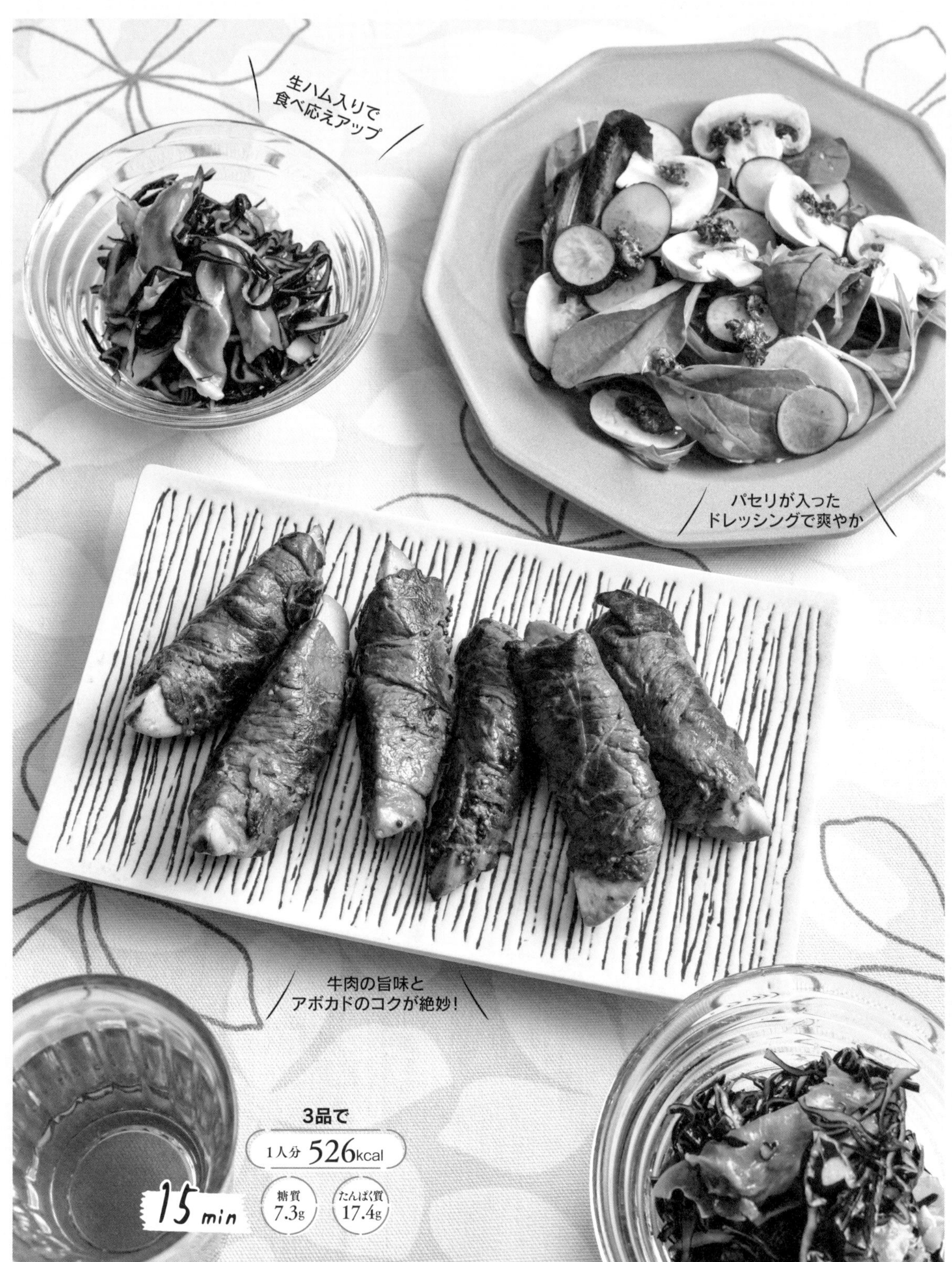
生ハム入りで
食べ応えアップ
パセリが入った
ドレッシングで爽やか
牛肉の旨味と
アボカドのコクが絶妙！
3品で
1人分 526kcal
15 min
糖質
7.3g
たんぱく質
17.4g

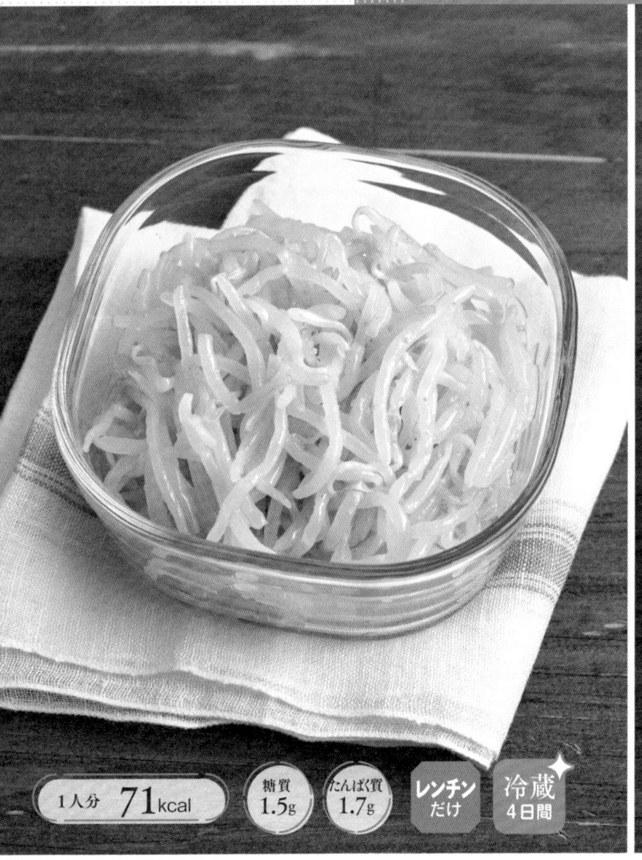
1人分 71kcal
糖質 1.5g
たんぱく質 1.7g
レンチンだけ
冷蔵 4日間

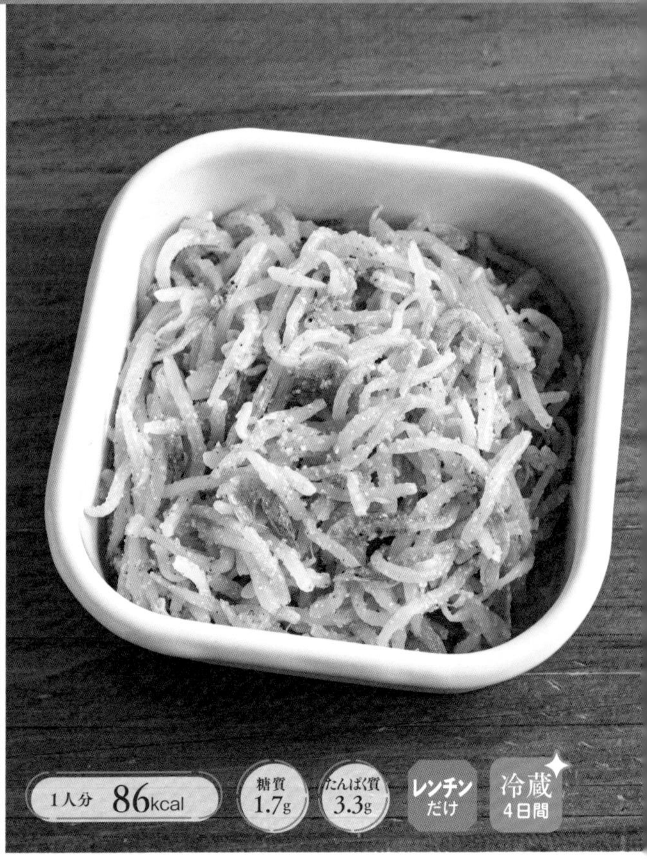
1人分 86kcal
糖質 1.7g
たんぱく質 3.3g
レンチンだけ
冷蔵 4日間

ピリっと効いたゆずこしょうが、やみつきな味わい！

もやしのゆずこしょうマリネ

材料（4人分）

もやし…2袋(400g)

A
- オリーブ油…大さじ2
- 酢…大さじ1
- ゆずこしょう…大さじ½
- 塩…小さじ¼

作り方

1 もやしはひげ根を取り除き、耐熱ボウルに入れる。ラップをして電子レンジで3〜4分加熱する。

2 ボウルにAを入れて混ぜ合わせ、水けを絞った1を加えてさっと和える。

調理のPoint

もやしはひげ根を取ってから調理すると、シャキッとして口当たりのよい食感になるだけでなく、見た目も格段によくなります。少し面倒ですが、その一手間がおいしさのポイントです。

噛むたびに、桜えびの旨味とすりごまのコクが広がる

もやしと桜えびのナムル

材料（4人分）

もやし…2袋(400g)

A
- 桜えび…大さじ2（4g）
- ごま油…大さじ1と½
- 塩…小さじ½
- おろしにんにく…小さじ¼
- 白すりごま…大さじ2

作り方

1 もやしはひげ根を取り除き、耐熱ボウルに入れる。ラップをして電子レンジで3〜4分加熱する。

2 1の水けを絞り、Aを加えてさっと和える。

調理のPoint

和え物は水っぽさが出てしまうとおいしさも半減。電子レンジで加熱したもやしは、しっかりと水けを絞ってから和えることがおいしくなるポイントです。

もやしは安く、かさ増しにも使えて優秀な食材ですが、淡白な味なので飽きやすいのが悩みどころ。
味のレパートリーを増やして、上手に活用しましょう。

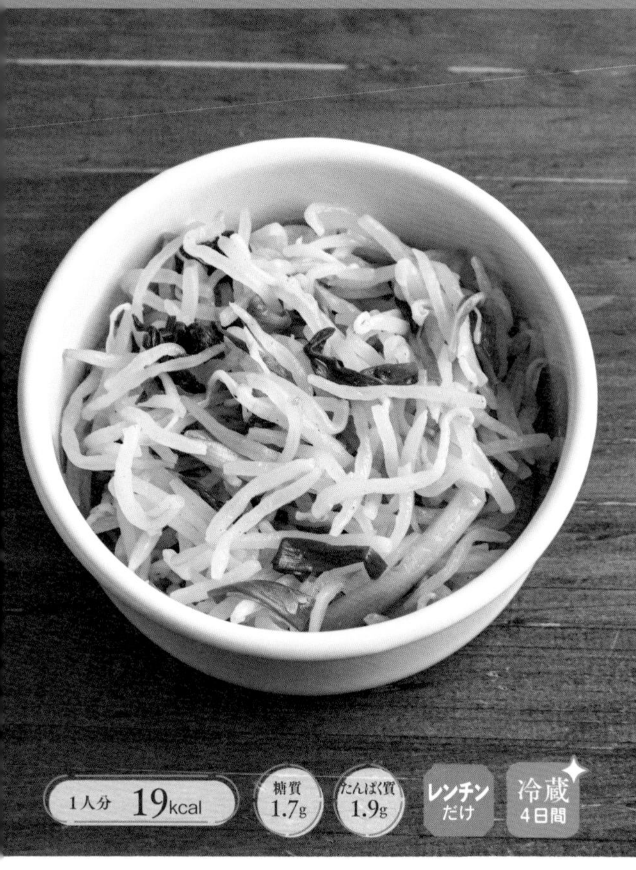

1人分 19kcal
糖質 1.7g
たんぱく質 1.9g
レンチンだけ
冷蔵 4日間

甘酢とカレー味がマッチ！箸休めにもおすすめ

もやしのカレー甘酢漬け

材料（4人分）

もやし…2袋（400g）
万能ねぎ…½袋（25g）

A
カレー粉…小さじ½
酢…大さじ2
ラカントS…大さじ1
塩…小さじ¼

作り方

1 もやしはひげ根を取り除き、万能ねぎは5cm長さに切る。耐熱ボウルにもやしと万能ねぎを入れ、ラップをして電子レンジで3～4分加熱する。
2 ボウルにAを入れて混ぜ合わせ、水けを絞った1を加えて和える。

代わりの食材
カレー粉の代わりに青のりや七味唐辛子、ごまなどでもおいしいです。万能ねぎの代わりににんじんや塩揉みしたきゅうりでも◎。

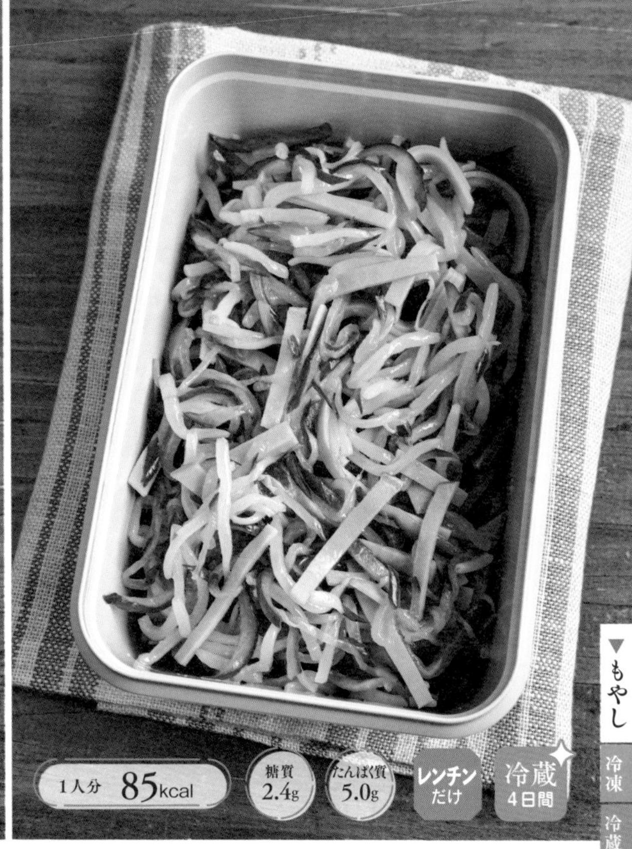

1人分 85kcal
糖質 2.4g
たんぱく質 5.0g
レンチンだけ
冷蔵 4日間

ごま油の風味とハムの旨味で、満足感アップ！

もやしの中華風サラダ

材料（4人分）

もやし…1袋（200g）
きゅうり…2本（200g）
塩…小さじ⅓
ハム…4枚

A
しょうゆ…大さじ1
酢…大さじ1
ごま油…大さじ1
ラカントS…小さじ1

作り方

1 もやしはひげ根を取り除き、耐熱ボウルに入れる。ラップをして電子レンジで2～3分加熱する。きゅうりは細切りにして塩をまぶし、10分ほどおき、しんなりしたら水けを絞る。ハムは半分に切り、端から5mm幅の細切りにする。
2 ボウルにAを入れて混ぜ合わせ、水けを絞ったもやし、きゅうり、ハムを加えて和える。

代わりの食材
ハムの代わりにツナや油揚げ、鶏ささみなどでも。野菜も好みでせん切りにしたレタスや豆苗、玉ねぎ、ピーマンなどにしてもOKです。

10min
1人分 94kcal
糖質 2.1g
たんぱく質 5.4g

バターとしょうゆの組み合わせがたまらない

もやしとハムのバターしょうゆ炒め

材料（2人分）

もやし…1袋(200g)
ハム…2枚
バター…10g
しょうゆ…大さじ½
塩・こしょう…各少々

作り方

1 もやしはひげ根を取り除く。ハムは半分に切り、端から1cm幅に切る。
2 フライパンにバターを中火で熱し、もやしを炒める。しんなりしたらハムを加えてさっと炒め、しょうゆ、塩、こしょうを加えてからめる。

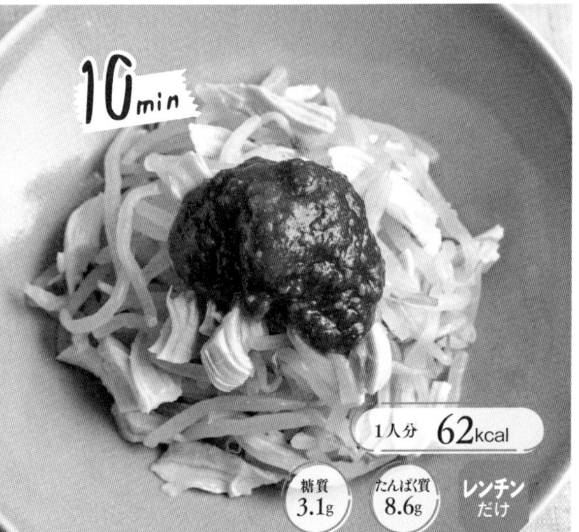
10min
1人分 62kcal
糖質 3.1g
たんぱく質 8.6g
レンチンだけ

ささみと一緒に和えてボリュームアップ!

もやしとささみの酢みそかけ

材料（2人分）

もやし…1袋(200g)
鶏ささみ…1本
塩・こしょう…各少々
酒…小さじ1
A みそ…大さじ1
酢…大さじ½
ラカントS…大さじ½

作り方

1 もやしはひげ根を取り除いて耐熱ボウルに入れ、ラップをして電子レンジで2～3分加熱する。ささみは耐熱皿に入れて塩、こしょう、酒をかける。ラップをして電子レンジで1分加熱し、食べやすくほぐす。
2 ボウルにささみ、水けを絞ったもやしを入れてざっと混ぜたら器に盛り、混ぜ合わせた**A**をかける。

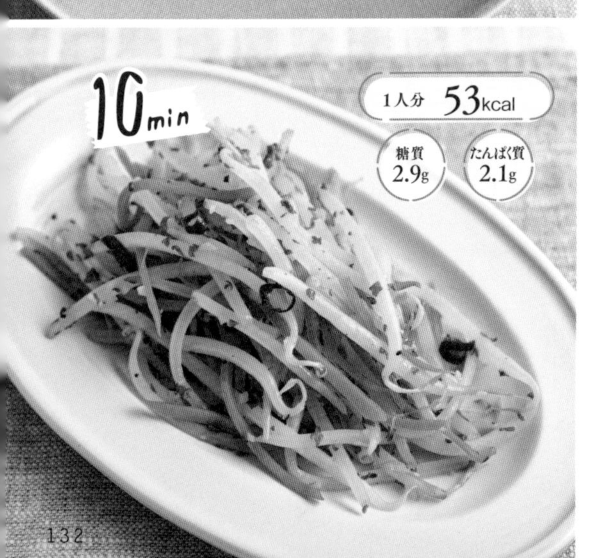
10min
1人分 53kcal
糖質 2.9g
たんぱく質 2.1g

ガーリック風味でやみつきな味。おつまみにもぴったり

もやしとにんじんのペペロンチーノ

材料（2人分）

もやし…1袋(200g)
にんじん…⅕本(30g)
オリーブ油…大さじ½
にんにく(みじん切り)…1かけ分
赤唐辛子(小口切り)… ½本分
塩…小さじ⅓
粗びき黒こしょう…少々
パセリ(みじん切り)…大さじ2

作り方

1 もやしはひげ根を取り除き、にんじんはせん切りにする。
2 フライパンにオリーブ油、にんにく、赤唐辛子を入れて弱火にかけ、香りが出たら中火にし、**1**を入れて炒める。しんなりしたら塩、粗びき黒こしょう、パセリを加えてさっと炒める。

あっという間に火が通るから、速攻で作りたいときに大活躍するもやし。
あと一品欲しい時、ちょっとおつまみとして食べたい時におすすめです。

あさりの旨味たっぷりのスープも存分に味わって

あさりともやしの酒蒸し

材料（2人分）

もやし…1袋(200g)
あさり(砂抜きする)…200g
ごま油…大さじ½
にんにく(つぶす)…1かけ分
酒…大さじ2
しょうゆ…小さじ½
万能ねぎ(小口切り)…適量

作り方

1 もやしはひげ根を取り除く。
2 フライパンにごま油、にんにくを入れて弱火にかけ、香りが出たら1を入れてさっと炒める。油がまわったらあさりを加え、酒を回し入れて蓋をし、弱火で2～3分蒸し煮にする。あさりの口が開いたら、しょうゆを回し入れてさっと混ぜる。
3 器に2を盛り、万能ねぎを散らす。

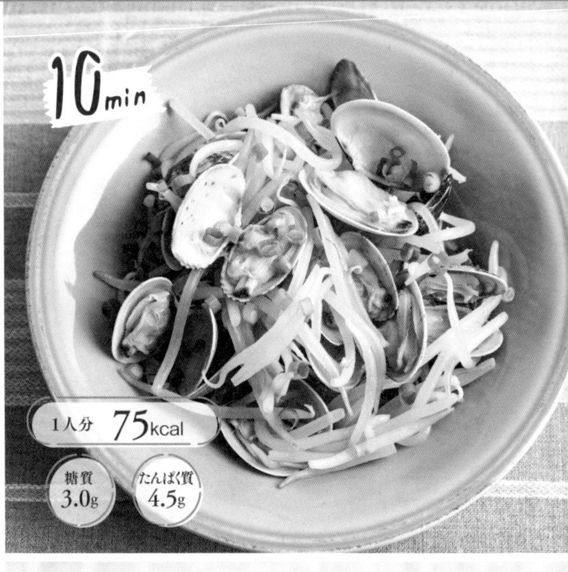
10min
1人分 75kcal
糖質 3.0g
たんぱく質 4.5g

レンチンで簡単！スープの素を使って洋風に仕立てた一品

もやしの洋風お浸し

材料（2人分）

もやし…1袋(200g)
ベーコン…2枚
ピーマン…1個
A 水…½カップ
洋風スープの素…小さじ½
塩・こしょう…各少々

作り方

1 もやしはひげ根を取り除く。ベーコンは1cm幅の細切りにし、ピーマンは5mm幅に切る。
2 耐熱ボウルに1、Aを入れてラップをし、電子レンジで2～3分加熱する。しんなりしたら全体をさっと混ぜる。

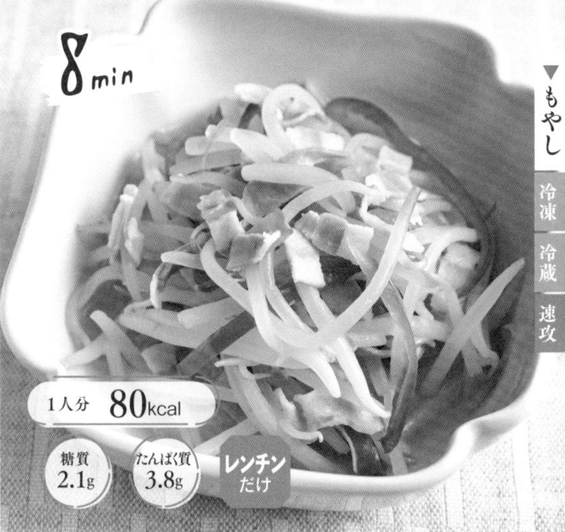
8min
1人分 80kcal
糖質 2.1g
たんぱく質 3.8g
レンチンだけ

熱々のうちにかつお節をまぶして旨味をプラス！

ツナともやしのチャンプルー

材料（2人分）

もやし…1袋
ツナ缶(水煮)…1缶
にら…¼袋(25g)
卵…1個
塩・こしょう…各少々
サラダ油…大さじ½
しょうゆ…小さじ1
塩・こしょう…各少々
かつお節…適量

作り方

1 もやしはひげ根を取り除く。ツナは汁をきる。にらは5cm長さに切る。卵は溶きほぐし、塩、こしょうを加えて混ぜる。
2 フライパンにサラダ油を中火で熱し、もやしを炒める。しんなりしたらツナ、にらを加えてさっと炒め、しょうゆ、塩、こしょうを加えてさっと混ぜる。
3 溶き卵を加えてさっと炒め合わせ、器に盛り、かつお節をのせる。

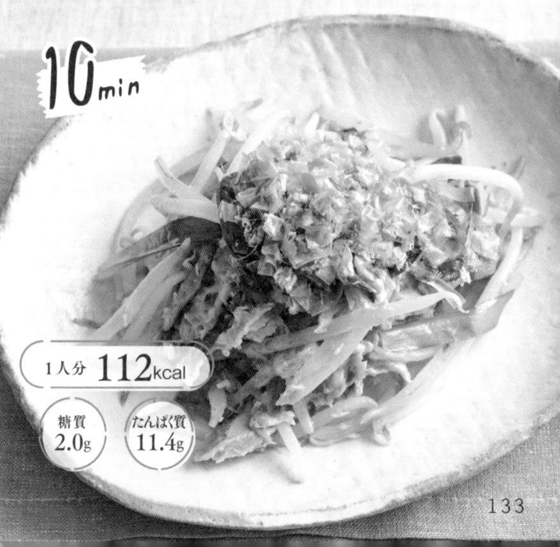
10min
1人分 112kcal
糖質 2.0g
たんぱく質 11.4g

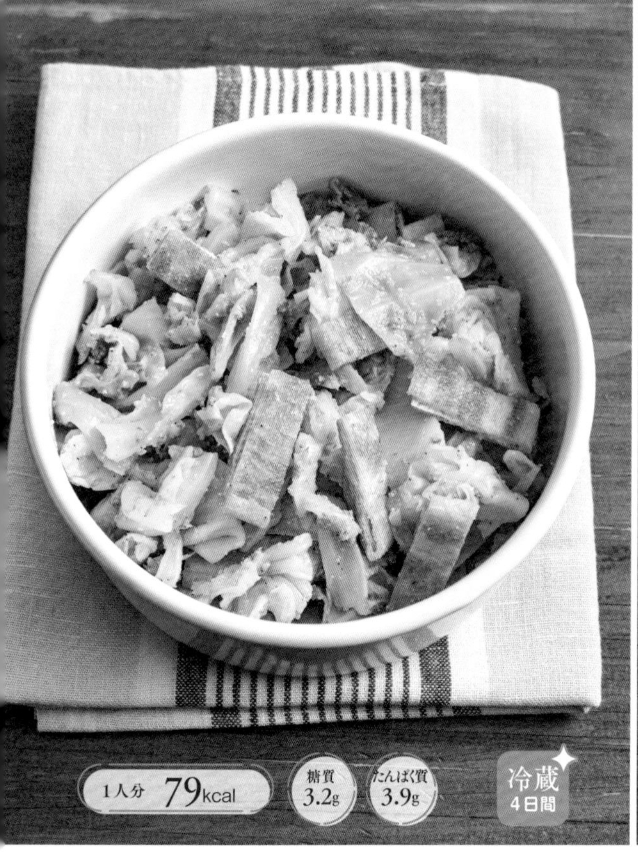

1人分 79kcal　糖質 3.2g　たんぱく質 3.9g　冷蔵 4日間

白すりごまのコクと酢の酸味がマッチ

油揚げとキャベツのごま酢和え

材料（4人分）

キャベツ…300g
油揚げ…1枚
A 白すりごま…大さじ2
酢…大さじ1と½
しょうゆ…小さじ2
ラカントS…小さじ2

作り方

1 キャベツは3〜4cm角に切ってさっとゆでる。油揚げはフライパンでこんがり焼いて、縦半分に切って端から1cm幅に切る。
2 ボウルにAを混ぜ合わせ、油揚げと水けを絞ったキャベツを加えて和える。

糖質オフのPoint

甘みはラカントSを使って糖質カット。すりごまをたっぷり入れてコクをプラスすれば、満足感もアップします。

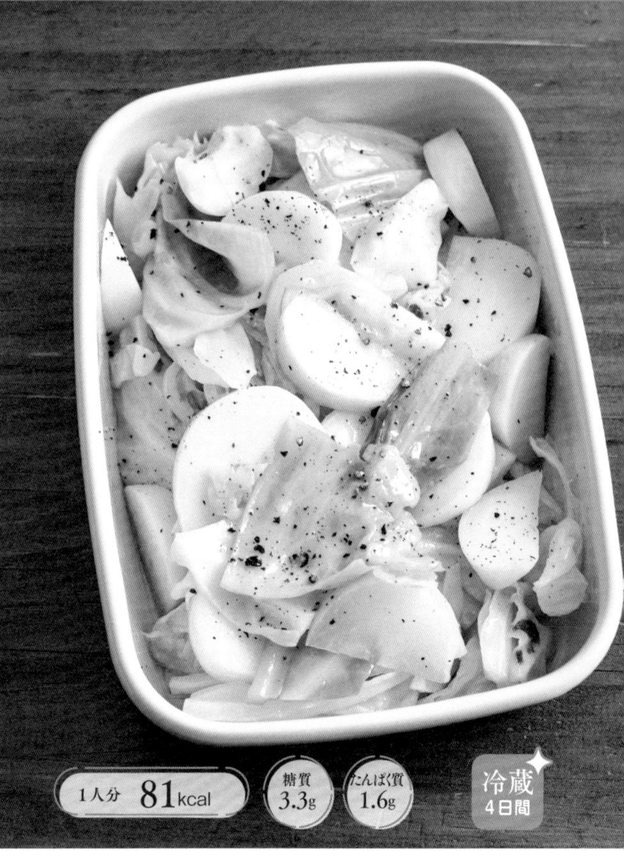

1人分 81kcal　糖質 3.3g　たんぱく質 1.6g　冷蔵 4日間

野菜の甘みにアンチョビの風味がアクセント！

キャベツとかぶのアンチョビオイル蒸し

材料（4人分）

キャベツ…200g
かぶ…2個
にんにく…1かけ
アンチョビ…3枚
A オリーブ油…大さじ2
水…大さじ2
塩…少々
粗びき黒こしょう…少々

作り方

1 キャベツは4〜5cm角のざく切り、かぶは1cm幅のくし形切りにする。にんにくはつぶす。アンチョビは叩く。
2 鍋に1、Aを入れてさっと混ぜ、蓋をして弱火で4〜5分ほど蒸し煮にする。火が通ったら粗びき黒こしょうをふる。

調理のPoint

油をたっぷり使うとカロリーも心配なので、水分を少しプラス。野菜から水分が出るまでは焦げやすいので弱火に。

食卓を鮮やかに彩ってくれるキャベツは、生でも加熱してもおいしく食べられる優秀食材。
切り方を変えたり火を通したりすることで様々な食感を楽しめます。幅広い味つけで調理できるのもうれしい！

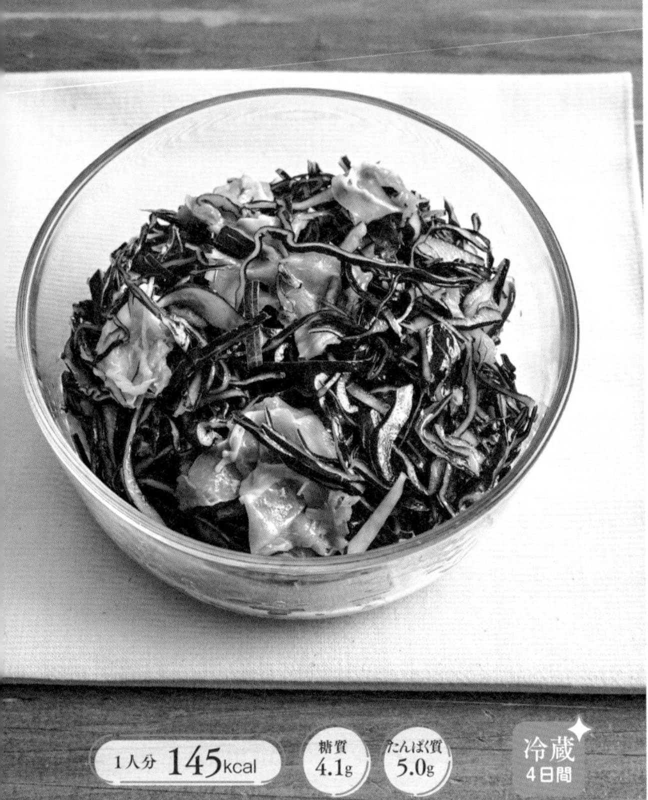

1人分 145kcal 糖質 4.1g たんぱく質 5.0g 冷蔵 4日間

生ハムが入って食べ応えアップ！

紫キャベツと生ハムのマリネ

材料（4人分）

紫キャベツ…400g
塩…小さじ½
生ハム…5枚(50g)

A
- オリーブ油…大さじ3
- 酢…大さじ1と½
- ラカントS…小さじ1
- 塩…小さじ½
- こしょう…少々

作り方

1 紫キャベツはせん切りにしてボウルに入れ、塩をまぶして20分ほどおく。生ハムはちぎる。

2 別のボウルにAを混ぜ合わせ、水けを絞った紫キャベツ、生ハムを加えて和える。

調理のPoint

せん切りにしたキャベツは塩揉みをし、水分を抜くことで保存性が高まります。また、しんなりして食べやすく、味もなじみやすくなる大切な調理工程なので、省かないのが◎。

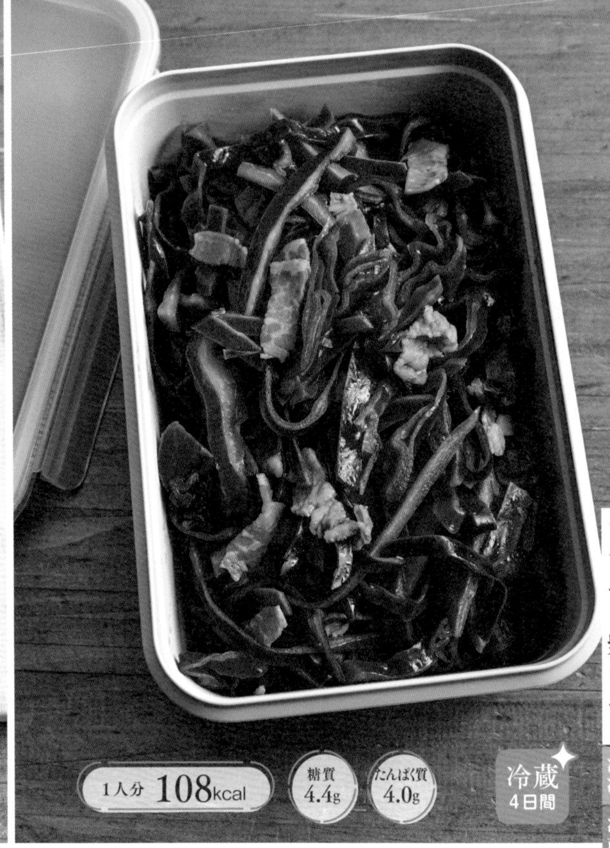

1人分 108kcal 糖質 4.4g たんぱく質 4.0g 冷蔵 4日間

お弁当の彩りにもピッタリ！

ベーコンと紫キャベツのさっぱり煮

材料（4人分）

紫キャベツ…400g
ベーコン…4枚
オリーブ油…大さじ½

A
- 水…1カップ
- 洋風スープの素…小さじ½
- 酢…大さじ2
- 塩…小さじ⅔
- こしょう…少々

作り方

1 紫キャベツは5mm幅の細切りにする。ベーコンは1cm幅の細切りにする。

2 フライパンにオリーブ油を中火で熱し、ベーコンを炒める。油が出てきたら紫キャベツを加えて炒め、しんなりしたらAを加え、弱火で10分蒸し煮にする。

代わりの食材

紫キャベツの代わりに普通のキャベツやカリフラワー、ズッキーニ、パプリカなどもおすすめ。

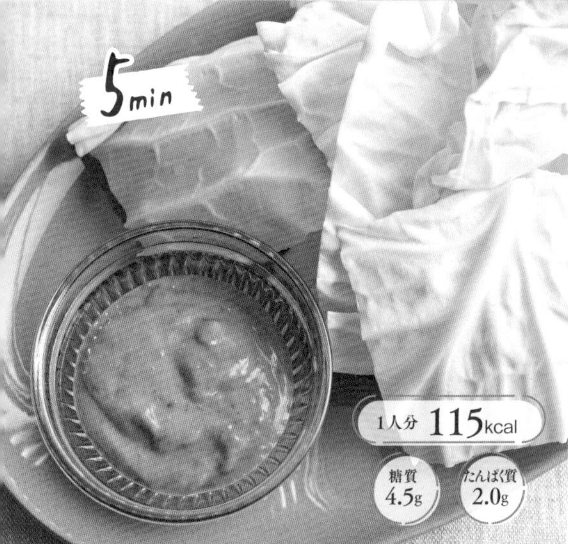

豆板醤入りのピリ辛ディップが美味！

キャベツのピリ辛ディップ

材料（2人分）

キャベツ…1/6個

A
- マヨネーズ…大さじ2
- みそ…大さじ1/2
- 豆板醤…小さじ1/4

作り方

1 キャベツは大きめに切り、器に盛る。

2 混ぜ合わせた**A**を**1**に添え、つけて食べる。

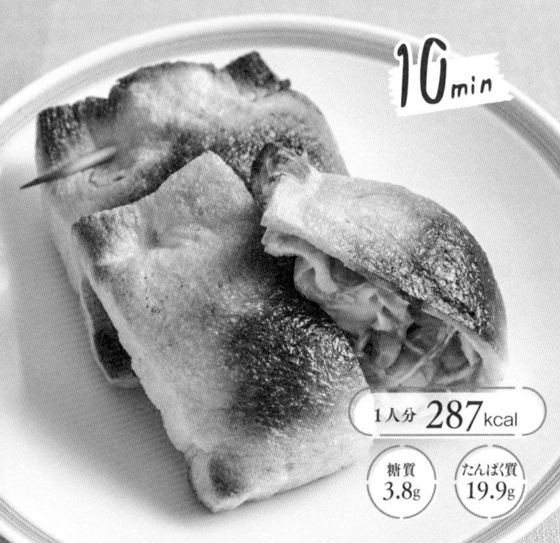
10min
1人分 287kcal
糖質 3.8g
たんぱく質 19.9g

ふわふわな油揚げの食感がやみつきに！

油揚げの納豆キャベツ焼き

材料（2人分）

キャベツ…60g
納豆…2パック
油揚げ…2枚
ピザ用チーズ…30g
しょうゆ…適宜

作り方

1 キャベツはせん切りにする。納豆は付属のタレを入れて混ぜる。油揚げは半分に切って袋状にする。

2 ボウルにキャベツ、納豆、チーズを入れてさっくりと混ぜ、1/4量ずつ油揚げに詰めて楊枝でとめる。

3 **2**をオーブントースターで4〜5分焼いたら器に盛り、好みでしょうゆをかけて食べる。

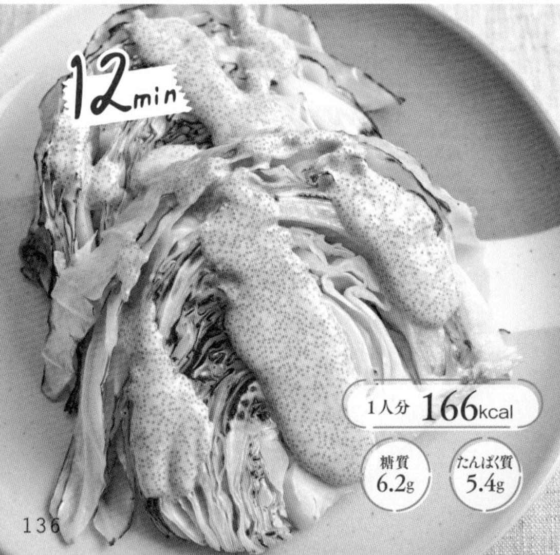
12min
1人分 166kcal
糖質 6.2g
たんぱく質 5.4g

明太マヨソースと香ばしく焼きつけたキャベツの相性が◎

キャベツステーキ　明太マヨソース

材料（2人分）

キャベツ…1/4個

A
- 明太子…大さじ2
- マヨネーズ…大さじ2
- レモン汁…小さじ1
- しょうゆ…小さじ1/2
- 牛乳…小さじ1

オリーブ油…大さじ1/2

作り方

1 キャベツは芯をつけたまま4等分のくし形切りにする。**A**は混ぜ合わせておく。

2 フライパンにオリーブ油を中火で熱し、キャベツを焼く。焼き目がついたら裏返し、蓋をして弱火で5〜6分蒸し焼きにする。火が通ったら器に盛り、**A**をかける。

食物繊維が豊富なキャベツは腸内環境を整える効果があり、食べ応えもあるのでダイエットにピッタリ。
大きくカットした満足感の得やすいキャベツステーキや、お弁当にも入れられる一品などを紹介します。

食べ応え満点！お弁当にも合うヘルシーおかず

ウインナーときゅうりのキャベツ巻き

材料（2人分）

キャベツ…2枚
ウインナーソーセージ…2本
きゅうり…⅓本(40g)

A マヨネーズ…大さじ2
粒マスタード…大さじ½

作り方

1 キャベツとウインナーをゆでる。きゅうりは4つ割りにする。Aは混ぜ合わせる。
2 キャベツの芯をそいで、ウインナーときゅうりをのせてくるくると巻く。食べやすく切り、Aをつけて食べる。

調理のPoint

キャベツでウインナーときゅうりを巻くときは、ギュギュッときつめに巻いて。崩れにくく、食べやすくなります。

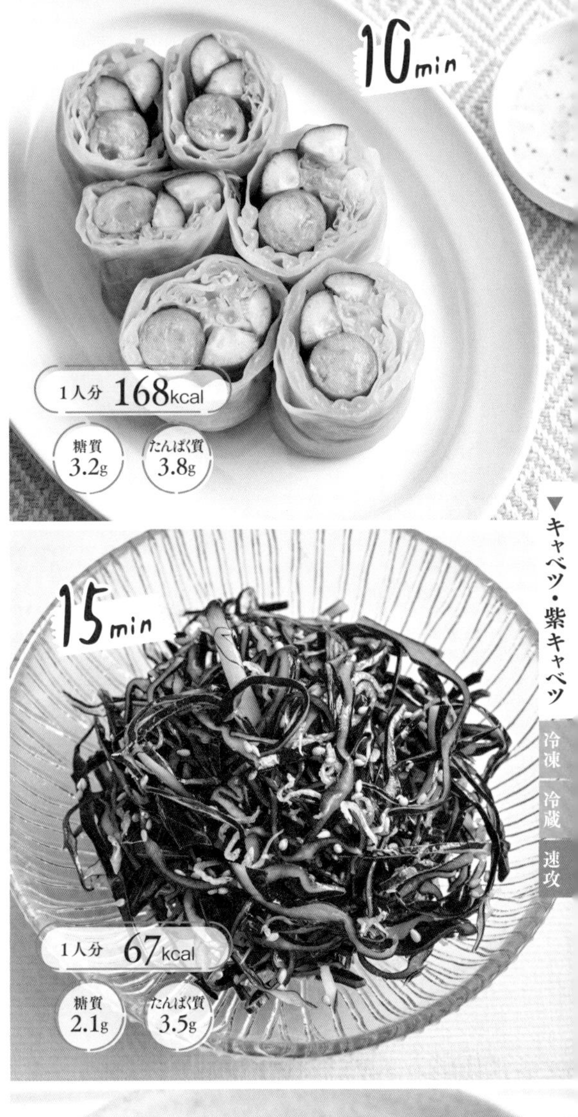
10min
1人分 168kcal
糖質 3.2g
たんぱく質 3.8g
15min
1人分 67kcal
糖質 2.1g
たんぱく質 3.5g

じゃこの旨味がキャベツによくからんでおいしい

紫キャベツとじゃこのナムル

材料（2人分）

紫キャベツ…100g
塩…小さじ¼

A ちりめんじゃこ…10g
白いりごま…大さじ½
ごま油…大さじ½
塩…少々

作り方

1 紫キャベツはせん切りにしてボウルに入れ、塩をまぶして10分ほどおく。しんなりしたら水けを絞る。
2 1にAを加えて和える。

紅しょうがとかつお節、ごま油で風味豊か！

紫キャベツの和風サラダ

材料（2人分）

紫キャベツ…200g
紅しょうが…大さじ2

A ごま油…大さじ1
酢…大さじ½
しょうゆ…小さじ1
かつお節…½袋

作り方

1 紫キャベツは太めのせん切りにして耐熱ボウルに入れ、ラップをして電子レンジで3分加熱する。紅しょうがは粗みじん切りにする。
2 ボウルに水けをきった紫キャベツ、紅しょうが、Aを入れて和える。

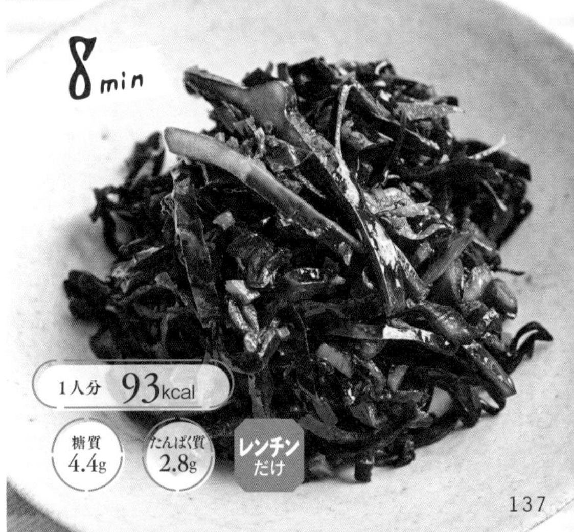
8min
1人分 93kcal
糖質 4.4g
たんぱく質 2.8g
レンチンだけ

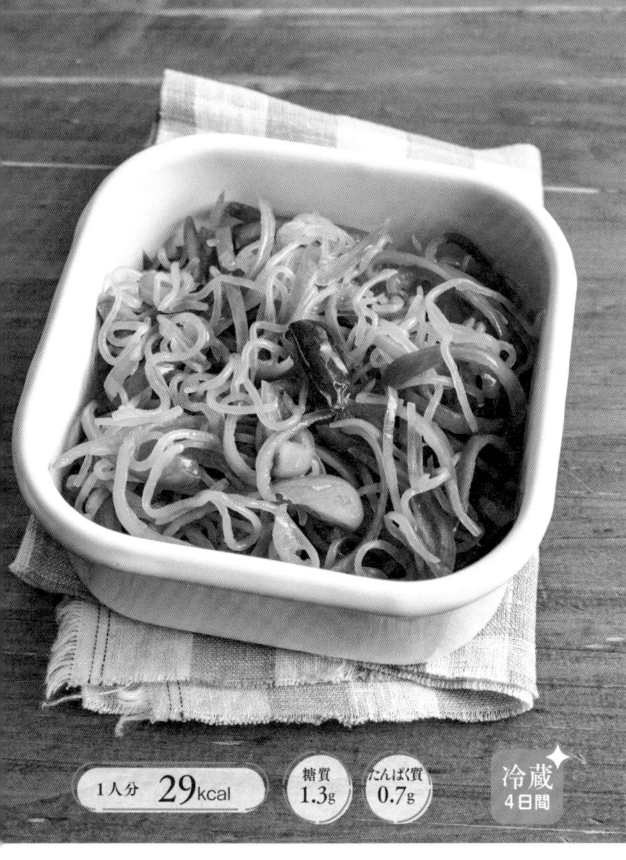

1人分 29kcal　糖質 1.3g　たんぱく質 0.7g　冷蔵 4日間

しらたきを使ってヘルシーにボリュームアップ

ピーマンとしらたきのきんぴら炒め

材料（4人分）

ピーマン…4個
しらたき…200g
赤唐辛子（種は取り除く）…½本
A しょうゆ…大さじ1
　酒…大さじ1
　ラカントS…小さじ2
ごま油…大さじ½

作り方

1 ピーマンは5mm幅の細切りにする。しらたきは2〜3等分の長さに切り、下ゆでする。Aは合わせておく。
2 フライパンにごま油を中火で熱し、しらたきを炒める。油がまわったらピーマン、赤唐辛子を加えて炒め、しんなりしたらAを加えてさっとからめる。

糖質オフのPoint

低糖質＆低カロリー食材のしらたきを加えて食べ応えのあるきんぴらに。甘みはラカントSを使って糖質カット。

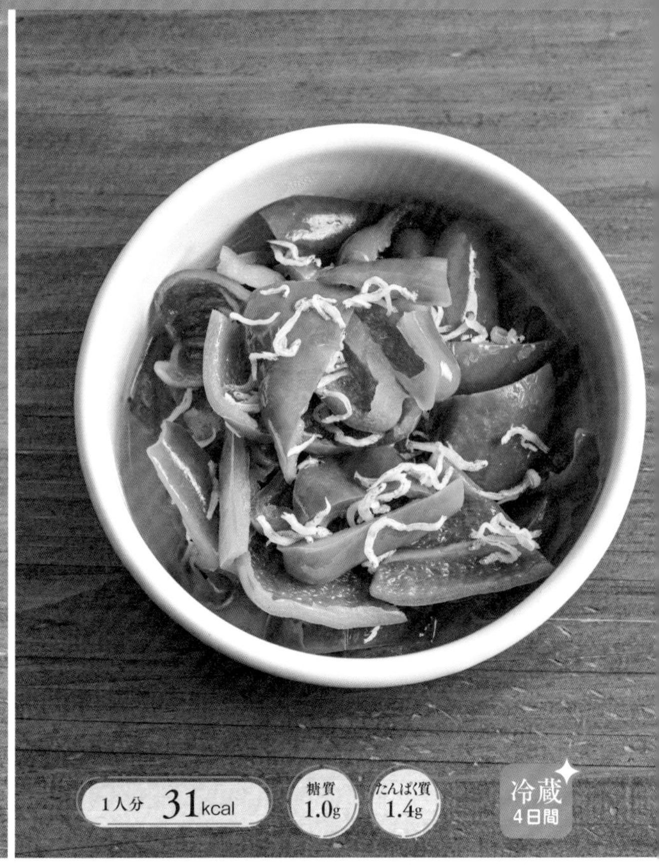

1人分 31kcal　糖質 1.0g　たんぱく質 1.4g　冷蔵 4日間

じゃこの旨味とバターの香りがよくなじんで◎

ピーマンの塩バター煮

材料（4人分）

ピーマン…6個
バター…10g
ちりめんじゃこ…大さじ2
A だし汁…¾カップ
　塩…小さじ¼

作り方

1 ピーマンは大きめの乱切りにする。
2 鍋にバターを中火で熱し、ピーマンを炒める。油がまわったらちりめんじゃこを加えてさっと炒め、Aを加える。蓋をしてしんなりするまで3〜4分煮る。

調理のPoint

じゃこを加えることで旨味がアップ。一度炒めてから煮るので、野菜の食感を壊さずに食べられます。ビタミンCとカルシウム補給に。

ビタミンが豊富なピーマンとパプリカ。カラフルな色合いで食卓をパッと明るくしてくれるだけではなく、美容にうれしい栄養も豊富。炒め物やマリネ、お浸しなど、バリエーション豊富な冷蔵作りおきがあれば、毎日飽きずに食べられます。

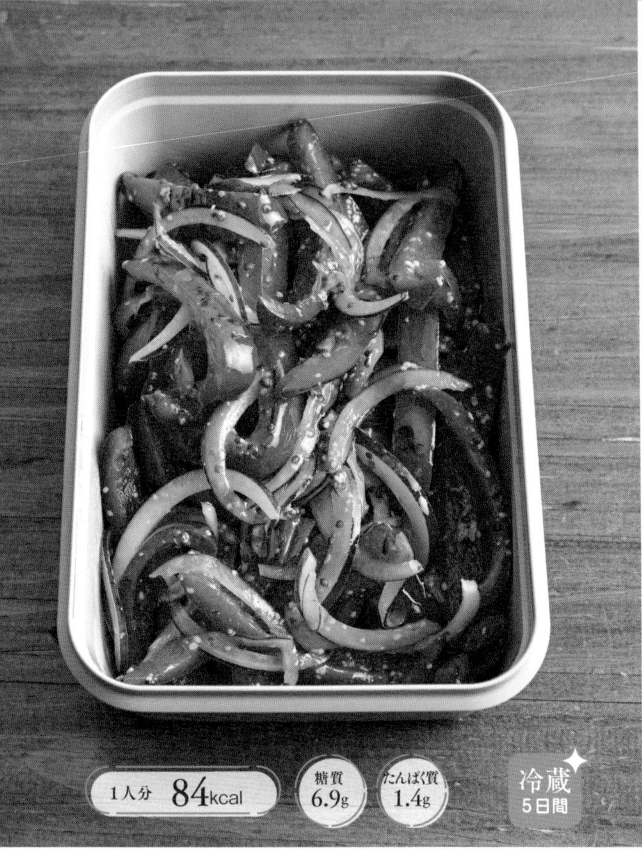

1人分 84kcal　糖質 6.9g　たんぱく質 1.4g　冷蔵 5日間

粒マスタードのほどよい酸味がおいしい

パプリカのマスタードマリネ

材料（4人分）

赤パプリカ…2個
紫玉ねぎ…¼個

A
- 粒マスタード…大さじ1
- レモン汁…大さじ1
- オリーブ油…大さじ½
- ラカントS…小さじ¼
- 塩…小さじ⅓
- こしょう…少々

オリーブ油…大さじ1

作り方

1 パプリカは1cm幅の細切りにし、紫玉ねぎは薄切りにする。ボウルにAを入れて混ぜ合わせておく。

2 フライパンにオリーブ油を中火で熱し、パプリカを入れてしんなりするまで炒めたら、Aのボウルに移す。紫玉ねぎも加えてさっと和える。

代わりの食材

パプリカの代わりにズッキーニやブロッコリー、キャベツ、かぶ、きのこ類などでも。

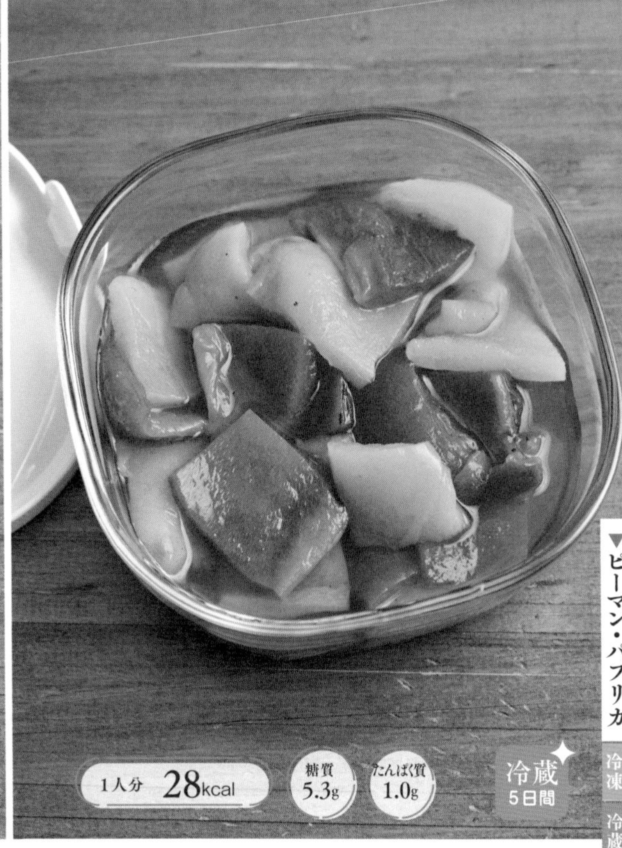

1人分 28kcal　糖質 5.3g　たんぱく質 1.0g　冷蔵 5日間

グリルで焼いたパプリカは甘みが増して美味！

パプリカのお浸し

材料（4人分）

赤パプリカ…1個
黄パプリカ…1個

A
- だし汁…½カップ
- しょうゆ…小さじ½
- 塩…小さじ¼

作り方

1 パプリカはヘタと種を取り除いて魚焼きグリルにのせ、皮が真っ黒になるまで中火で7〜8分焼く。アルミホイルに包んで粗熱を取り、皮をむいて一口大に切る。

2 ボウルにAを入れて混ぜ合わせ、1を加えてさっと和える。

調理のPoint

グリルで焼くことで味が染み込みやすく食感もよくなります。またグリルで焼いた後、ホイルに包んで少し粗熱を取ると、ホイルの中で蒸らされ、皮がむきやすくなります。

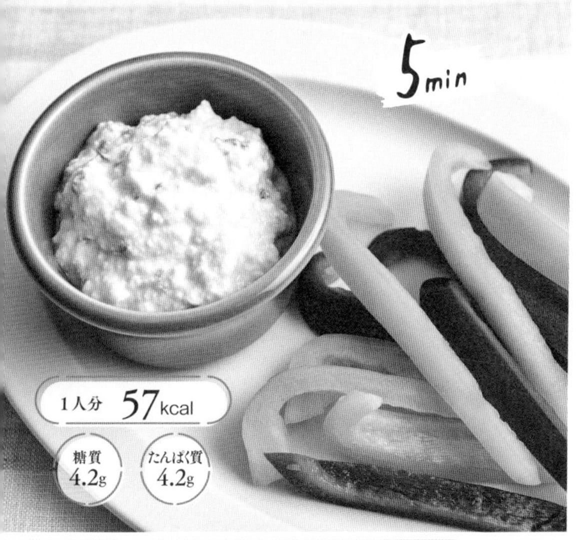
5min
1人分 57kcal
糖質 4.2g
たんぱく質 4.2g

豆腐と梅干しで爽やかディップ

パプリカの梅豆腐ディップ

材料（2人分）

赤パプリカ…¼個
黄パプリカ… ¼個
梅干し…1個(12g)
絹ごし豆腐… ½丁(150g)
塩…少々

作り方

1 パプリカはスティック状に切る。梅干しは種を取って叩く。
2 ボウルに豆腐（水きりはしなくてよい）を入れて泡立て器などでなめらかに混ぜ、梅干し、塩を加えて混ぜる。
3 器にパプリカを盛り、2をつけて食べる。

糖質オフのPoint

豆腐のディップだから糖質もカロリーも低くヘルシー。梅干しははちみつ漬けや調味漬けなどは糖質が高いので、塩漬けのものを使って。

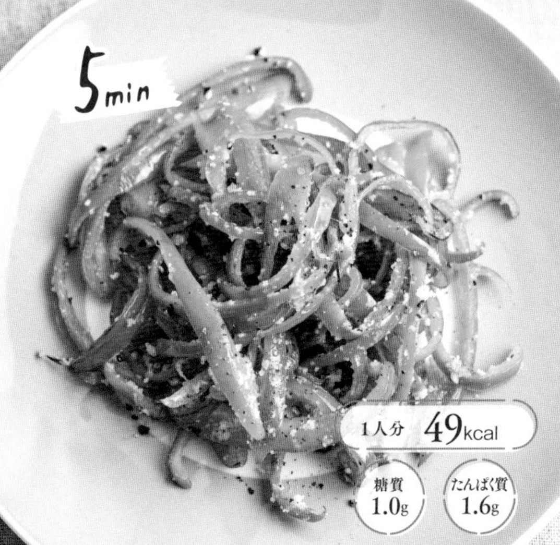
5min
1人分 49kcal
糖質 1.0g
たんぱく質 1.6g

粉チーズでコクをアップ。こしょうの量はお好みで！

ピーマンのペッパーチーズ炒め

材料（2人分）

ピーマン…3個
オリーブ油…大さじ½
A 粉チーズ…大さじ1
　塩…少々
　粗びき黒こしょう…少々

作り方

1 ピーマンは5mm幅の細切りにする。
2 フライパンにオリーブ油を中火で熱し、1を炒める。しんなりしたらAを加え、さっとからめる。

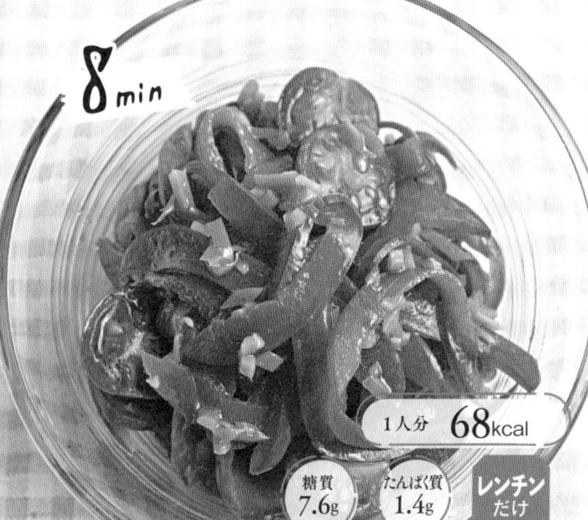
8min
1人分 68kcal
糖質 7.6g
たんぱく質 1.4g
レンチンだけ

刻んだ紅しょうがが食感と味のアクセントに

パプリカとトマトの紅しょうが和え

材料（2人分）

赤パプリカ…1個
ミニトマト…5個
紅しょうが…大さじ1
オリーブ油…大さじ½
塩…少々

作り方

1 パプリカは2～3mm幅の薄切りにしてボウルに入れる。ラップをして電子レンジで2分加熱する。
2 ミニトマトは半分に切り、紅しょうがは粗みじん切りにする。
3 1に2、オリーブ油、塩を加えてさっと和える。

調理方法で食感や風味が変わるピーマンは、加熱をしてもビタミンCが壊れにくいというううれしい特徴が！
ジューシーで甘味のあるパプリカは、生で食べてもおいしいので、切って和えるだけの彩り時短メニューに。

包丁も鍋も使わない！電子レンジで作れる煮浸し

丸ごとピーマンの煮浸し

材料（2人分）

ピーマン…4個

A
- だし汁…1カップ
- しょうゆ…小さじ2
- ラカントS…小さじ1
- 塩…小さじ½

作り方

1 ピーマンは手でぎゅっと握りつぶす。
2 耐熱ボウルにAを入れて混ぜ合わせ、1を加える。ラップをして電子レンジで5〜6分加熱する。

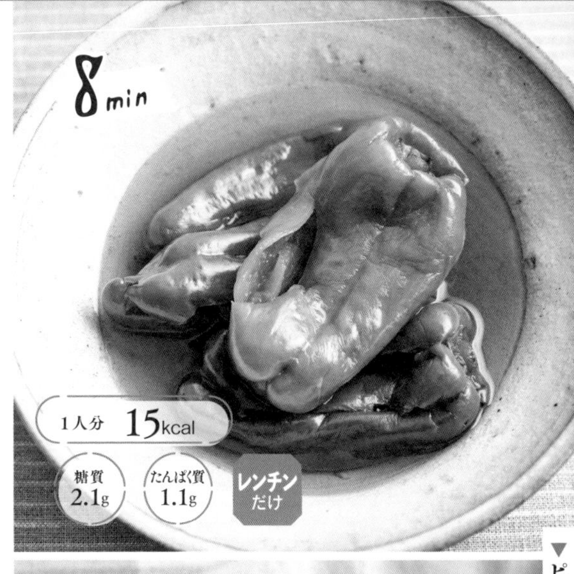

冷めてもおいしいから、お弁当のおかずにしても◎

ピーマンのツナみそ焼き

材料（2人分）

ピーマン…3個
ツナ缶（水煮）…1缶
みそ…小さじ½
粉チーズ…小さじ1

作り方

1 ツナは汁けをきり、みそを混ぜる。
2 ピーマンは縦半分に切って種を取り除き、1を詰めて粉チーズをふり、オーブントースターで3〜4分焼く。

調理のPoint

ツナにみそを混ぜるだけで簡単にコクのあるツナみそが作れます。チーズをふることで、香ばしさがプラスされ、満足感も高くなります。

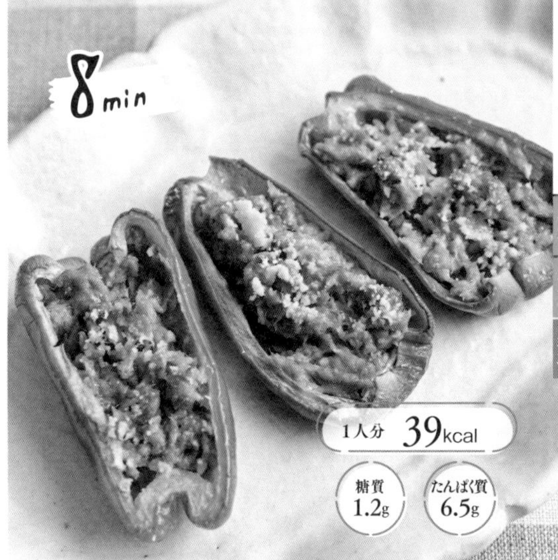

8min
1人分 39kcal
糖質 1.2g
たんぱく質 6.5g

甘酸っぱい味わいに、桜えびの風味が引き立つ

パプリカの甘酢和え

材料（2人分）

黄パプリカ…1個

A
- 酢…大さじ1
- ラカントS…大さじ½
- 塩…少々

桜えび…大さじ1

作り方

1 パプリカは薄切りにする。
2 ボウルにAを入れて混ぜ合わせ、1、桜えびを加えて和える。

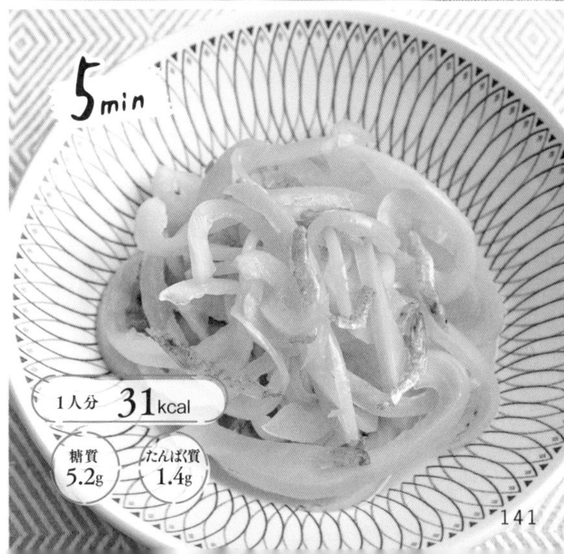

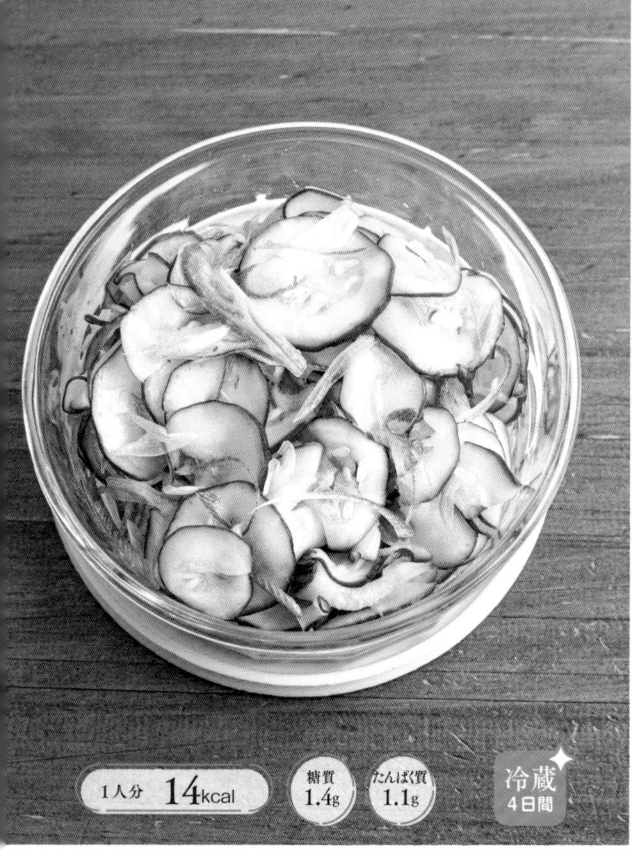

1人分 14kcal　糖質 1.4g　たんぱく質 1.1g　冷蔵 4日間

うりの仲間ズッキーニも甘酢によく合う!

ズッキーニとみょうがの酢の物

材料（4人分）

ズッキーニ…2本
塩…小さじ¼
みょうが…2本

A
酢…大さじ2
ラカントS…大さじ1
塩…少々

作り方

1 ズッキーニは薄切りにしてボウルに入れ、塩をまぶして10分ほどおく。しんなりしたら水けを絞る。みょうがは縦半分に切って斜め薄切りにする。
2 ボウルにAを混ぜ合わせ、1を加えて和える。

調理のPoint

ズッキーニは生でもおいしく食べられる食材。薄切りにして塩揉みするとしんなりとして青臭さもなくなり、味もからみやすくなります。

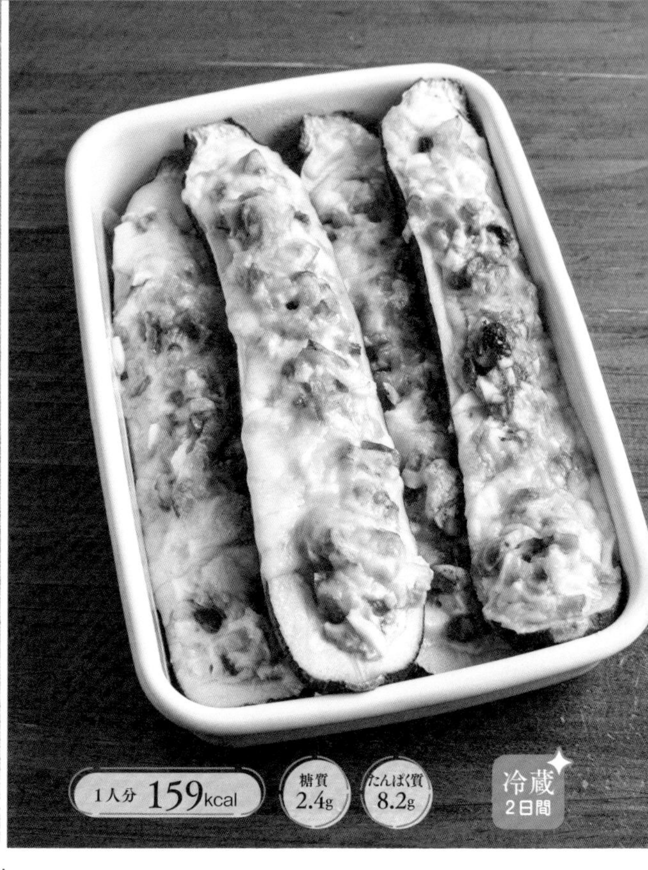

1人分 159kcal　糖質 2.4g　たんぱく質 8.2g　冷蔵 2日間

食べ応えバッチリ!子どもも大好きな味

ハムとゆで卵のズッキーニボート

材料（4人分）

ズッキーニ…2本
ハム…2枚
ゆで卵…1個
ミックスナッツ…20g
マヨネーズ…大さじ2
塩・こしょう…各少々
ピザ用チーズ…40g

作り方

1 ズッキーニは縦半分に切って少しくり抜き、粗く刻む。ハム、ゆで卵、ミックスナッツも粗く刻む。
2 ボウルに粗く刻んだ1、マヨネーズ、塩、こしょうを入れて混ぜ、ズッキーニにのせる。チーズをのせてオーブントースターで5～6分焼く。

代わりの食材

ズッキーニの代わりにピーマンやパプリカ、なす、しいたけなどでも。

ズッキーニは生でも、火を通してもおいしく食べられるとても使いやすい野菜です。
さっぱりと食べるのもおすすめですが、油との相性がよいので、チーズやオイルを合わせる食べ方もぜひ試してみて。

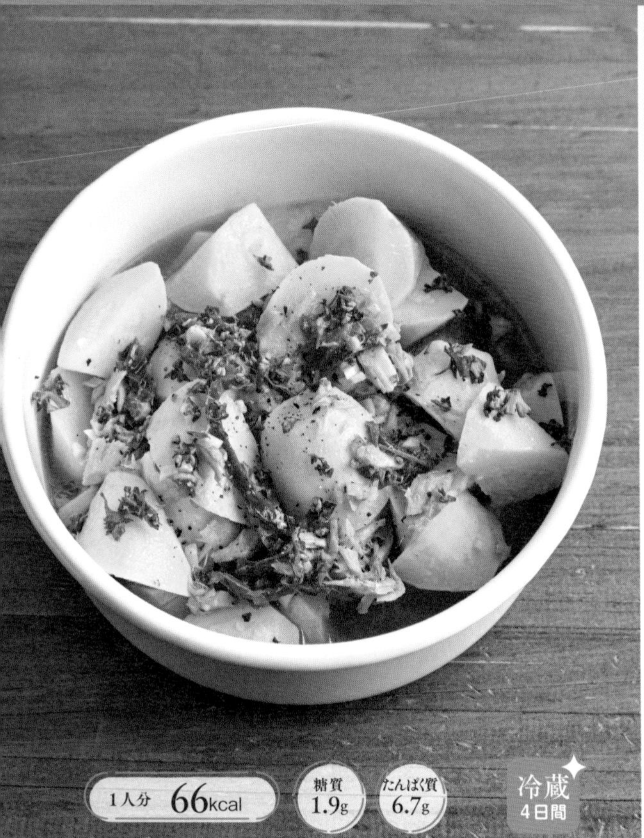

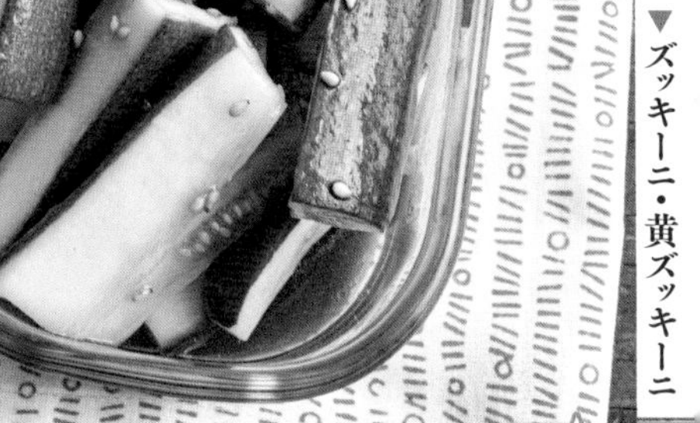

1人分 66kcal　糖質 1.9g　たんぱく質 6.7g　冷蔵 4日間

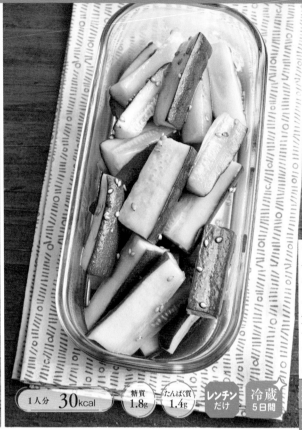

濃厚なドライトマトが味のアクセント

ツナと黄ズッキーニのドライトマト煮

材料（4人分）

黄ズッキーニ…2本
ツナ缶（水煮）…大1缶（140g）
にんにく…1かけ
ドライトマト…10g
オリーブ油…大さじ½

A
白ワイン…大さじ2
水…1カップ
洋風スープの素…小さじ½
塩…少々

塩…少々
粗びき黒こしょう…少々
パセリ（みじん切り）…適量

作り方

1 ズッキーニは乱切りにする。ツナは軽く汁けをきる。にんにくはつぶす。ドライトマトは湯で戻し、細切りにする。
2 フライパンにオリーブ油、にんにくを入れて弱火にかける。香りが出たらズッキーニを加えて炒める。
3 油がまわったらA、ツナ、ドライトマトを入れて蓋をし、弱火で4～5分煮る。塩で味をととのえて器に盛り、粗びき黒こしょう、パセリを散らす。

1人分 30kcal　糖質 1.8g　たんぱく質 1.4g　レンチンだけ　冷蔵 5日間

ズッキーニの食感を活かしたごま油香るマリネ

ズッキーニの中華風マリネ

材料（4人分）

ズッキーニ…2本

A
オイスターソース…小さじ2
酢…小さじ2
ごま油…小さじ1
ラカントS…小さじ1
白いりごま…大さじ½

作り方

1 ズッキーニは5cm長さに切り、4～6つ割りにする。耐熱ボウルに入れてラップをし、電子レンジで3分加熱する。
2 1の水けをきって、Aを加えて和える。

調理のPoint

ズッキーニを棒状に切るのがポイントです。食感がアップするので食べ応えが増します。

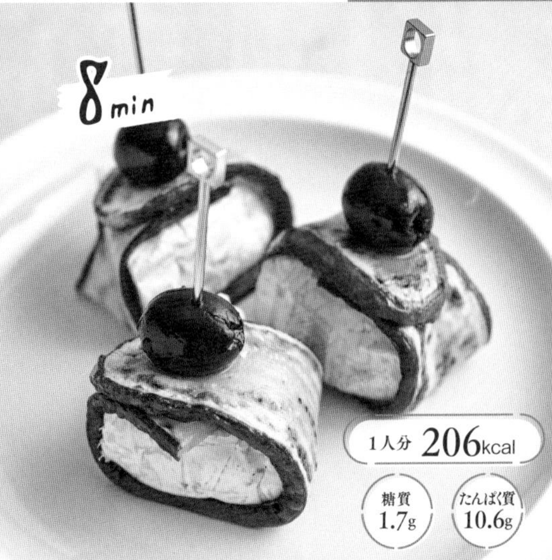
8min
1人分 206kcal
糖質 1.7g
たんぱく質 10.6g

オリーブとチーズのコクで満足度◎。ワインのおつまみに最適

ズッキーニとカマンベールチーズのピンチョス

材料（2人分）

ズッキーニ…1本
カマンベールチーズ…1箱
オリーブ油…大さじ½
塩・こしょう…各少々
オリーブ(黒)…6個

作り方

1 ズッキーニは縦に6等分にする。チーズも6等分にする。
2 フライパンにオリーブ油を中火で熱し、ズッキーニを両面焼く。火が通ったら塩、こしょうをふり、取り出す。
3 ズッキーニでチーズを巻き、オリーブをのせてピックで刺す。

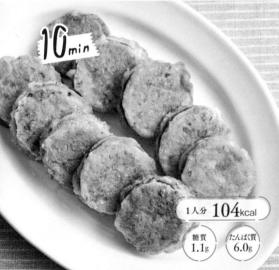

10min
1人分 104kcal
糖質 1.1g
たんぱく質 6.0g

おからパウダーを使って糖質オフ！お弁当のおかずにも

ズッキーニの青のりチーズピカタ

材料（2人分）

ズッキーニ…½本
おからパウダー…適量
卵…1個
A 青のり…小さじ¼
　粉チーズ…大さじ1
　塩…小さじ⅛
オリーブ油…大さじ½

作り方

1 ズッキーニは1cm厚さの輪切りにしておからパウダーをまぶす。卵を溶きほぐし、Aを加えて混ぜる。
2 フライパンにオリーブ油を中火で熱し、ズッキーニを卵液にからめて入れる。焼き色がついたら裏返し、弱火にして蓋をして、火が通るまで2〜3分蒸し焼きにする。

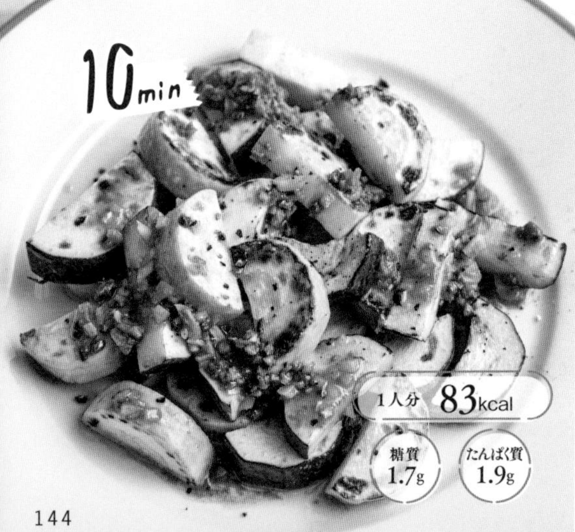
10min
1人分 83kcal
糖質 1.7g
たんぱく質 1.9g

アンチョビの塩けとバターがあとを引くおいしさ

ズッキーニのアンチョビバターソース

材料（2人分）

ズッキーニ…½本
黄ズッキーニ…½本
アンチョビ…2枚
にんにく…½かけ
オリーブ油…大さじ½
バター…10g
A レモン汁…小さじ1
　塩・こしょう…各少々

作り方

1 ズッキーニは1cm厚さの半月切りにする。アンチョビは叩く。にんにくはみじん切りにする。
2 フライパンにオリーブ油を中火で熱し、ズッキーニを焼く。焼き目がついたら器に盛る。
3 空いたフライパンにバター、アンチョビ、にんにくを入れて弱火にかける。香りが出たらAを加えてさっと混ぜ、2にかける。

カリウムが豊富に含まれるズッキーニは、むくみの予防に効果的。
生はもちろん、焼いたり炒めたりとどんな調理にも合うのでマンネリも防げるうえ、食卓に彩りも与えます。

ズッキーニのみずみずしさを味わえる

ズッキーニのおかかマヨ和え

材料（2人分）

ズッキーニ…1本

A
- マヨネーズ…大さじ1
- しょうゆ…小さじ½
- かつお節…½パック

作り方

1 ズッキーニは小さめの乱切りにして耐熱ボウルに入れ、ラップをして電子レンジで3分加熱する。
2 1の水けを拭き取ってAを加えて和える。

代わりの食材
小松菜や菜の花、ブロッコリー、蒸したなす、もやし、豆苗などもおすすめ。

バターが隠し味！濃厚な味わいのエスニックな一品

黄ズッキーニのナンプラーバター炒め

材料（2人分）

黄ズッキーニ…1本
バター…10g
ナンプラー…小さじ1
パクチー…適量

作り方

1 ズッキーニは縦4つ割りにして、6cm長さの棒状に切る。
2 フライパンにバターを中火で熱し、1を炒める。しんなりしたらナンプラーを加えてさっと炒め、器に盛り、パクチーを添える。

調理のPoint
ズッキーニはものによって大きさがいろいろなので、あまりに太すぎるものは縦6つ割くらいに切ると、火も通りやすく◎。

サクサクした食感と桜えびの旨味が絶品！

黄ズッキーニと桜えびのナムル

材料（2人分）

黄ズッキーニ…1本
塩…小さじ¼

A
- 桜えび…大さじ2
- 白すりごま…大さじ1
- ごま油…大さじ1
- 塩…少々

作り方

1 ズッキーニは5mm角の棒状にして塩揉みし、10分ほどおく。
2 水けをきってボウルに入れ、Aを加えて和える。

調理のPoint
ズッキーニは塩揉みして水分を抜くことで、食べやすい食感になるだけでなく、味もからみやすくなります。

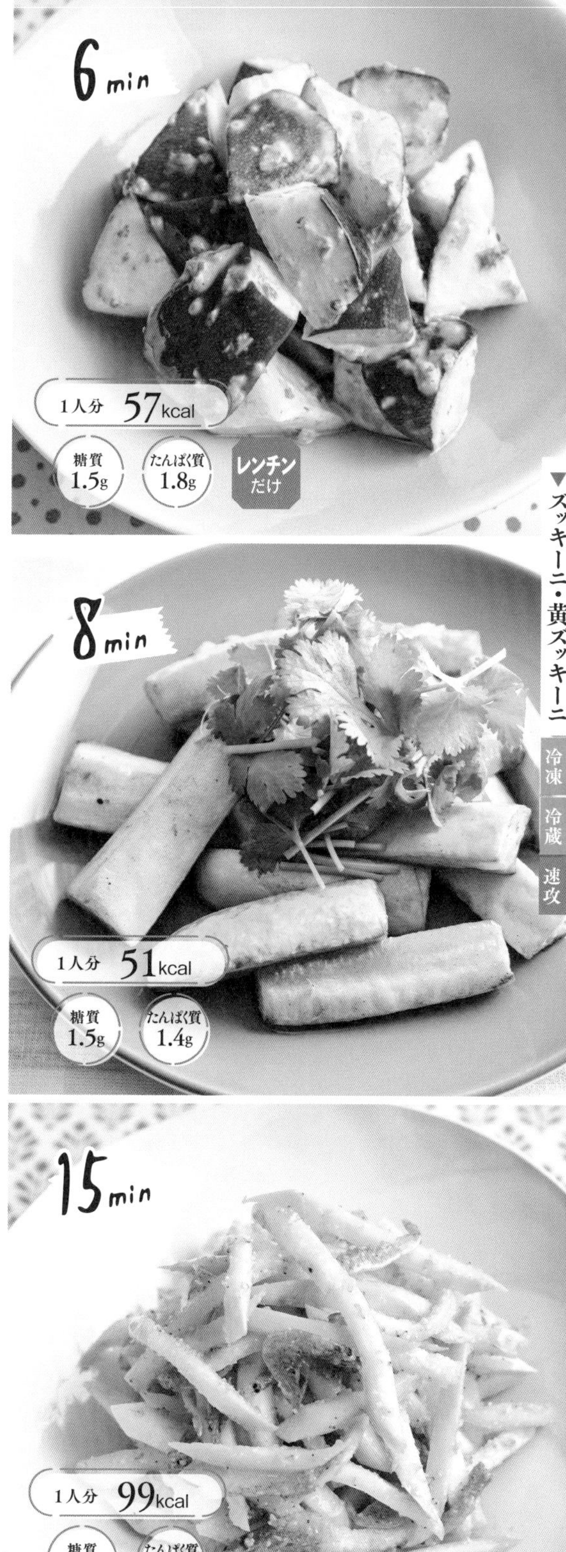

6 min
1人分 57kcal
糖質 1.5g
たんぱく質 1.8g
レンチンだけ
▼ズッキーニ・黄ズッキーニ
冷凍
冷蔵
速攻
8 min
1人分 51kcal
糖質 1.5g
たんぱく質 1.4g
15 min
1人分 99kcal
糖質 1.4g
たんぱく質 3.2g

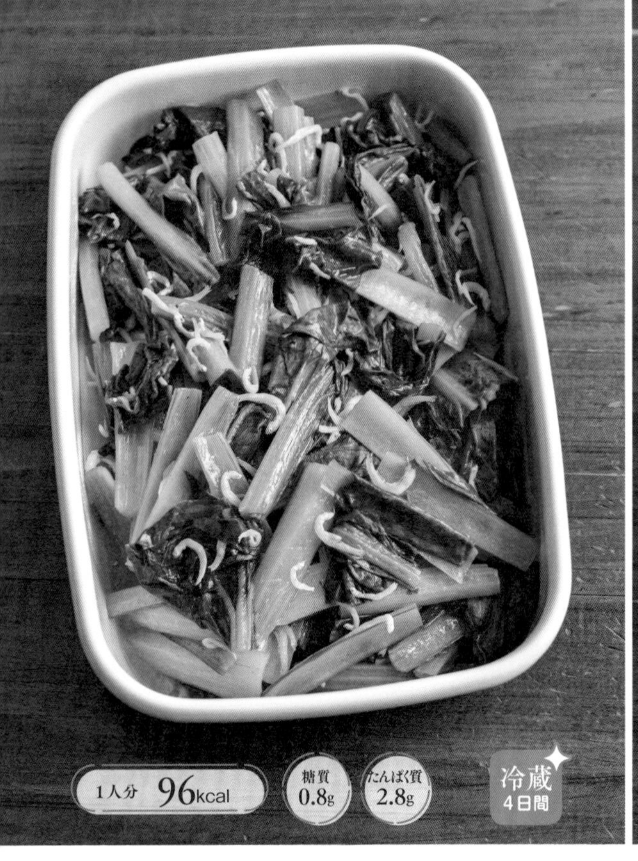
1人分 96kcal
糖質 0.8g
たんぱく質 2.8g
冷蔵 4日間

小松菜の風味を引き立てるシンプルな作りおき

小松菜としらすのバターオイル煮

材料（4人分）

小松菜…2袋
にんにく…1かけ
しらす干し…20g

A
バター…10g
オリーブ油…大さじ2
水…大さじ2
塩・粗びき黒こしょう…各少々

作り方

1 小松菜は5cm長さに切る。にんにくはつぶす。
2 鍋に1、しらす、Aを入れて蓋をし、時々混ぜながらしんなりするまで弱火で5〜6分蒸し煮にする。

調理のPoint

オリーブ油を加えて蒸し煮にすることで、グリーンが鮮やかに蒸しあがります。しらすを加えることで、旨味がアップし、満足感の高いおかずに。

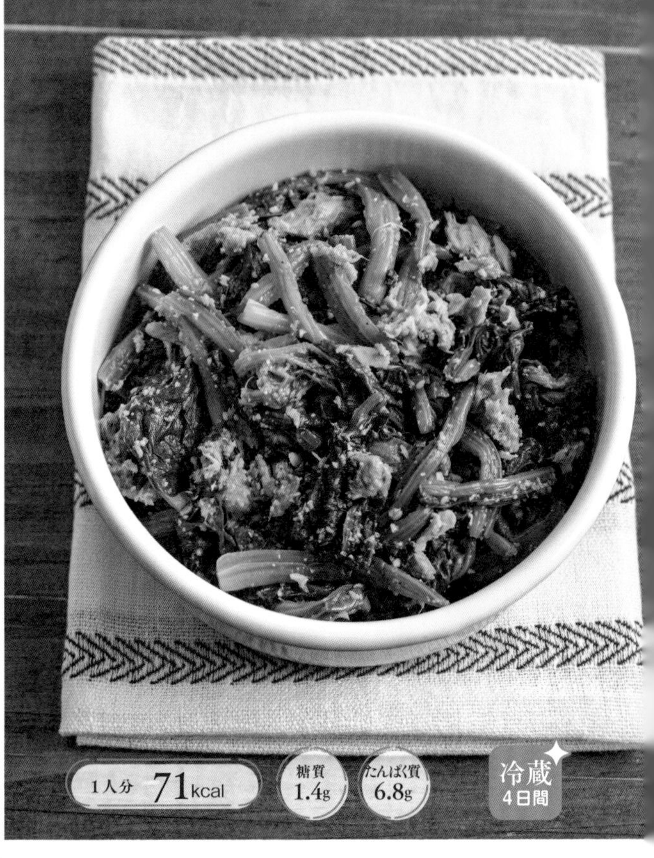
1人分 71kcal
糖質 1.4g
たんぱく質 6.8g
冷蔵 4日間

ほうれん草と甘めのごまみそがよくなじんでおいしい

ほうれん草とツナのごまみそ和え

材料（4人分）

ほうれん草…2袋
ツナ缶（水煮）…1缶（70g）

A
白すりごま…大さじ2
みそ…大さじ1
ラカントS…大さじ½
水…小さじ1

作り方

1 ほうれん草はさっとゆでて5cm長さに切り、水にさらし、水けを絞る。ツナは汁けをきる。
2 ボウルにAを混ぜ合わせ、1を加えてさっと和える。

代わりの食材

ほうれん草の代わりに小松菜や春菊、キャベツ、ブロッコリー、トマトなどもおすすめ。

小松菜、ほうれん草、チンゲン菜、春菊など、豊富な種類の青菜は、通年手に入りやすく、低糖質だからおすすめ。
火が通りやすくさっと調理できるレシピが多いので、短時間でできるのがうれしいポイントです。

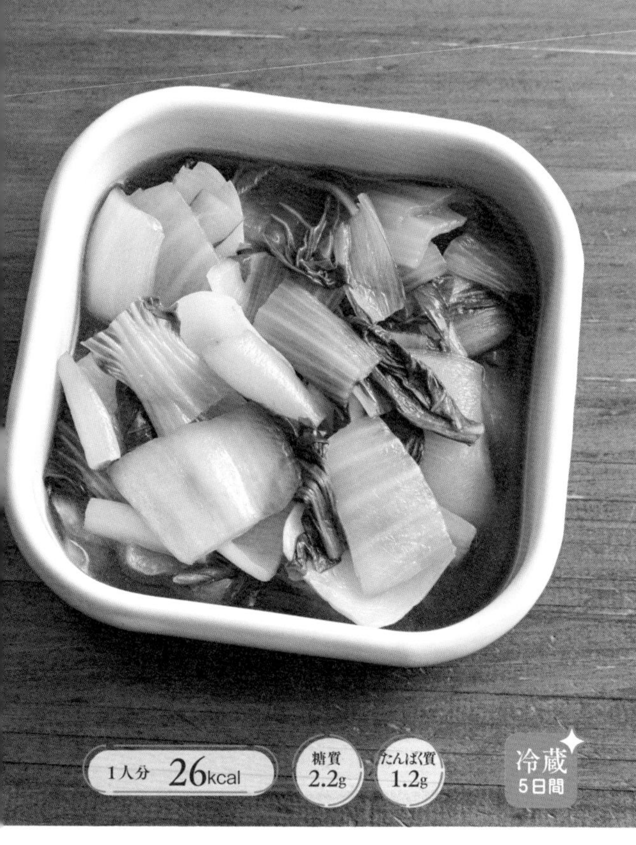

1人分 26kcal　糖質 2.2g　たんぱく質 1.2g　冷蔵 5日間

オイスターソースの旨味で満足感アップ

チンゲン菜の中華風お浸し

材料（4人分）

チンゲン菜…2袋(400g)

A
- 水…1と½カップ
- 鶏がらスープの素…小さじ½
- オイスターソース…大さじ1と⅓
- ごま油…小さじ1
- 塩…少々

作り方

1 チンゲン菜は3cm幅に切る。

2 鍋にAを煮立て、1を加えて弱火でさっと煮る。

調理のPoint

チンゲン菜は火を通しすぎるとベチャッとしてしまうので、食感が残る程度にさっと加熱しましょう。

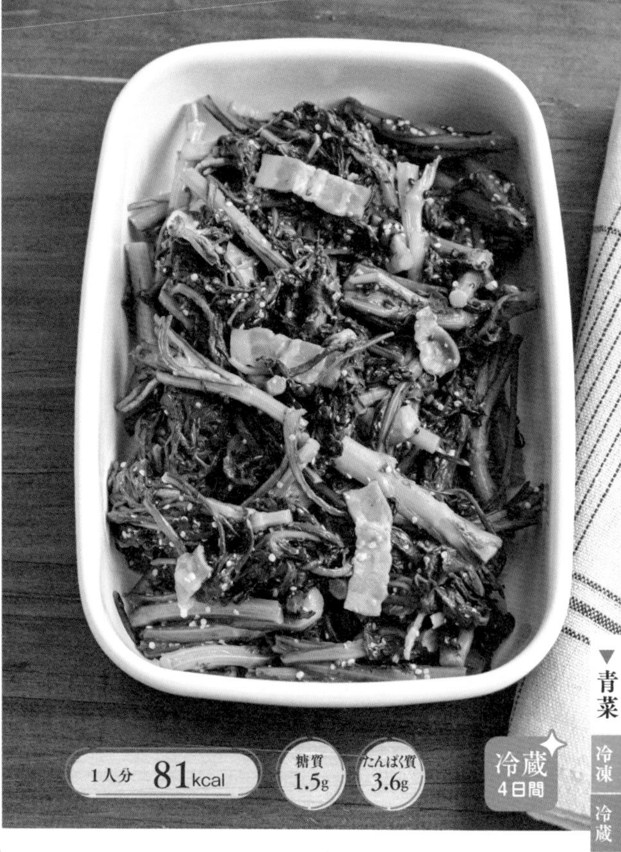

1人分 81kcal　糖質 1.5g　たんぱく質 3.6g　冷蔵 4日間

しっかり味だからお弁当にもぴったり!

春菊とベーコンのマスタード炒め

材料（4人分）

春菊…2袋

ベーコン…2枚

オリーブ油…大さじ½

A
- 白ワイン…大さじ1
- 粒マスタード…大さじ1と½
- 塩・粗びき黒こしょう…各少々

作り方

1 春菊は5cm長さに切る。ベーコンは1cm幅に切る。

2 フライパンにオリーブ油を中火で熱し、ベーコンを炒める。油が出てきたら春菊を加えて炒め、しんなりしたらAを回し入れてさっと炒める。

代わりの食材

ベーコンの代わりにちくわやツナ、豚肉などでも。
春菊の代わりに豆苗やブロッコリー、ズッキーニ、ピーマン、パプリカなどを使っても。

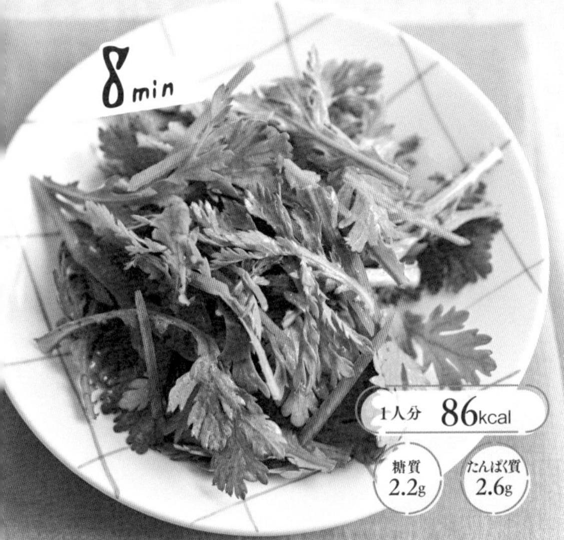
8min
1人分 86kcal
糖質 2.2g
たんぱく質 2.6g

生の春菊のおいしさをシンプルに味わって

春菊とにんじんのサラダ

材料（2人分）

春菊…1袋
にんじん…1/6本(30g)

A
オリーブ油…大さじ1
酢…大さじ1/2
しょうゆ…小さじ1
塩・こしょう…各少々
おろししょうが…小さじ1

作り方

1 春菊は葉を摘み、長ければ半分に切る。にんじんはせん切りにする。
2 ボウルに**A**を混ぜ合わせ、**1**を加えてさっと和える。

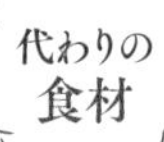

春菊の代わりにベビーリーフやクレソン、水菜、サニーレタスなどもおすすめ。葉野菜ならなんでもOK。

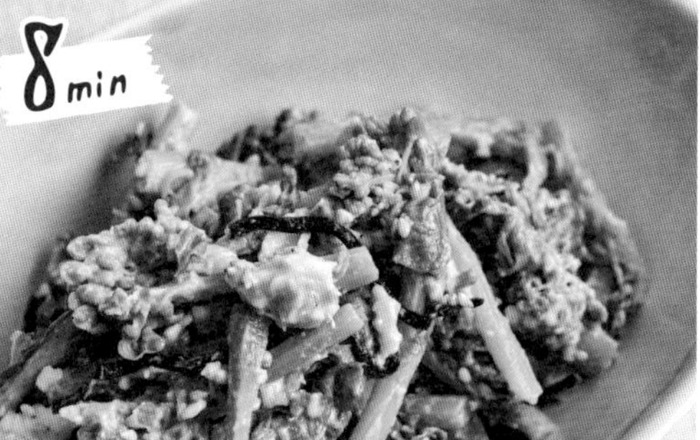
8min
1人分 146kcal
糖質 2.8g
たんぱく質 6.2g

菜の花の苦味をアボカドでマイルドな味わいに

菜の花のアボカド和え

材料（2人分）

菜の花…1袋
アボカド…1/2個

A
塩昆布…大さじ1
塩…少々
白いりごま…小さじ2
オリーブ油…大さじ1/2

作り方

1 菜の花は半分に切り、太い茎は半分に切る。さっと塩ゆでして水けを絞る。
2 アボカドはボウルに入れてフォークなどで潰し、**1**と**A**を入れて和える。

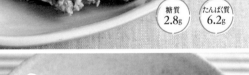

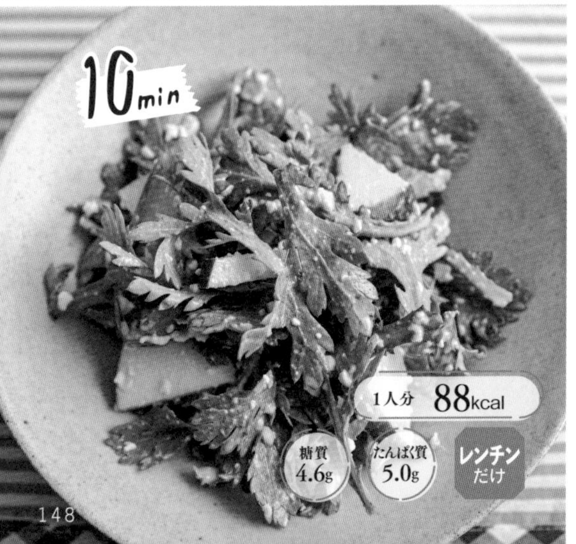
10min
1人分 88kcal
糖質 4.6g
たんぱく質 5.0g
レンチンだけ

りんごの甘味とシャキシャキの食感

春菊とりんごの白和え

材料（2人分）

春菊…1/2袋
りんご…1/4個(40g)
絹ごし豆腐…1/3丁(100g)

A
白練りごま…小さじ2
ラカントS…小さじ1
しょうゆ…小さじ1/2
塩…少々

作り方

1 春菊は葉を摘み、長ければ半分に切る。りんごは皮ごと3〜4mm幅の薄切りにする。豆腐はペーパータオルに包んで耐熱皿に入れ、ラップはせずに電子レンジで1分加熱して水きりする。
2 ボウルに豆腐を入れてスプーンなどでなめらかにつぶし、**A**を加えてよく混ぜる。春菊とりんごを加えてさっと和える。

独特な風味がクセになる春菊や、使いやすくなじみのあるほうれん草、シャキシャキ食感がおいしいチンゲン菜など、好みや用途にあわせておいしく緑色野菜を取り入れましょう。

和えるだけで完成！チーズのコクがおつまみにぴったり

ほうれん草とクリームチーズのおかか和え

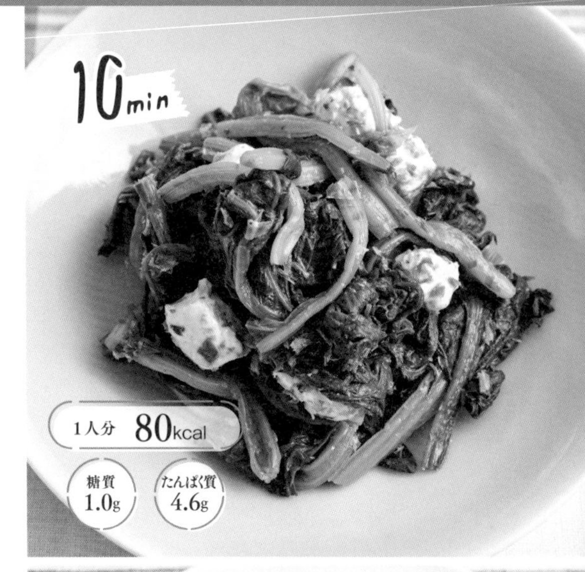

10min
1人分 80kcal
糖質 1.0g
たんぱく質 4.6g

材料（2人分）

ほうれん草…1袋
クリームチーズ…30g
A かつお節…½袋
　しょうゆ…小さじ1

作り方

1 ほうれん草はさっとゆでて水にさらし、水けをきり5cm長さに切る。クリームチーズは1cm角に切る。
2 ボウルに1、Aを入れて和える。

糖質オフのPoint

低糖質なほうれん草やクリームチーズ、調味料を使って糖質をカット。チーズのコクやかつお節の風味で満足感もアップ。

ナッツの食感が全体のアクセントに

小松菜のナッツ炒め

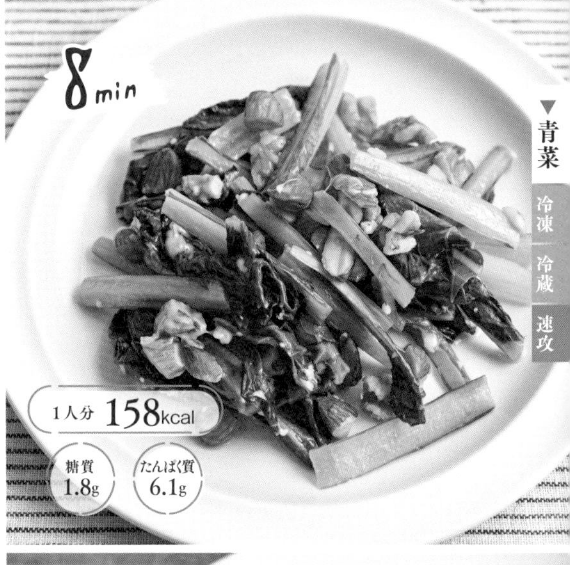

8min
1人分 158kcal
糖質 1.8g
たんぱく質 6.1g

材料（2人分）

小松菜…1袋
ミックスナッツ…30g
オリーブ油…大さじ½
A 粉チーズ…大さじ1と½
　塩・こしょう…各少々

作り方

1 小松菜は5cm長さに切る。ミックスナッツは粗く刻む。
2 フライパンにオリーブ油を中火で熱し、小松菜を炒める。しんなりしたらミックスナッツを加えて炒め、Aを加えてさっと炒める。

ふわふわの卵でボリュームアップ！

チンゲン菜の卵炒め

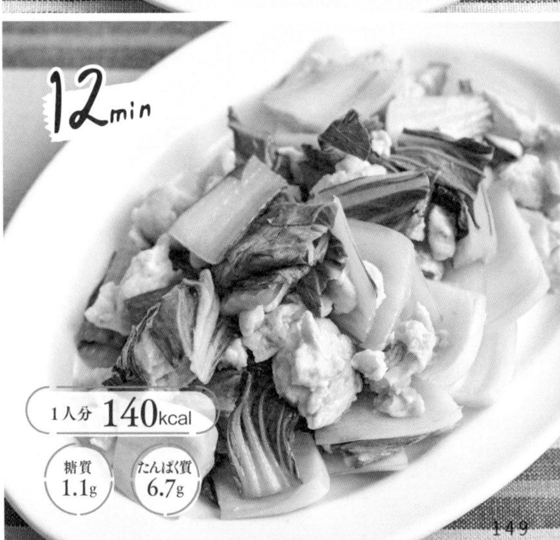

12min
1人分 140kcal
糖質 1.1g
たんぱく質 6.7g

材料（2人分）

チンゲン菜…1袋
卵…2個
ごま油…大さじ1
A 鶏がらスープの素…小さじ¼
　塩・こしょう…各少々
塩・こしょう…各少々

作り方

1 チンゲン菜は葉をはがし、3cm長さに切る。卵は溶きほぐし、Aを加えて混ぜる。
2 フライパンに半量のごま油を中火で熱し、卵液を流し入れる。半熟状になったら一度取り出し、空いたフライパンをさっと拭いて、残りのごま油を中火で熱してチンゲン菜を炒める。しんなりしたら卵を戻し入れ、塩、こしょうで味をととのえる。

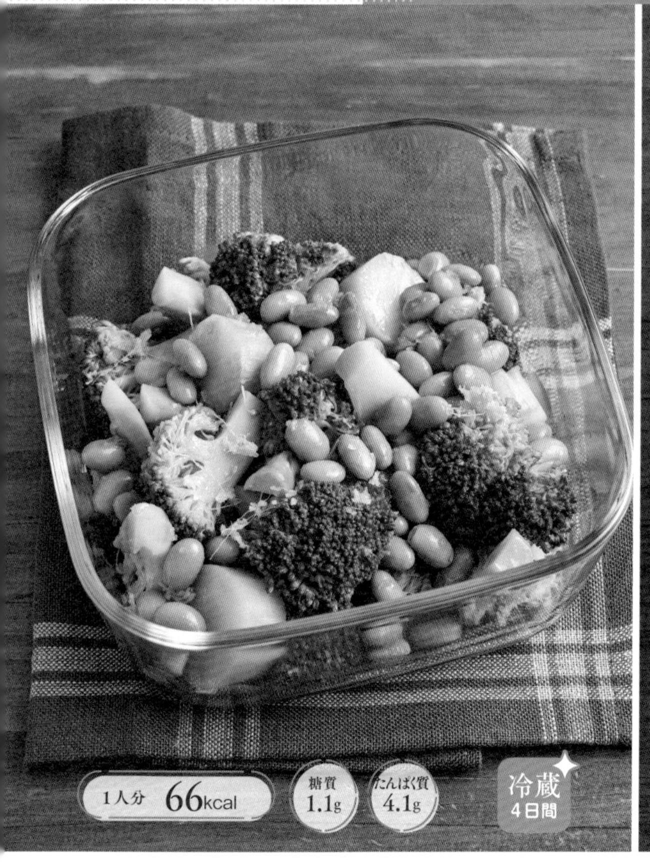

1人分 66kcal　糖質 1.1g　たんぱく質 4.1g　冷蔵 4日間

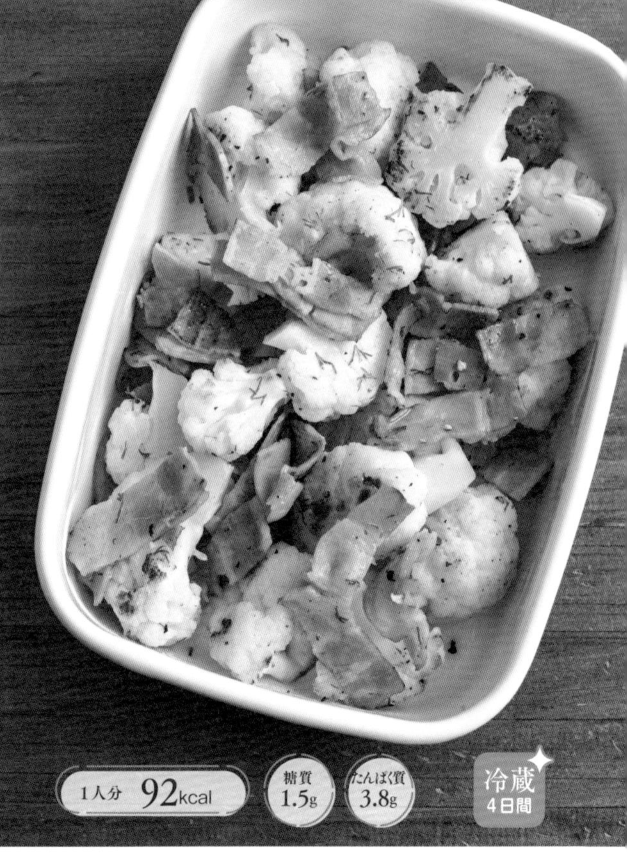

1人分 92kcal　糖質 1.5g　たんぱく質 3.8g　冷蔵 4日間

大豆で食べ応えがアップした和風の一品

ブロッコリーと大豆のしょうがマリネ

材料（4人分）

ブロッコリー…1個（200g）

A
- おろししょうが…½かけ分
- しょうゆ…大さじ1
- 酢…大さじ1
- ごま油…大さじ1
- ラカントS…小さじ½

大豆（水煮）…1袋（50g）

作り方

1 ブロッコリーは小房に分けて、さっと塩ゆでし、ざるにあげる。

2 ボウルに**A**を入れて混ぜ合わせ、**1**と水けをきった大豆を加えてさっと和える。

代わりの食材

ブロッコリーの代わりにカリフラワー、かぶ、キャベツ、きのこ、パプリカ、なすなどを使っても。

さわやかなディルの風味が広がる

ベーコンとカリフラワーのハーブソテー

材料（4人分）

カリフラワー…1個（250g）

ベーコン…4枚

A
- ディル…3枚
- 塩・粗びき黒こしょう…各少々

オリーブ油…大さじ½

水…大さじ2

作り方

1 カリフラワーは小房に分ける。ベーコンは1cm幅に切る。**A**のディルは粗く刻む。

2 フライパンにオリーブ油を中火で熱し、カリフラワーを炒める。油がまわったら水を加えて蓋をし、2～3分蒸し焼きにする。火が通ったらベーコンを加えてさっと炒め、**A**を加えてさっとからめる。

糖質オフのPoint

塩、こしょうのシンプルな味つけで糖質オフなうえ、ディルの風味やベーコンの旨味が、満足感をアップさせてくれます。

ごま油とのりの風味があと引くおいしさ

ブロッコリーののり和え

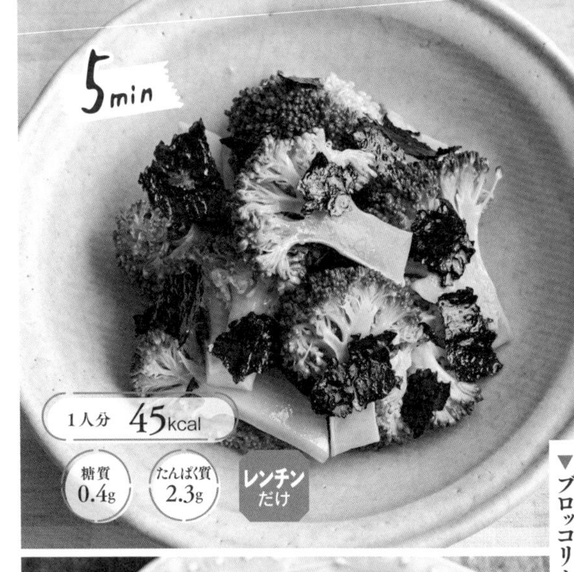
5min
1人分 45kcal
糖質 0.4g
たんぱく質 2.3g
レンチンだけ

材料（2人分）

ブロッコリー…½個(100g)
焼きのり…¼枚
A ごま油…大さじ½
塩…少々

作り方

1 ブロッコリーは小房に分けて耐熱皿に入れ、ラップをして電子レンジで1～2分加熱する。
2 ボウルに1、ちぎった焼きのり、Aを入れて和える。

食感が楽しいピーナッツのタレで、満足感アップ

グリルブロッコリーのオイスターダレ

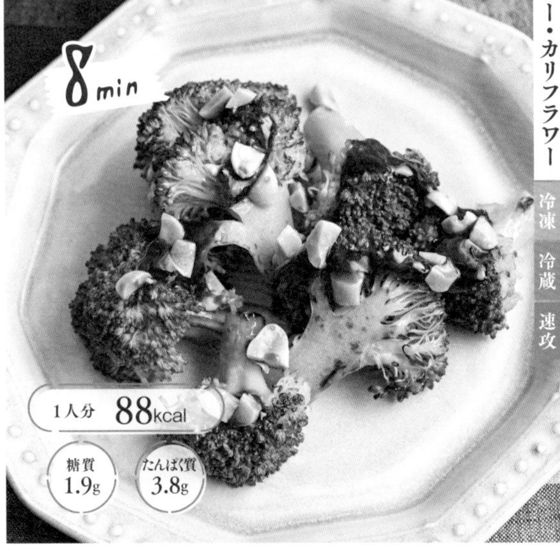
8min
1人分 88kcal
糖質 1.9g
たんぱく質 3.8g

材料（2人分）

ブロッコリー…½個(100g)
A ピーナッツ…10g
オイスターソース…大さじ½
ごま油…小さじ½
サラダ油…大さじ½
水…大さじ1

作り方

1 ブロッコリーは小房に分ける。Aのピーナッツは粗く刻み、Aを混ぜ合わせておく。
2 フライパンにサラダ油を中火で熱し、ブロッコリーを炒める。油がまわったら水を回し入れ、蓋をして2～3分蒸し焼きにする。
3 2に火が通ったら器に盛り、Aをかける。

ヨーグルトドレッシングの酸味が生ハムと相性バッチリ

カリフラワーと生ハムのサラダ

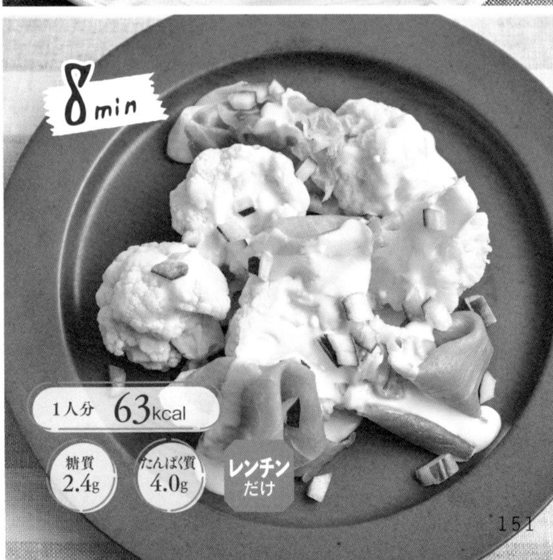
8min
1人分 63kcal
糖質 2.4g
たんぱく質 4.0g
レンチンだけ

材料（2人分）

カリフラワー…½個(120g)
生ハム…3枚
A プレーンヨーグルト…大さじ1
マヨネーズ…大さじ½
レモン汁…小さじ½
塩…少々
紫玉ねぎ(粗みじん切り)…大さじ1

作り方

1 カリフラワーは小房に分けて耐熱皿に入れ、ラップをして電子レンジで2分加熱する。
2 器に1と生ハムを盛り、混ぜ合わせたAをかけ、紫玉ねぎを散らす。

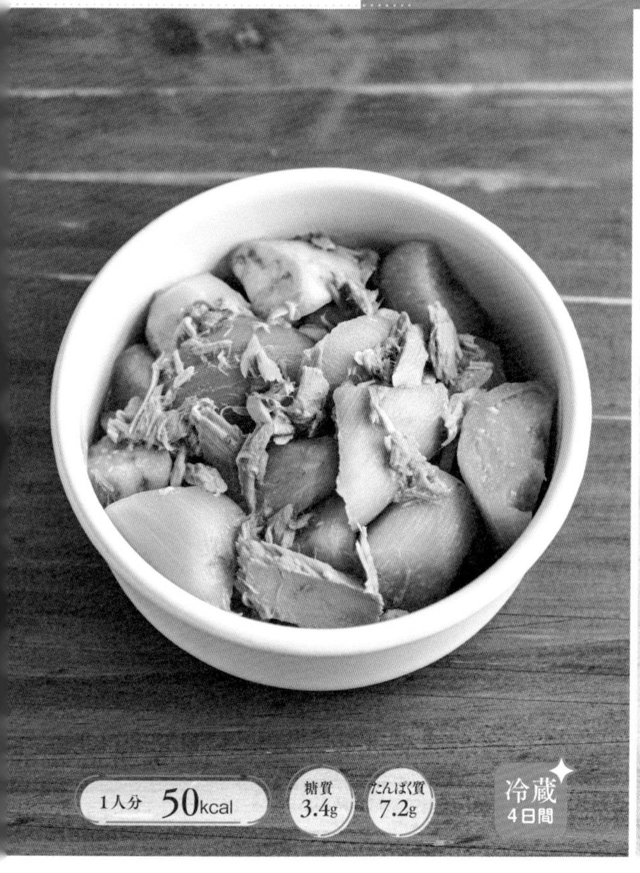
1人分 50kcal
糖質 3.4g
たんぱく質 7.2g
冷蔵 4日間

とろとろなすにツナの旨味が染みる

ツナとなすのとろとろ煮

材料（4人分）

なす…5本
だし汁…2カップ
しょうゆ…大さじ1
ツナ缶（水煮）…大1缶（140g）
万能ねぎ（小口切り）…適量

作り方

1 なすは皮をむいて大きめの乱切りにし、水にさらし、水けを拭き取る。
2 鍋にだし汁を沸かし、しょうゆ、1、ツナを汁ごと加える。弱火にして蓋をし、火が通るまで7～8分煮る。
3 食べるときに万能ねぎを散らす。

調理のPoint

なすの皮をむくことで色味がきれいに出て、味も染み込みやすくなります。ツナを缶汁ごと加えることで旨味がアップし、食べ応えのあるおかずに。

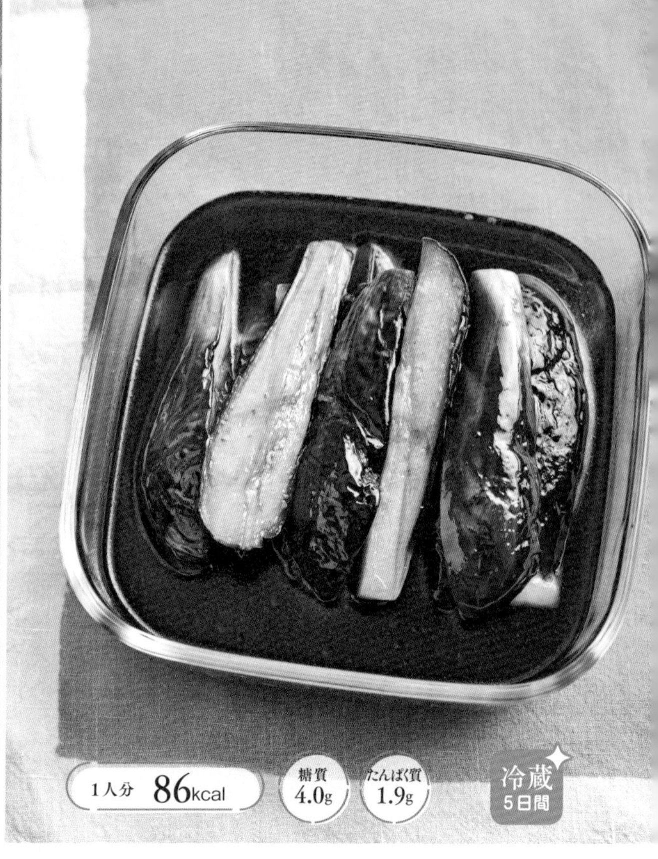
1人分 86kcal
糖質 4.0g
たんぱく質 1.9g
冷蔵 5日間

しょうがが効いた漬け汁が染みておいしい！

なすの焼き浸し

材料（4人分）

なす…5本
A だし汁…½カップ
しょうゆ…大さじ5
酢…大さじ5
ラカントS…大さじ1
おろししょうが…1かけ分
サラダ油…適量

作り方

1 なすは縦4等分に切って水にさらし、水けを拭き取る。鍋にAを合わせて一煮立ちさせ、バットに移す。
2 フライパンにサラダ油を多めに入れて中火にかけ、なすを入れて2～3分揚げ焼きにし、火が通ったら油をきる。
3 Aに2を加え、20～30分浸す。

調理のPoint

なすは揚げ焼きにすることで皮目の色がきれいに出るうえ、コクもアップします。

スパイシーなカレー粉とまろやかなチーズが合う

なすのカレーチーズ蒸し

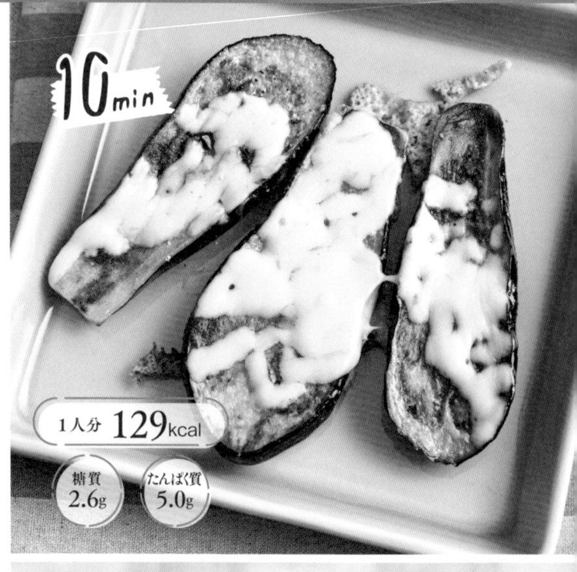
10min
1人分 129kcal
糖質 2.6g
たんぱく質 5.0g

材料（2人分）

なす…2本
オリーブ油…大さじ1
塩…少々
こしょう…少々
カレー粉…小さじ⅓
ピザ用チーズ…30g

作り方

1 なすは縦3等分に切って水にさらし、水けをきる。
2 フライパンにオリーブ油を中火で熱し、1を焼く。全体に塩、こしょうをふり、焼き目がついてしんなりしたら裏返す。カレー粉をふり、チーズをかけ、蓋をしてチーズが溶けるまで蒸し焼きにする。

ヨーグルトとミントが爽やかなサラダ

蒸しなすのタルタルサラダ

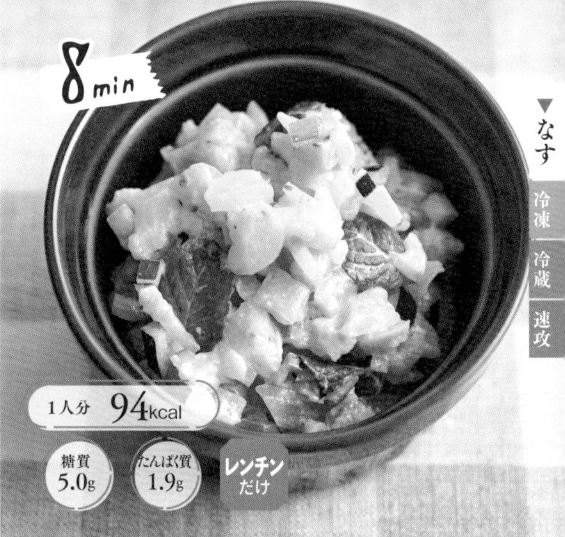
8min
1人分 94kcal
糖質 5.0g
たんぱく質 1.9g
レンチンだけ

材料（2人分）

なす…3本
ミント…10枚
紫玉ねぎ（粗みじん切り）…大さじ3

A
プレーンヨーグルト…大さじ2
オリーブ油…大さじ1
塩…小さじ⅓
こしょう…少々
おろしにんにく…少々

作り方

1 なすは皮をむいて水にさらし、水けをきる。耐熱皿にのせ、ラップをして電子レンジで2～3分加熱し、やわらかくなったら粗みじん切りにする。ミントはちぎる。
2 ボウルにAを入れて混ぜ合わせ、1、紫玉ねぎを加えて和える。

叩いた梅がよくからんだ柔らかいなすが美味

蒸しなすの梅和え

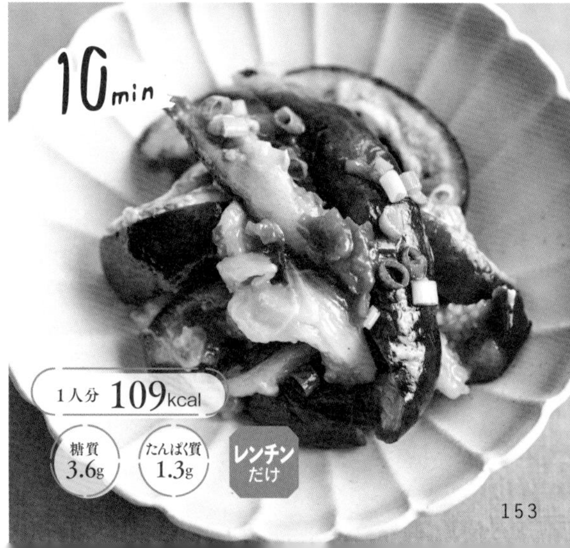
10min
1人分 109kcal
糖質 3.6g
たんぱく質 1.3g
レンチンだけ

材料（2人分）

なす…3本
サラダ油…適量
梅干し…1個（12g）
万能ねぎ…2本

A
ごま油…大さじ½
酢…小さじ½
塩…少々

作り方

1 なすは全体にサラダ油をからめ、耐熱皿に入れ、ラップをして電子レンジで2～3分加熱する。火が通ったら粗熱を取り、食べやすく裂く。
2 梅干しは種を取って叩く。万能ねぎは小口切りにする。
3 ボウルに1、2、Aを入れて和える。

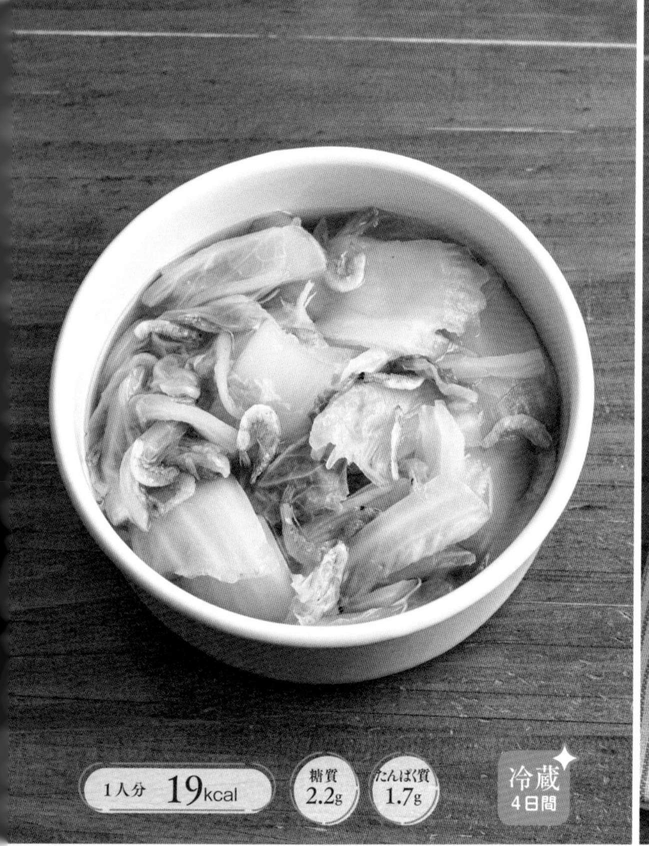
1人分 19kcal
糖質 2.2g
たんぱく質 1.7g
冷蔵 4日間

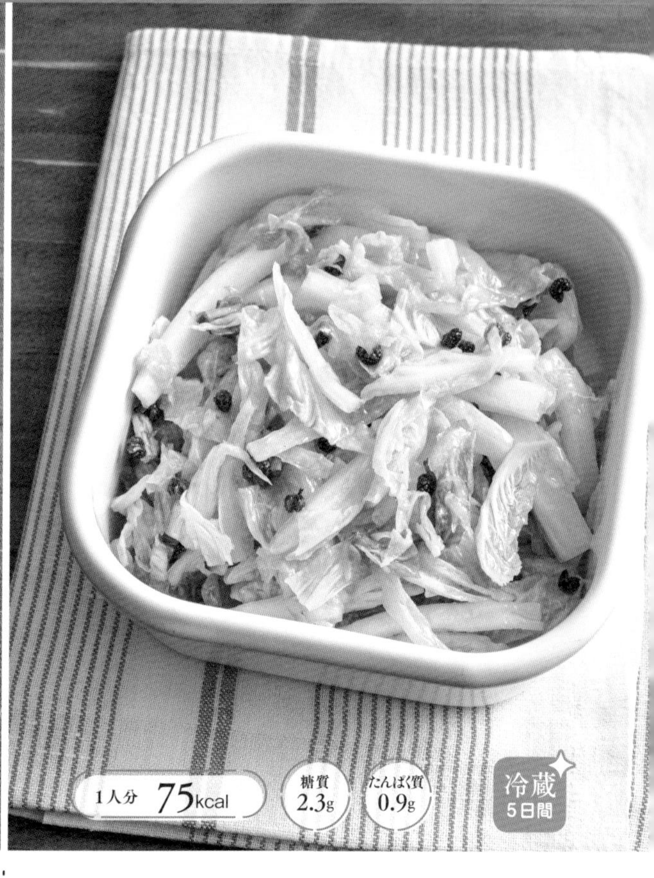
1人分 75kcal
糖質 2.3g
たんぱく質 0.9g
冷蔵 5日間

くたくたになった白菜に桜えびを加えて風味がアップ

白菜の桜えび煮浸し

材料（4人分）

白菜…400g

A
- だし汁…1と½カップ
- しょうゆ…小さじ1
- ラカントS…小さじ½
- 塩…小さじ⅓

桜えび…大さじ2

作り方

1 白菜はそぎ切りにする。

2 鍋にAを煮立たせ、1を加えて蓋をする。弱火にして7～8分煮て、しんなりしたら桜えびを加えてさっと煮る。

調理のPoint

白菜はそぎ切りにすることで火も通りやすく、味も染み込みやすくなります。桜えびを加えると旨味と香りがつき、さらにおいしくなります。

ごま油が香る、ピリ辛白菜の甘酢漬け

白菜のラーパーツァイ

材料（4人分）

白菜…400g
塩…大さじ½
赤唐辛子（小口切り）…1本分
花椒（ホール）…小さじ1

A
- 酢…大さじ3
- ラカントS…大さじ1と½
- 塩…少々

ごま油…大さじ2

作り方

1 白菜は6cm長さに切って1cmの棒状に切り、ボウルに入れて塩をまぶし、10分ほどおく。しんなりしたら水けを絞る。

2 別のボウルにAを混ぜ合わせて1を加えて和える。赤唐辛子、花椒をのせ、煙が立つくらいにまで熱したごま油を回しかけて和える。

代わりの食材

白菜の代わりにキャベツ、にんじん、大根などを使うのもおすすめ。

みずみずしい白菜にカリカリピーナッツとパクチーをのせて！

白菜とピーナッツのエスニックサラダ

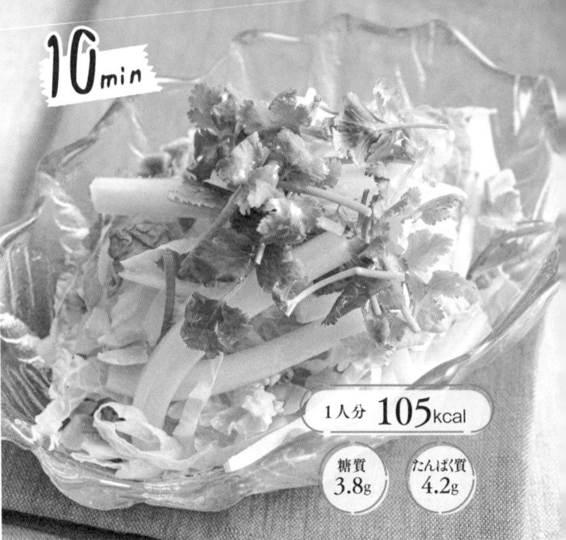
10min
1人分 105kcal
糖質 3.8g
たんぱく質 4.2g

材料（2人分）

白菜…150g
ピーナッツ…20g
パクチー…適量

A
ナンプラー…大さじ1
レモン汁…大さじ1
ラカントS…小さじ½
サラダ油…大さじ½

作り方

1 白菜は7～8cm長さに切り、5mm幅の細切りにする。ピーナッツは粗く砕く。パクチーは3cm長さのざく切りにする。Aは合わせておく。
2 器に白菜を盛り、ピーナッツ、パクチーをのせ、Aをかける。

アンチョビの旨味と塩けがあと引く味

白菜のパセリアンチョビ炒め

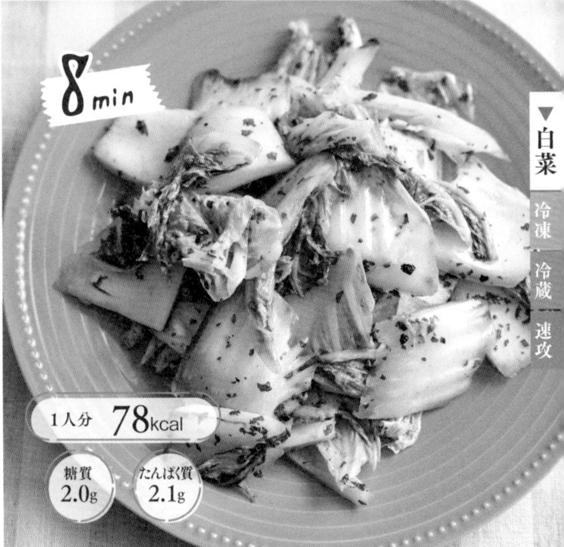
8min
1人分 78kcal
糖質 2.0g
たんぱく質 2.1g

材料（2人分）

白菜…200g
アンチョビ…3枚
オリーブ油…大さじ1
パセリ（みじん切り）…大さじ1
塩・粗びき黒こしょう…各少々

作り方

1 白菜はそぎ切りにする。アンチョビは叩く。
2 フライパンにオリーブ油、アンチョビを入れて中火にかける。温まったら白菜を加えてさっと炒め、蓋をして蒸し焼きにする。しんなりしたらパセリ、塩、粗びき黒こしょうを加えてさっと炒める。

こんがりチーズと白菜をからめて召し上がれ！

白菜とベーコンのチーズ焼き

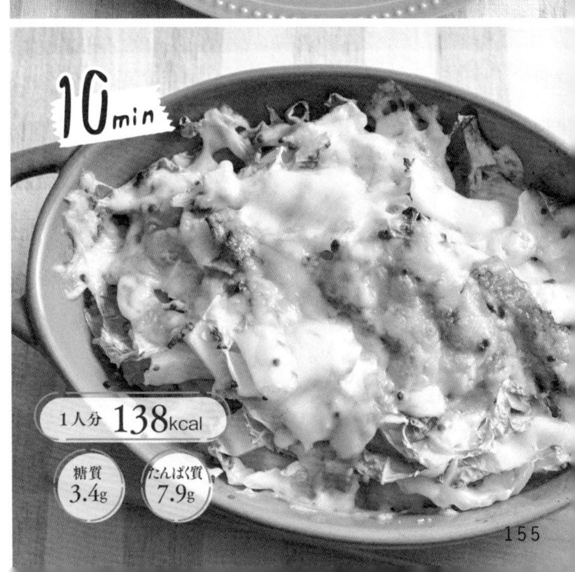
10min
1人分 138kcal
糖質 3.4g
たんぱく質 7.9g

材料（2人分）

白菜…200g
ベーコン…1枚
粒マスタード…大さじ1
塩…少々
ピザ用チーズ…40g

作り方

1 白菜は横に1cm幅に切る。ベーコンは5mm幅の細切りにする。
2 ボウルに1を入れ、粒マスタード、塩を加えてからめる。
3 耐熱皿に2を入れ、チーズをかけてオーブントースターで7～8分焼く。

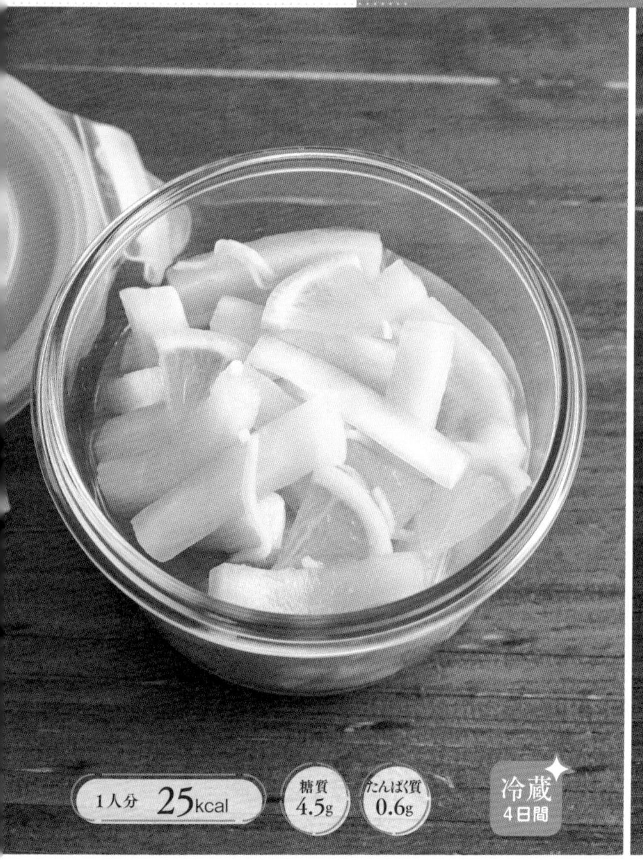
1人分 25kcal
糖質 4.5g
たんぱく質 0.6g
冷蔵 4日間

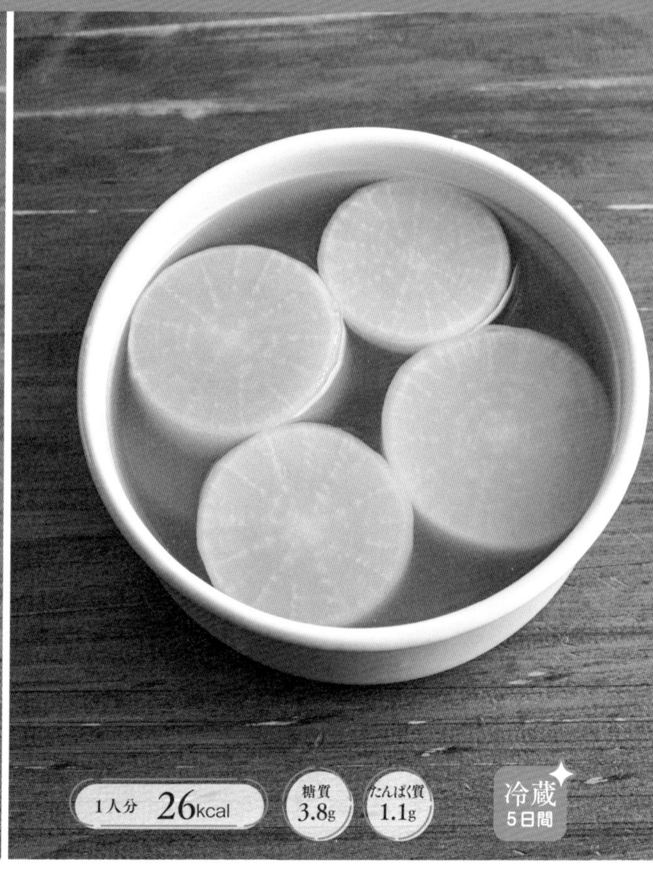
1人分 26kcal
糖質 3.8g
たんぱく質 1.1g
冷蔵 5日間

しょうがを効かせた爽やかなピクルス

大根のレモンジンジャーピクルス

材料（4人分）

大根…⅓本(400g)
塩…小さじ½
しょうが…1かけ
レモン(薄切り)…2枚

A
レモン汁…大さじ4
ラカントS…大さじ3
酢…大さじ2

作り方

1 大根は5cm長さに切り、1cm角の棒状に切る。ボウルに入れて塩をまぶし、10分ほどおいたら水けをきる。しょうがはせん切りにし、レモンは6等分に切る。
2 保存袋にAを混ぜ合わせ、1を入れる。全体をさっと混ぜ合わせ、冷蔵庫で20分以上漬け込む。

代わりの食材

大根の代わりにセロリ、にんじん、パプリカ、ブロッコリー、カリフラワーなどでも。

だしの風味が広がってじんわり優しい味

大根のだし煮

材料（4人分）

大根…500g

A
だし汁…2カップ
しょうゆ…小さじ1
塩…小さじ⅓

作り方

1 大根は2cm厚さに切って耐熱皿に入れ、ラップをして電子レンジで8分加熱する。
2 鍋にAを煮立て、1を加えて弱火で15～20分ほど煮る。

調理のPoint

大根はあらかじめレンジで加熱しておくと短時間で味が染み込み、おいしく煮えます。

さっぱりしているから、箸休めにぴったり

大根と貝割れの甘酢和え

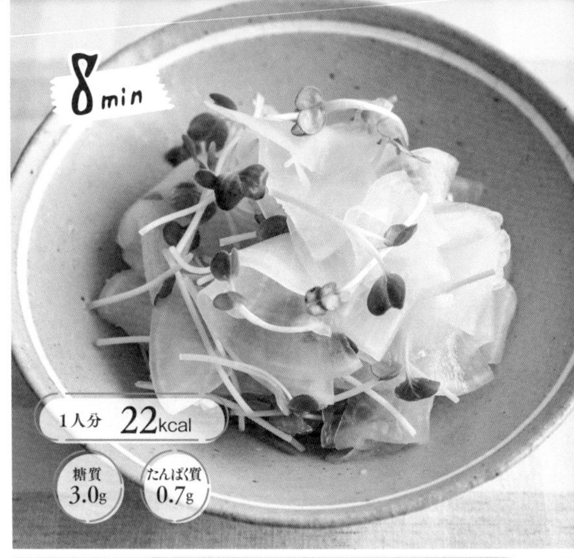
8min
1人分 22kcal
糖質 3.0g
たんぱく質 0.7g

材料（2人分）

大根…200g
貝割れ菜…¼パック
塩…小さじ¼

A
酢…大さじ1
ラカントS…大さじ½
塩…少々

作り方

1 大根は薄い半月切りにしてボウルに入れ、塩をまぶして10分ほどおく。しんなりしたら水けを絞る。貝割れ菜は根元を落とし、長さを半分に切る。
2 ボウルにAを混ぜ合わせ、1を加えて和える。

油揚げのカリッとした食感がアクセントに！

大根と油揚げの和風サラダ

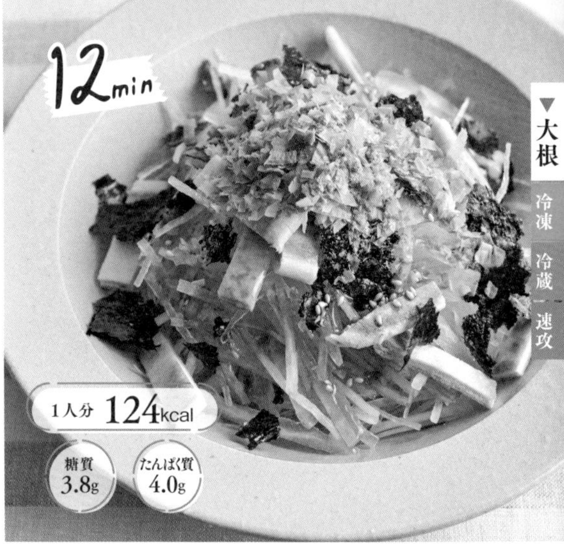
12min
1人分 124kcal
糖質 3.8g
たんぱく質 4.0g

材料（2人分）

大根…200g
油揚げ…½枚

A
しょうゆ…大さじ1
酢…小さじ2
ごま油…大さじ1
ラカントS…小さじ½
白いりごま…小さじ1

焼きのり…¼枚
かつお節…½袋

作り方

1 大根はせん切りにして器に盛る。
2 油揚げはフライパンでカリッと焼いて1cm幅に切る。Aは混ぜ合わせる。
3 1に油揚げ、ちぎった焼きのりを盛り、Aをかけ、かつお節をのせる。

たらこのぷちぷち食感がたまらない！

大根のたらこ炒め

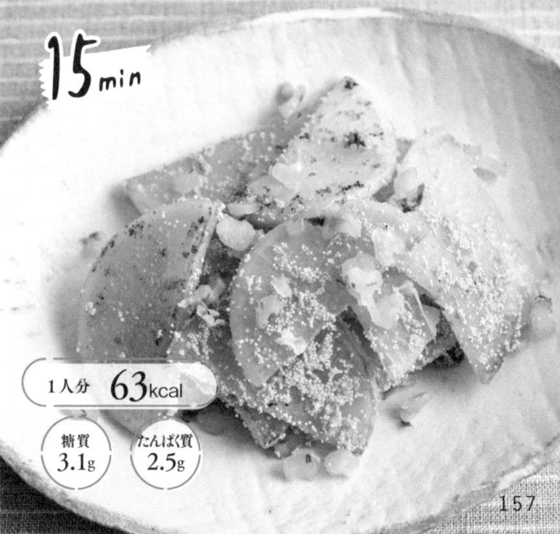
15min
1人分 63kcal
糖質 3.1g
たんぱく質 2.5g

材料（2人分）

大根…200g
大根の葉…適量

A
酒…大さじ½
たらこ…大さじ1

ごま油…大さじ½
塩…少々

作り方

1 大根は5mm厚さの半月切りにする。大根の葉は小口切りにしてラップをし、電子レンジで1分加熱し、水けをきる。Aは混ぜ合わせる。
2 フライパンにごま油を中火で熱し、大根を炒める。油がまわったら蓋をして蒸し炒めにし、しんなりしたらAを加えてさっとからめる。塩で味をととのえ、器に盛り、大根の葉を散らす。

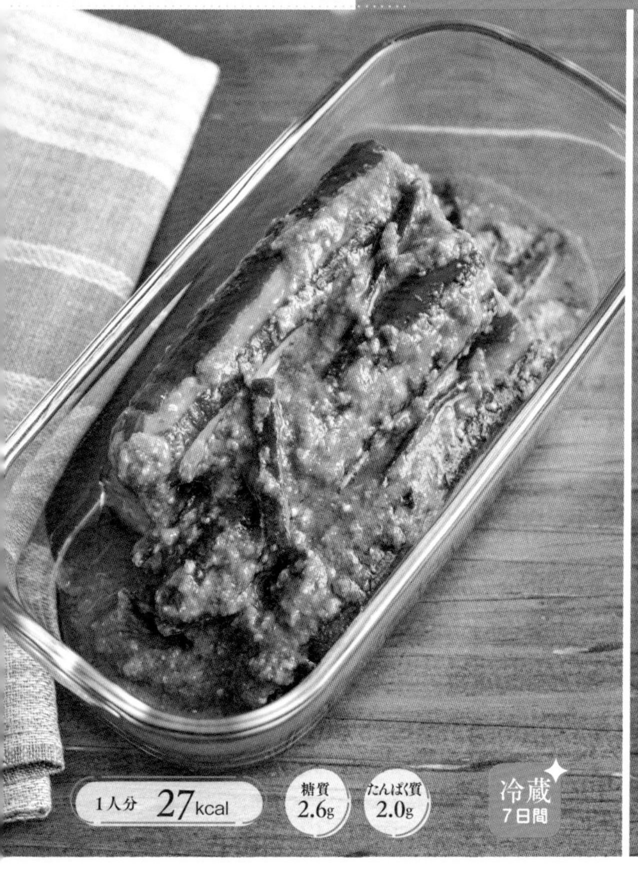

1人分 27kcal　糖質 2.6g　たんぱく質 2.0g　冷蔵 7日間

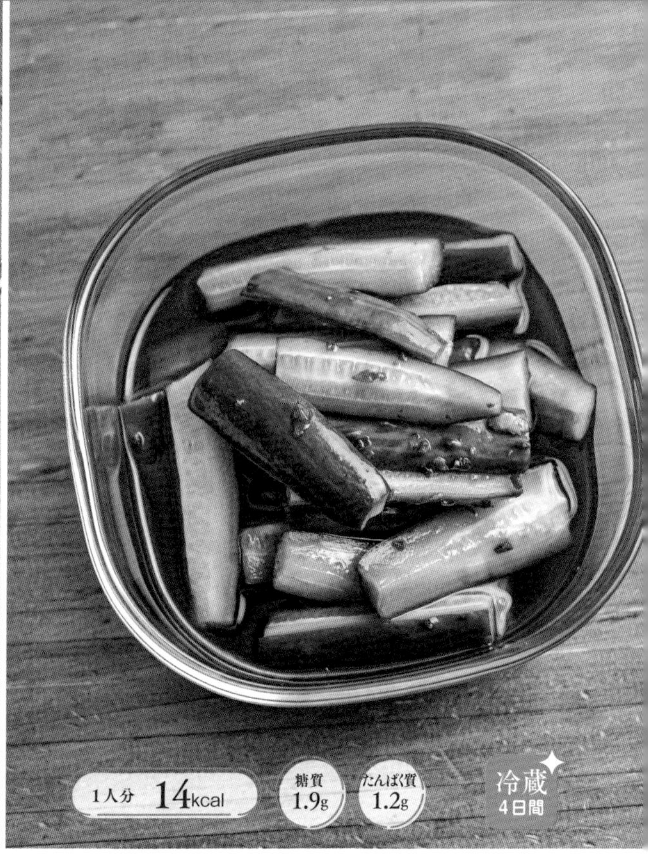

1人分 14kcal　糖質 1.9g　たんぱく質 1.2g　冷蔵 4日間

昆布とかつおのだしが染みて、深みのある味わいに

きゅうりのみそ漬け

材料（4人分）

きゅうり…2本

A
- みそ…大さじ2
- ラカントS…小さじ1
- 昆布…少々
- かつお節…½袋
- おろしにんにく…小さじ½

作り方

1 きゅうりは板ずりして半分に切り、皮をしま目にむく。Aの昆布は細切りにする。

2 保存袋にAを入れて混ぜ合わせ、きゅうりを加えて揉み込み、冷蔵庫で一晩漬け込む。

調理のPoint

きゅうりは皮をしま目にむくことで、味が染み込みやすくなります。漬けている昆布も一緒に食べてOK！食物繊維もとれるのでおすすめです。

豆板醤を効かせた、ポリポリ食べられる中華漬け

きゅうりのピリ辛漬け

材料（4人分）

きゅうり…2本

A
- しょうゆ…大さじ2
- 酢…大さじ½
- ラカントS…小さじ½
- 豆板醤…小さじ¼

作り方

1 きゅうりは縦4等分に切ってから5cm長さに切る。

2 保存袋にAを入れて混ぜ合わせ、1を加え、冷蔵庫で30分以上漬け込む。

代わりの食材

きゅうりの代わりにかぶ、カリフラワー、セロリ、大根、にんじん、ゆでたごぼうなどでも。

ヨーグルトでさっぱり！カレーのつけ合わせにも◎

きゅうりのヨーグルトサラダ

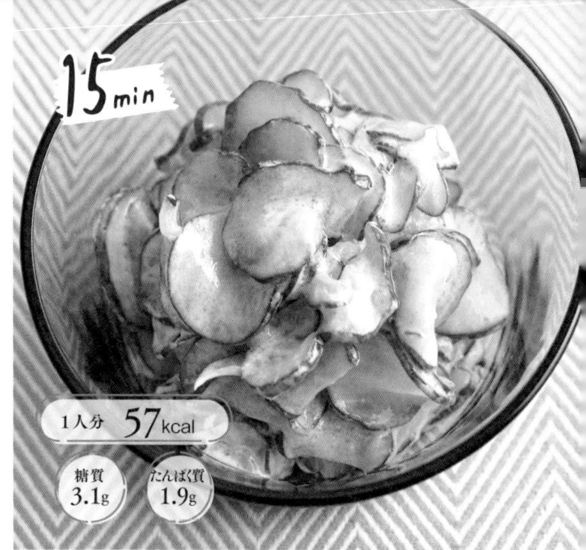
15min
1人分 57kcal
糖質 3.1g
たんぱく質 1.9g

材料（2人分）

きゅうり…2本
塩…小さじ¼

A
- プレーンヨーグルト…大さじ3
- オリーブ油…大さじ½
- 塩…少々
- クミンパウダー…小さじ¼

作り方

1 きゅうりは小口切りにして塩をまぶし、10分ほどおく。Aは混ぜ合わせておく。
2 きゅうりの水けをきってボウルに入れ、Aを加えてさっと和える。

きゅうりは炒めてもおいしい！お酢の酸味で後味すっきり！

きゅうりとハムのザーサイ炒め

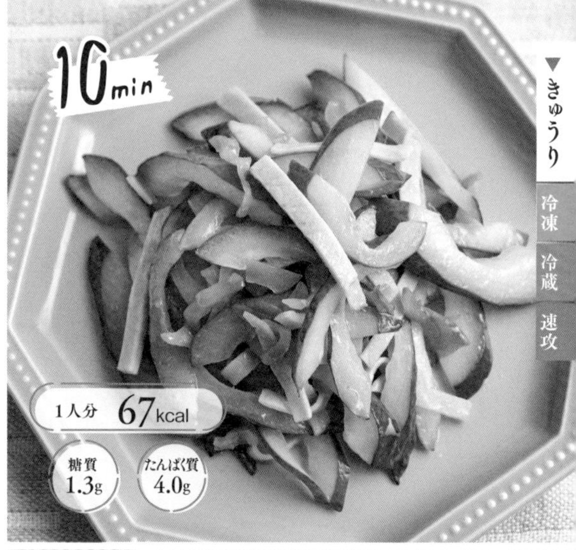
10min
1人分 67kcal
糖質 1.3g
たんぱく質 4.0g

材料（2人分）

きゅうり…1本
ハム…2枚
ザーサイ…10g
ごま油…小さじ1
酢…小さじ1
塩…少々

作り方

1 きゅうりは縦半分に切ってから種を取り除き、5mm幅の斜め切りにする。ハムは半分に切ってから5mm幅に切る。ザーサイはせん切りにする。
2 フライパンにごま油を中火で熱し、1を炒める。油がまわってしんなりしたら酢、塩を加えてさっと炒める。

すりごまのコクとのりの風味で満足感アップ

きゅうりののり和え

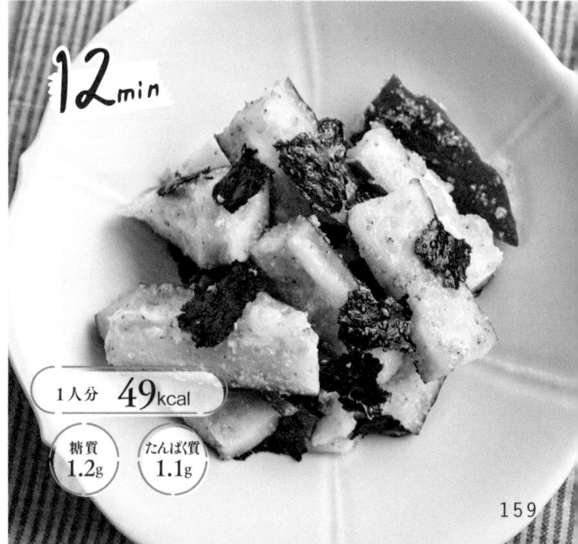
12min
1人分 49kcal
糖質 1.2g
たんぱく質 1.1g

材料（2人分）

きゅうり…1本
焼きのり…¼枚

A
- ごま油…大さじ½
- 白すりごま…大さじ½
- 塩…小さじ¼

作り方

1 きゅうりはすりこぎ棒などで叩き、食べやすく切る。
2 ボウルに1、ちぎった焼きのり、Aを入れてさっと和える。

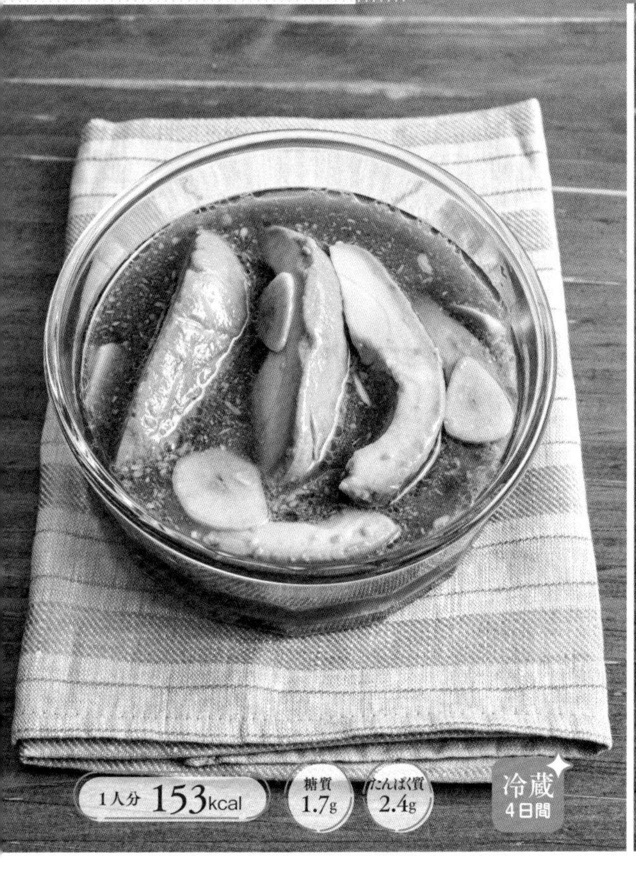
1人分 153kcal
糖質 1.7g
たんぱく質 2.4g
冷蔵 4日間

アボカドになじんだ、にんにくしょうゆがたまらない

アボカドのにんにくしょうゆ漬け

材料（4人分）

アボカド…2個
にんにく…1かけ

A
- 水…½カップ
- しょうゆ…¼カップ
- 酢…大さじ2
- ごま油…大さじ1
- ラカントS…小さじ1

作り方

1 アボカドはくし形切りにする。にんにくは薄切りにする。
2 保存袋にAを混ぜ合わせ、1を加えて冷蔵庫で3時間以上漬け込む。

調理のPoint

漬け汁からアボカドが出ていると変色してしまうので、袋で漬けるか、保存容器なら落としラップをして、空気に触れないようにするのがポイントです。

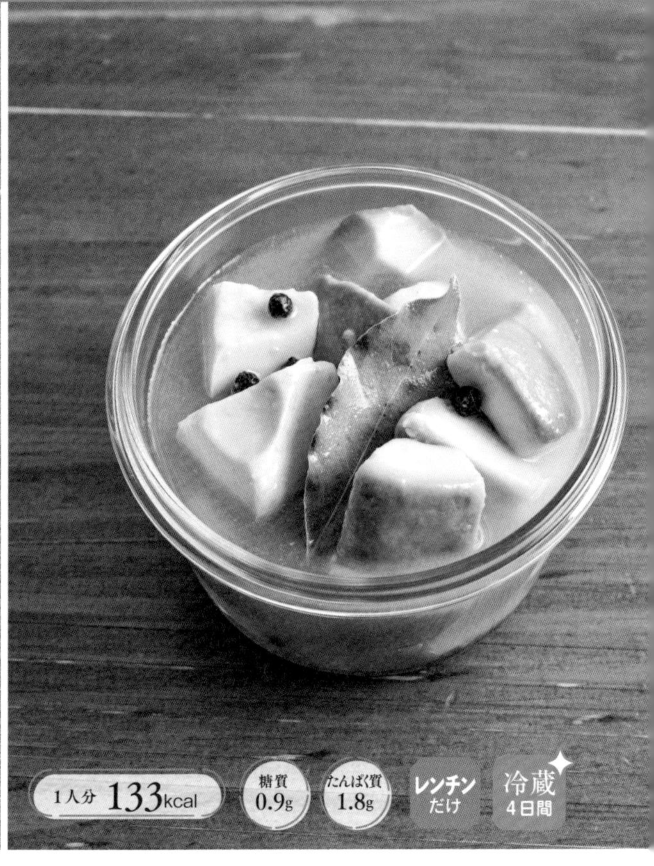
1人分 133kcal
糖質 0.9g
たんぱく質 1.8g
レンチンだけ
冷蔵 4日間

コクのあるアボカドをピクルスでさっぱりいただく

アボカドのピクルス

材料（4人分）

アボカド… 2個

A
- 水…½カップ
- 酢…大さじ5
- ラカントS…大さじ2
- 塩…小さじ½
- 粒こしょう（黒）…小さじ½
- ローリエ…1枚

作り方

1 アボカドは一口大に切る。
2 耐熱ボウルにAを混ぜ合わせ、ラップをして電子レンジで3分加熱する。粗熱が取れたら1を加えて、冷蔵庫で30分以上漬け込む。

代わりの食材

きゅうり、カリフラワー、かぶ、にんじん、パプリカ、セロリ、大根などでも。

チーズとマヨのこってり味にトマトの酸味が◎

アボカドのベーコントマトグラタン

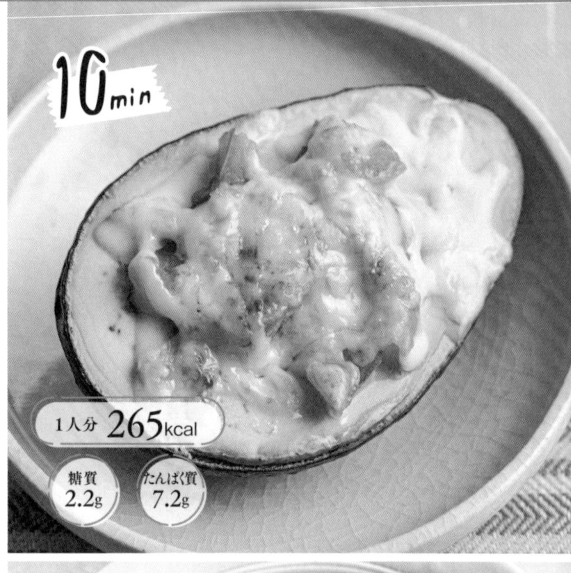
10min
1人分 265kcal
糖質 2.2g
たんぱく質 7.2g

材料（2人分）

アボカド…1個
ベーコン…1枚
トマト…¼個
塩…少々
A ピザ用チーズ…30g
　マヨネーズ…適量

作り方

1 アボカドは半分に切って種を取る。ベーコンは5mm幅に切る。トマトは1cm角に切る。
2 アボカドの種のくぼみにベーコン、トマトを入れて全体に塩をふる。Aをかけてオーブントースターで4～5分焼く。

アボカドとオリーブオイルの美容にいいサラダ

アボカドとクレソンのゆずこしょう和え

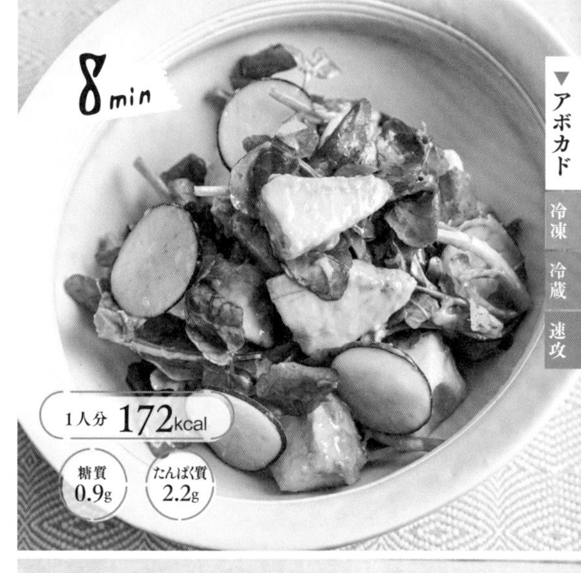
8min
1人分 172kcal
糖質 0.9g
たんぱく質 2.2g

材料（2人分）

アボカド…1個
クレソン…1袋
ラディッシュ…2個
A ゆずこしょう…小さじ½
　オリーブ油…小さじ2
　塩…少々

作り方

1 アボカドは一口大に切り、クレソンは4cmのざく切りにする。ラディッシュは薄切りにする。
2 ボウルに1を入れ、Aを加えて和える。

できたてはもちろん、冷めてもおいしい

アボカドの肉巻き

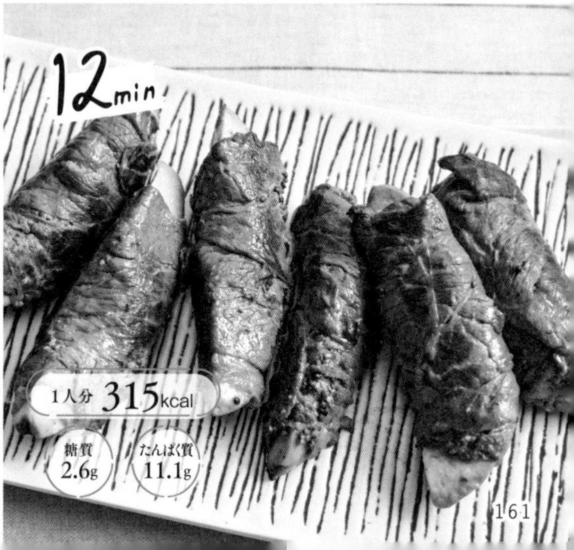
12min
1人分 315kcal
糖質 2.6g
たんぱく質 11.1g

材料（2人分）

アボカド…1個
牛薄切り肉…100g
塩…小さじ¼
こしょう…少々
おろしにんにく…小さじ½
粒マスタード…大さじ1と½
オリーブ油…大さじ½

作り方

1 アボカドは6等分のくし形切りにする。牛肉を広げて（大きさが足りなければ2枚ずつ重ねて）塩、こしょうをふり、にんにく、マスタードを塗る。
2 牛肉でアボカドを巻き、オリーブ油を弱めの中火で熱したフライパンで焼く。焼き目がついたら全体を転がしながら火が通るまで焼く。

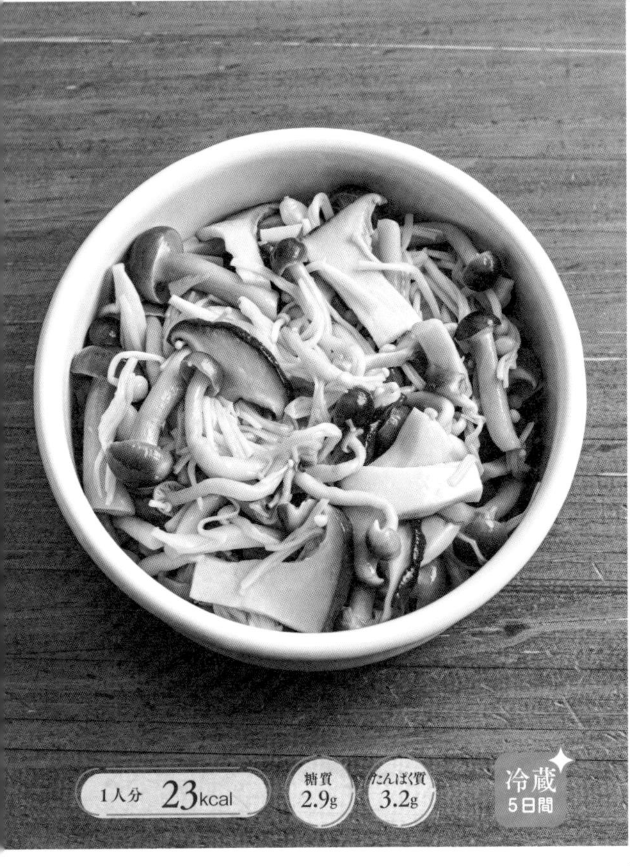

1人分 23kcal　糖質 2.9g　たんぱく質 3.2g　冷蔵 5日間

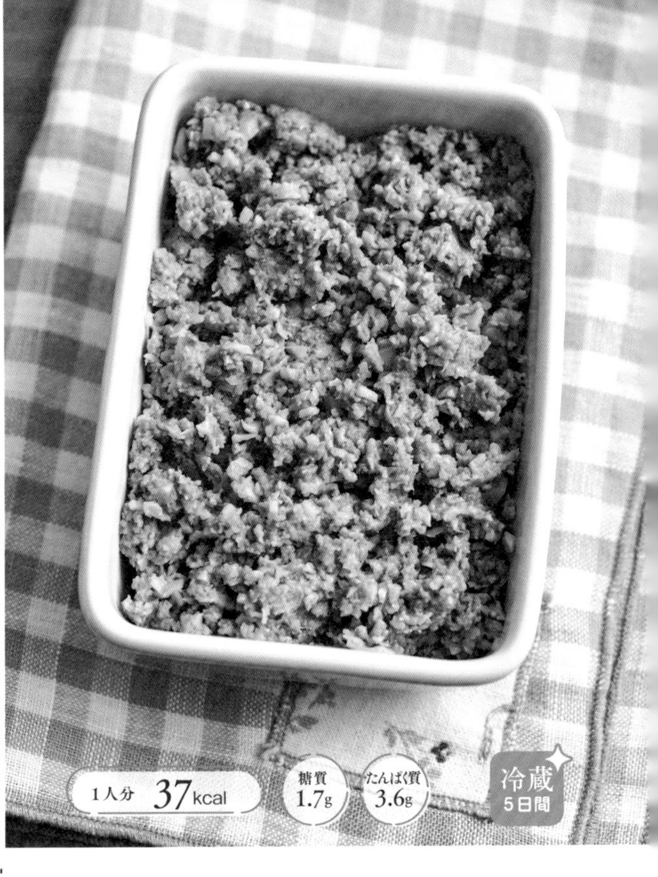

1人分 37kcal　糖質 1.7g　たんぱく質 3.6g　冷蔵 5日間

数種類のきのこをシンプルに楽しむ

塩きのこ

材料（4人分）

しめじ…1パック
えのきだけ…1パック
エリンギ…1パック
しいたけ…4枚
塩…小さじ½

作り方

1 しめじは根元を落として小房に分ける。えのきだけは根元を落として半分に切り、ほぐす。エリンギは長さを半分に切って縦半分にし、端から5mm幅の薄切りにする。しいたけは5mm幅に切る。

2 沸騰した湯で**1**をさっとゆで、ざるにあげる。水けをしっかりときり、保存容器に入れ、塩を加えて混ぜる。

代わりの食材

きのこの代わりに、小松菜やセロリ、トマトなど水分が多いものを食べやすく切り、塩をまぶしても。和え物や炒め物、トマトはソースとして使えます。

野菜にディップしたり、ごはんにのせたりしても◎

きのこペースト

材料（4人分）

エリンギ…2パック
マッシュルーム…12個（120g）
にんにく…1かけ
アンチョビ…20g
オリーブ油…大さじ½
塩…小さじ½
黒こしょう…適量

作り方

1 エリンギ、マッシュルーム、にんにく、アンチョビはみじん切りにする。

2 フライパンにオリーブ油を入れて中火にかけ、**1**を加えて炒める。しんなりしたら塩、黒こしょうを加え、水分が飛ぶまで炒める。

調理のPoint

きのこのみじん切りはフードプロセッサーなどを使うとあっという間にできます。炒めているとどんどん水分が出てくるのでその水分がしっかり飛ぶまで炒めるのがポイント！

食物繊維が豊富で腸内をきれいにしてくれるきのこは、糖質も低いので積極的に取り入れたい食材の1つです。
旨味たっぷりのきのこの食感や香りを生かした、簡単作りおきを紹介します。

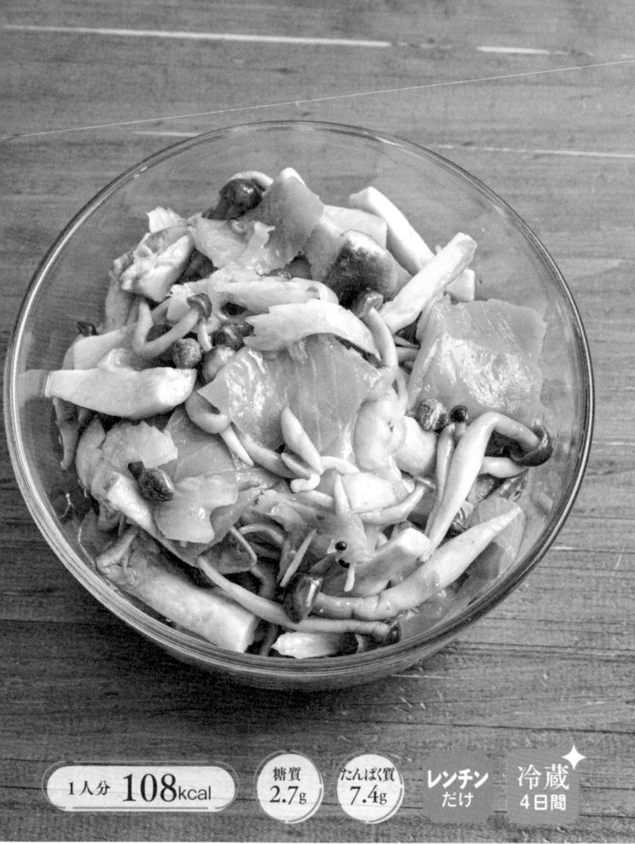

1人分 108kcal
糖質 2.7g
たんぱく質 7.4g
レンチンだけ
冷蔵 4日間

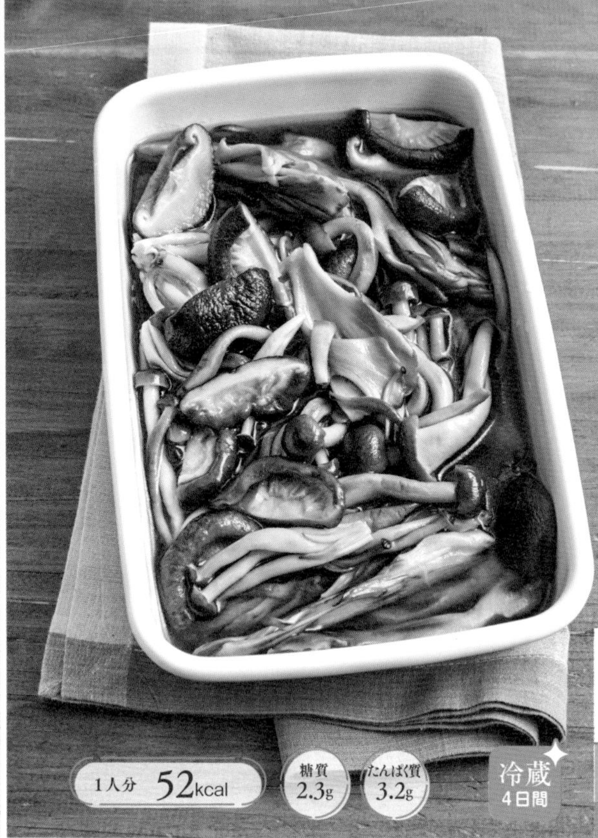

1人分 52kcal
糖質 2.3g
たんぱく質 3.2g
冷蔵 4日間

▼きのこ
冷凍
冷蔵
速攻

サーモンが入って食べ応えもばっちり!

きのことセロリのマリネ

材料（4人分）

エリンギ…大1パック(150g)
しめじ…大1パック(150g)
セロリ…1本
塩…小さじ¼
スモークサーモン…80g

A
オリーブ油…大さじ2
バルサミコ酢…大さじ½
レモン汁…大さじ½
おろしにんにく…小さじ½
塩…小さじ½
こしょう…少々

ケッパー…大さじ½

作り方

1 エリンギは長さを半分に切って縦4つ割りにする。しめじは根元を落として小房に分ける。共にボウルに入れてラップをし、電子レンジで5分加熱する。セロリは斜め薄切りにしてボウルに入れ､塩をまぶして10分ほどおく。スモークサーモンは一口大に切る。**A**は混ぜ合わせておく。

2 ボウルに水けを絞ったきのことセロリ、スモークサーモン、ケッパーを合わせ、**A**を入れてさっと和える。

噛めば噛むほどに旨味が染み出る

きのこの焼き浸し

材料（4人分）

まいたけ…1パック
しめじ…1パック
しいたけ…1パック(8枚)

A
だし汁…1カップ
しょうゆ…大さじ2
酢…大さじ1
ラカントS…大さじ½

ごま油…大さじ1

作り方

1 まいたけ、しめじは根元を落として小房に分ける。しいたけは半分に切る。バットに**A**を混ぜ合わせる。

2 フライパンにごま油を中火で熱し､きのこを焼く｡火が通ったら**1**のバットに入れて30分以上なじませる。

調理のPoint

フライパンの中できのこを混ぜてしまうと、水分が出てべちゃっと水っぽい仕上がりになってしまうので、あまりいじらずしっかり焼きつけるようにすると香ばしく焼けます。

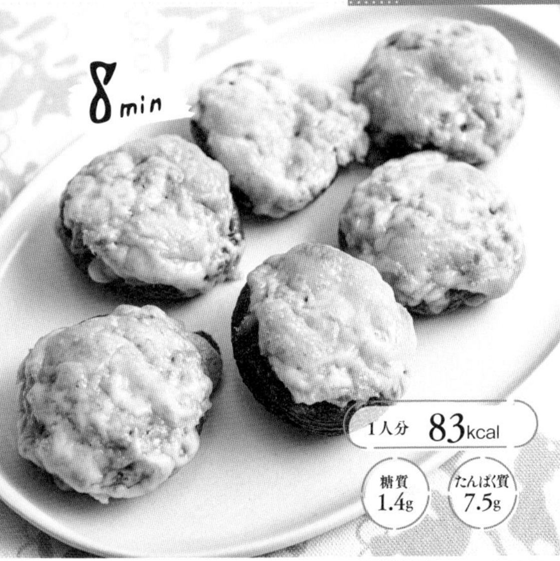
8min
1人分 83kcal
糖質 1.4g
たんぱく質 7.5g

チーズのコクとしいたけの旨味を味わう

しいたけのツナチーズ焼き

材料（2人分）

しいたけ…6枚

A | ツナ缶（水煮）…½缶
| マヨネーズ…大さじ½

ピザ用チーズ…20g

作り方

1 しいたけは軸を落とし、軸は粗みじん切りにする。

2 ボウルにしいたけの軸、Aを混ぜてしいたけのカサに詰め、オーブントースターの天板に並べる。チーズをかけて3～4分焼く。

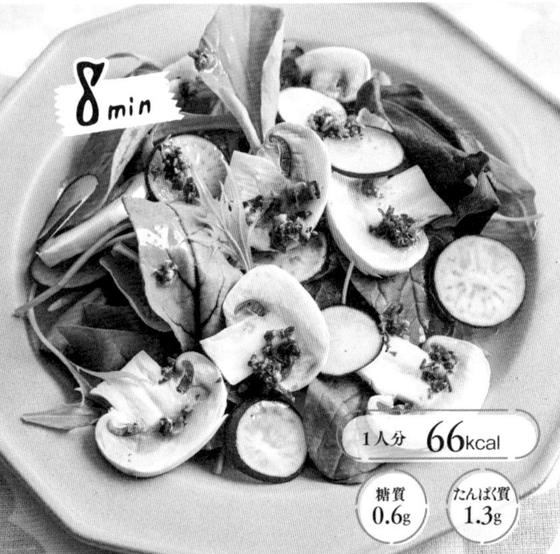
8min
1人分 66kcal
糖質 0.6g
たんぱく質 1.3g

パセリが効いたドレッシングがおいしい!

マッシュルームのサラダ

材料（2人分）

マッシュルーム…3個

ラディッシュ…2個

アンチョビ…1枚

A | パセリ（みじん切り）…大さじ1
| オリーブ油…大さじ1
| 酢…大さじ½
| 塩…小さじ¼
| こしょう…少々

ベビーリーフ…30g

作り方

1 マッシュルーム、ラディッシュは薄切りにする。アンチョビは叩き、Aと合わせてよく混ぜる。

2 器にベビーリーフ、マッシュルーム、ラディッシュを盛り、Aをかける。

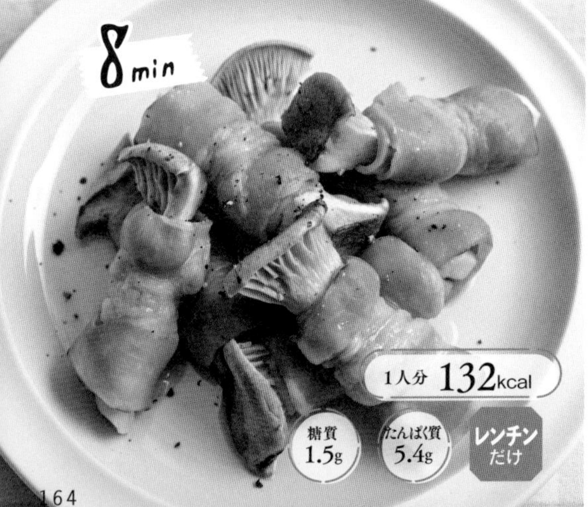
8min
1人分 132kcal
糖質 1.5g
たんぱく質 5.4g
レンチンだけ

エリンギの旨味とベーコンの塩けが合う

エリンギのベーコン巻き

材料（2人分）

エリンギ…1パック

ベーコン…4枚

粗びき黒こしょう…少々

作り方

1 エリンギは縦4つ割りにする。ベーコンは半分に切り、エリンギに巻きつける。

2 耐熱皿に1の巻とじを下にして並べ、ラップをして電子レンジで2～3分加熱する。器に盛り、粗びき黒こしょうをふる。

低糖質で低カロリー、食物繊維を含むきのこは、ダイエット中に積極的に食べたい食材です。
噛み応えがあるので満足感も得やすく、きのこ本来の旨味を活かして味のレパートリーを広げましょう。

レンチンだけでOK！和えるだけの簡単レシピ

まいたけの明太子和え

材料（2人分）

まいたけ…1パック

A 明太子…大さじ1
ごま油…大さじ½
塩…少々

作り方

1 まいたけは小房に分けて耐熱ボウルに入れ、ラップをして電子レンジで2〜3分加熱する。
2 水けを拭き取った1にAを加えて和える。

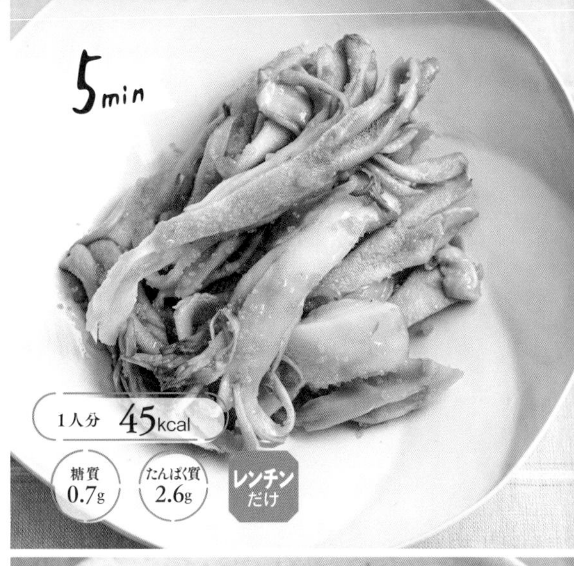

5min
1人分 45kcal
糖質 0.7g
たんぱく質 2.6g
レンチンだけ

甘辛じょうゆとごま油がきのこによくなじんで美味！

きのこのきんぴら

材料（2人分）

しいたけ…4枚
まいたけ…1パック

A しょうゆ…小さじ2
酒…小さじ2
ラカントS…小さじ2

ごま油…大さじ½
白いりごま…適量

作り方

1 しいたけは4つ割り、まいたけは小房に分ける。Aは合わせておく。
2 フライパンにごま油を中火で熱し、しいたけ、まいたけを炒める。しんなりしたらAを回し入れてさっと炒め、器に盛り、白ごまをふる。

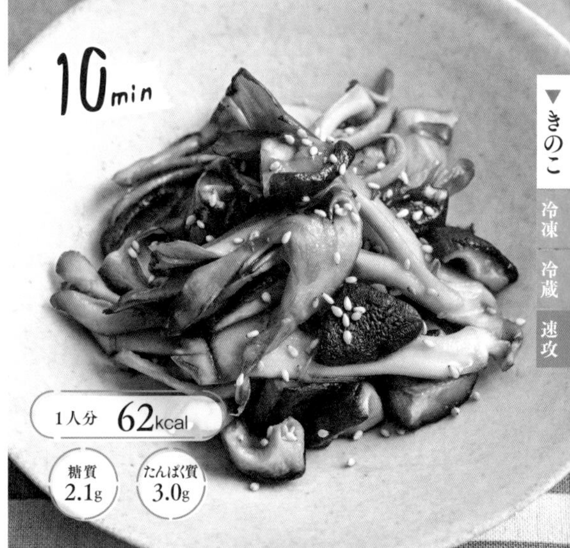

10min
1人分 62kcal
糖質 2.1g
たんぱく質 3.0g

キムチとごま油が食欲をそそる炒め物

きのこのキムチ炒め

材料（2人分）

しいたけ…4枚
しめじ…½パック
エリンギ…½パック
ごま油…大さじ½
キムチ…50g
しょうゆ…小さじ½
万能ねぎ（小口切り）…適量

作り方

1 しいたけは4等分にスライスする。しめじは根元を落として小房に分ける。エリンギは長さを半分に切って、縦4つ割りにする。
2 フライパンにごま油を中火で熱し、1を炒める。しんなりしたらキムチ、しょうゆを加えてさっと炒める。器に盛り、万能ねぎを散らす。

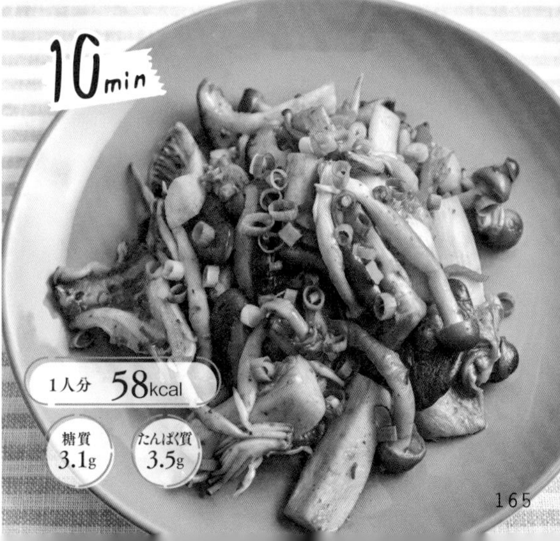

10min
1人分 58kcal
糖質 3.1g
たんぱく質 3.5g

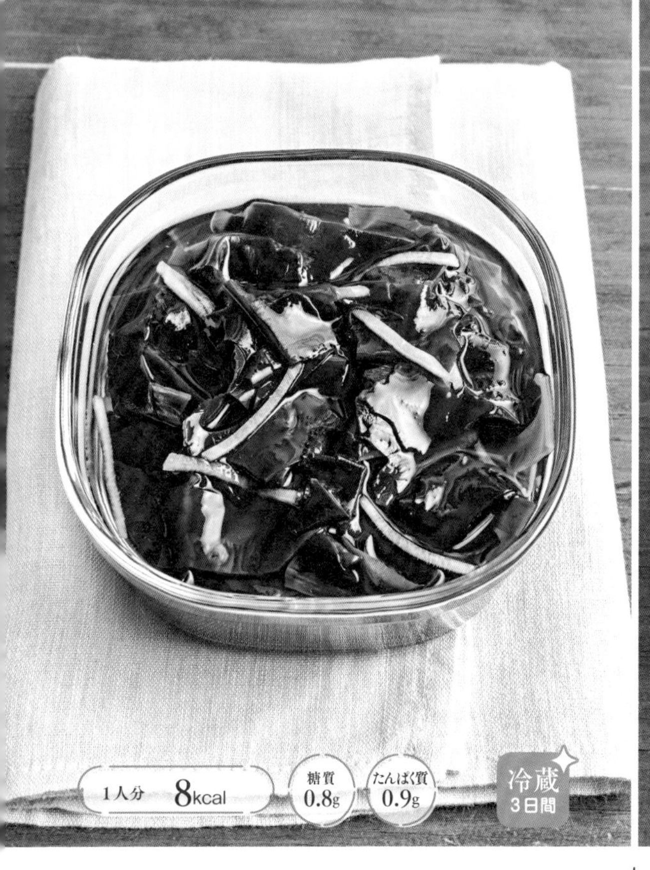
1人分 8kcal
糖質 0.8g
たんぱく質 0.9g
冷蔵 3日間

あともう一品欲しい時に、あると嬉しいさっぱりおかず

わかめのお浸し

材料（4人分）

乾燥わかめ…10g
しょうが…1かけ

A
だし汁…1と¼カップ
しょうゆ…小さじ2
塩…少々

作り方

1 わかめはたっぷりの水に10分つけて戻す。しょうがはせん切りにする。
2 鍋にAを入れて火にかけ、煮立ったら保存容器に入れ、1を加えて漬ける。

糖質オフのPoint

食物繊維が豊富なので、食事の最初に食べると、血糖値の上昇を緩やかにしてくれます。そのまま食べても、他の食材と合わせて和え物にしたり、サラダやスープに入れたりしても◎。

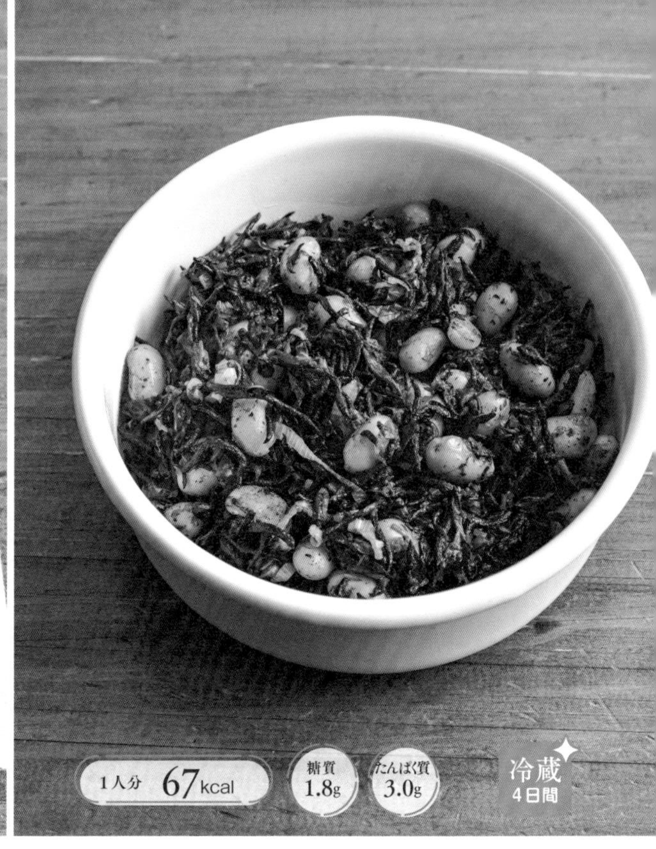
1人分 67kcal
糖質 1.8g
たんぱく質 3.0g
冷蔵 4日間

梅とおかかが香るやさしい味わいの一品

ひじきと大豆の梅おかか炒め

材料（4人分）

ひじき…15g
長ねぎ…½本
梅干し…1個(12g)

A
酒…大さじ1
しょうゆ…小さじ2

ごま油…大さじ1
大豆(水煮)…1袋(60g)
かつお節…½袋
塩…少々

作り方

1 ひじきはたっぷりの水につけて戻す。長ねぎは小口切りにする。梅干しは種を取り除いて叩き、Aと混ぜ合わせておく。
2 フライパンにごま油を中火で熱し、長ねぎを炒める。しんなりしたらひじき、大豆を加え、2〜3分炒めたら、A、かつお節を加えて炒め、塩で味をととのえる。

調理のPoint

戻したひじきはさっと炒めることで磯臭さが抜け、味もからみやすくなります。

超速攻メニュー！切るだけで完成

焼きのりのカマンベール巻き

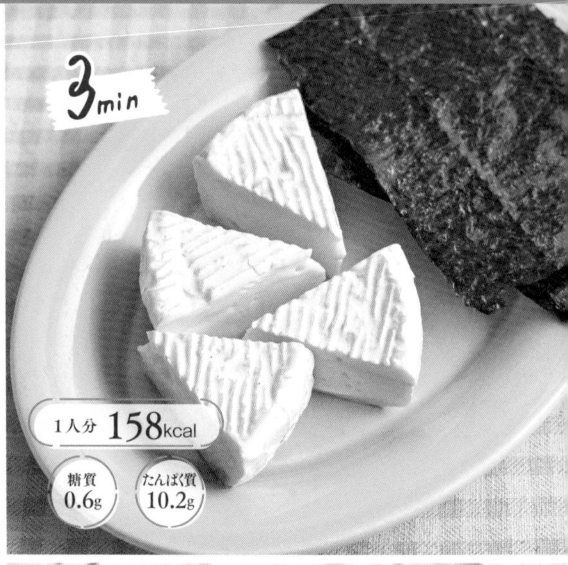
3min
1人分 158kcal
糖質 0.6g
たんぱく質 10.2g

材料（2人分）
焼きのり…1枚
カマンベールチーズ…1箱

作り方
1 カマンベールチーズ、焼きのりを8等分に切る。のりでチーズを巻いて食べる。

糖質オフのPoint

カマンベールものりもどちらも糖質が低いので、おすすめの組み合わせです。お好みで少しレンチンしたり、わさびじょうゆでいただいてもOK。おやつやおつまみもピッタリです。

じゃこの食感とねぎの風味がおいしい！

わかめとねぎのじゃこ炒め

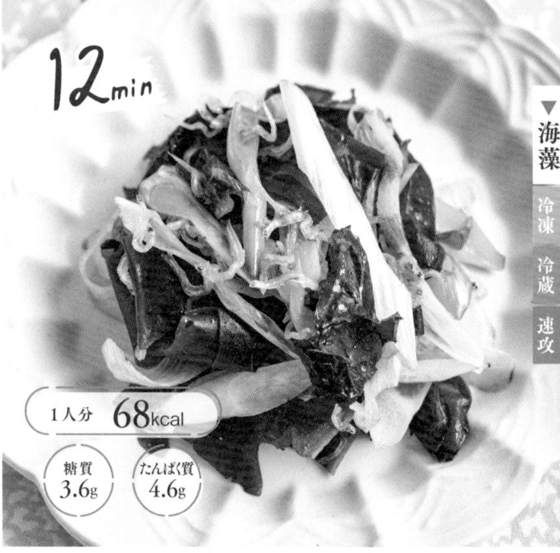
12min
1人分 68kcal
糖質 3.6g
たんぱく質 4.6g

材料（2人分）
乾燥わかめ…大さじ2
長ねぎ…1本
ちりめんじゃこ…大さじ3
ごま油…大さじ½
A しょうゆ…大さじ½
塩…少々

作り方
1 わかめはたっぷりの水に10分つけて戻す。長ねぎは5mm幅の斜め切りにする。
2 フライパンにごま油を中火で熱し、長ねぎを入れて炒める。しんなりしたらわかめとじゃこを加えて炒め、Aを回し入れてさっと炒める。

マヨネーズがしっかりからんで、パクパク食べられる

ひじきとミックスビーンズのサラダ

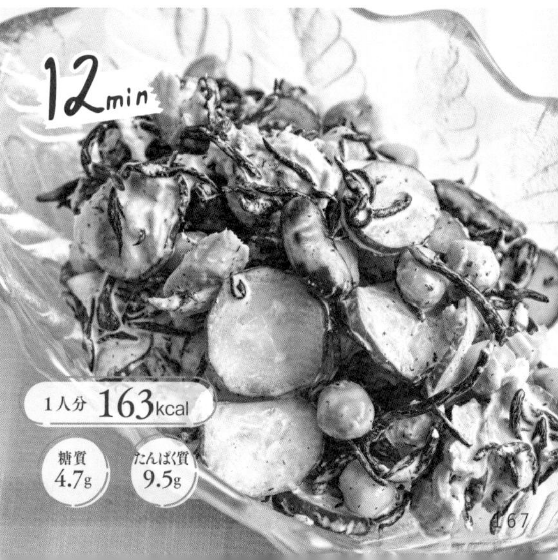
12min
1人分 163kcal
糖質 4.7g
たんぱく質 9.5g

材料（2人分）
ひじき…5g
きゅうり…½本
塩…少々
ツナ缶（水煮）…1缶
ミックスビーンズ…1袋（60g）
A マヨネーズ…大さじ2
酢…小さじ½
塩・こしょう…各少々

作り方
1 ひじきはたっぷりの水でにつけて戻す。きゅうりは小口切りにして塩をまぶし、10分ほどおく。ツナは汁けをきる。
2 ボウルに1、ミックスビーンズ、Aを入れて和える。

まずは基本をおさらい

そもそも糖質オフって？

糖質の多い食事をしないということはわかっているものの、どうしてやせられるのかまでは知らない人も多いはず。ここでは、やせるメカニズムを簡単に紹介します。

糖質オフのルール

ごはんやパン、パスタなどの麺類、いもやかぼちゃなど糖質が多いものを避けて食べること

太る原因は、糖質のとりすぎ。糖質の多い食事をとると、体内で消化吸収されてブドウ糖に分解され、血液中にたくさん入って血糖値が急上昇します。そうなると、すい臓からインスリンが放出され、血中のブドウ糖が筋肉などに送られ、使い切れなかったブドウ糖が脂肪として蓄えられてしまいます。これがすなわち、太るメカニズムです。

糖質オフとは、糖質が多い食材や食べ物を避け、糖質の少ない食材を選んで食べることでやせる食事法。ごはんやパン、パスタなどの麺類、いもやかぼちゃなどの糖質の多いもの、砂糖やスイーツを避けて食べないようにするだけなので、簡単で続けやすいのが特徴です。

やせるメカニズム

糖質の少ない食事をとる → 食事由来のブトウ糖が少量になる → 肝臓で糖新生が始まる（ブトウ糖が体内でつくられる） → ブトウ糖をつくり出す作業のエネルギー源として脂肪が燃やされる → 蓄えられていた脂肪がどんどん燃やされる → やせる!!

NG!!

糖質の多い要注意食材&調味料

糖質オフを始めるにあたって、まず外せないのが、避けなければならない糖質の高い食材を知ること。
味つけで糖質を高くしてしまうこともあるので、調味料も一緒に頭に入れておきましょう。

✕NG食材

- 肉や魚介の味つけ缶詰
- かまぼこなどの練り物
- 牛乳(少量ならOK)
- 小豆、いんげん豆、調製豆乳
(炒った大豆、きな粉は量に注意すればOK)
- かぼちゃ、くわい、そら豆、とうもろこし、ゆりね、れんこん、にんじん
- きのこや海藻の佃煮
- 米、小麦、そば、コーンフレーク、ビーフン
- いも類、片栗粉、春雨、マロニー
- 果物
(甘みが少ないものなら量に注意すればOK)
- ドライフルーツ、ジャム、フルーツジュース
- 甘い菓子、スナック菓子、米菓子、清涼飲料水

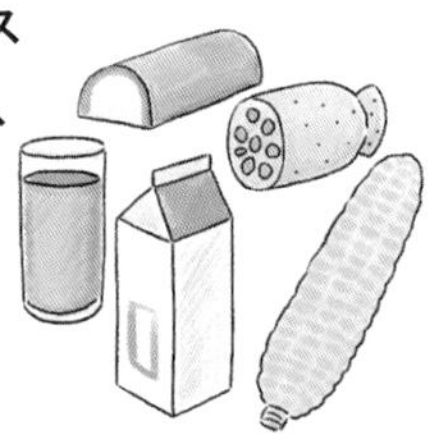

✕NG調味料

- ウスターソース
- とんかつソース
- 甘みそ(白みそ)
- コンソメ、顆粒風味調味料
(量に注意すればOK)
- 酒かす
- オイスターソース
- トマトケチャップ
- チリソース
- カレーなどのルウ
- 焼肉のタレ
- ポン酢しょうゆ
- 砂糖
- はちみつ
- みりん

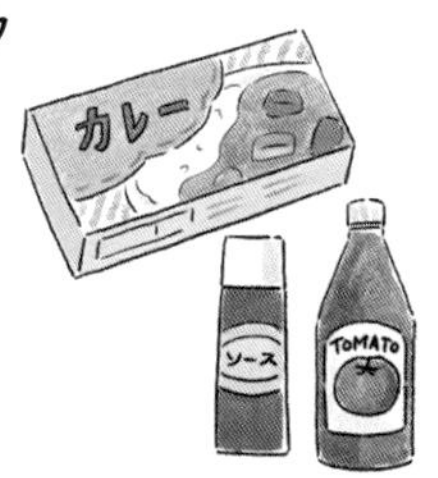

※NG食材、NG調味料でも、本書のレシピ程度の少量であれば、使用してもOKです。

MEMO

糖新生(トウシンセイ)って何?

糖質オフの食事をしていると、食べ物由来のブドウ糖(血糖)が少量しか得られなくなり、その代わりに、肝臓でアミノ酸、乳酸などを原料にしてブドウ糖を作り出すようになります。この仕組みが「糖新生」です。糖新生は体脂肪を分解して得られる脂肪酸をエネルギー源として行われます。

どうして食べても
やせられる？

糖質オフで無理なくやせる理由

辛いカロリー制限や運動をしなくても、糖質オフの食事でやせられるのはなぜ？
その仕組みと、糖質オフの食事のポイントをまとめた糖質制限食十か条を紹介します。

やせるメカニズム

糖質の少ない食材を食べると
消費カロリーが増え、脂肪燃焼しやすい体になる！

糖質の多い食材を避け、糖質の少ない食材を食べるようになると、消費カロリーが増える現象が起こります。これは、糖質の少ない食事をすることで、食べ物からブドウ糖（血糖）が少量しか得られなくなり、自分の肝臓でブドウ糖を作り出す仕組み（糖新生）ができるということ。そのためにはエネルギーが必要なので、消費カロリーが増えるのです。その他にも、体脂肪を積極的に燃やし、エネルギー源にするので、確実にやせていきます。

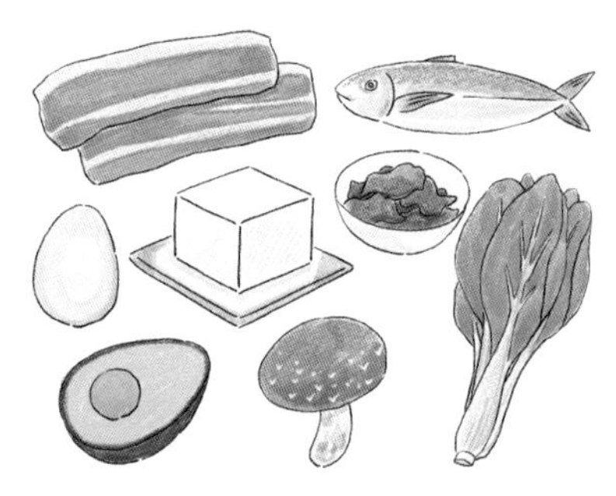

糖質制限食十か条

1. 魚介、肉、豆腐、納豆、チーズなど、たんぱく質や脂質が主成分の食品はしっかり食べてもOK。
2. 米やパン、麺類、菓子、砂糖などの糖質はできるだけとらないようにする。
3. やむを得ず、主食（米、パン、麺類など）を食べるときは、できるだけ少量にする。
4. 飲み物としては、甘いジュース類はもちろん、牛乳や果汁もNG。成分無調整の豆乳、水、お茶などを。
5. 糖質含有量の少ない野菜、海藻、きのこ類は食べてOK。果物はいちごなど、甘みの少ないものを少しだけに。
6. オリーブ油や魚の脂（EPA、DHA）は積極的にとり、リノール酸（サラダ油）は減らす。
7. マヨネーズやバターもとって大丈夫。ただし、マヨネーズには糖質が含まれているものもあるので、原材料をチェック。
8. お酒は種類を選ぶこと。蒸留酒（焼酎、ウイスキーなど）と辛口ワインはOKだが、醸造酒（ビールや日本酒など）は控えて。
9. 間食やおつまみはチーズやナッツ類を中心に。スナック菓子、ドライフルーツはNG。
10. できるだけ化学合成の添加物が含まれていない食事を選ぶ。

OK!!

糖質の少ない安心食材&調味料

糖質オフ中でも安心して食べられる、糖質の少ない食材＆調味料。
P169のNG食材と合わせて理解し、食材選びの参考にしていきましょう。

OK食材

・牛肉、豚肉、鶏肉などの肉類
・ソーセージやハムなどの肉加工品
・魚介類
・ツナなど魚の水煮、油漬け缶詰
・卵
・豆腐、無調製豆乳などの大豆製品
・野菜（玉ねぎ、ごぼうは量に注意）
・豆類、ごま、くるみなどの種実類
・きのこ類
・海藻（ただし昆布は大量に食べない）
・油脂類
・こんにゃく
・アボカド

OK調味料

・しょうゆ
・塩
・みそ（白みそ以外）
・酢
・マヨネーズ
・香辛料（ハーブ・スパイス）

MEMO

日本酒も糖質ゼロ酒がおすすめ！

一般的な日本酒は糖質が多いですが、糖質を極限までカットした日本酒を選べば、糖質オフ中でも楽しめます。

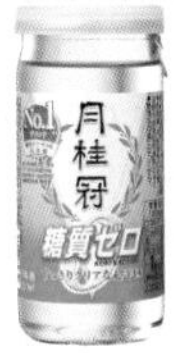

小麦粉、パン粉の代わりに

おからパウダー、高野豆腐のすりおろし、アーモンドスライスでおいしく！

衣やつなぎに使う小麦粉、パン粉は糖質が高いので、その代わりにおからパウダー、高野豆腐のすりおろし、アーモンドスライスなどの低糖質食材を使って揚げ物やハンバーグ、つくねなどを作りましょう。食物繊維やカルシウム、ビタミンEなど栄養価も高いのでおすすめです。

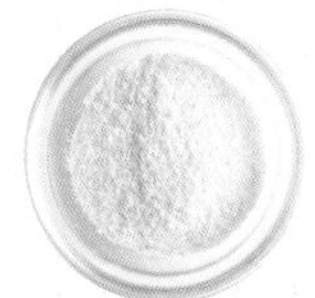

おからパウダー
粉末にしたおからを乾燥させたもので、スーパーなどで購入できる。

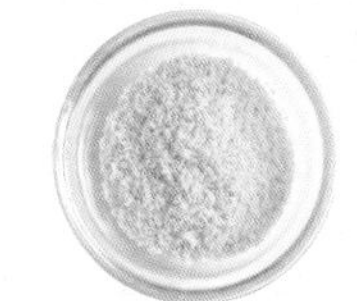

高野豆腐のすりおろし
高野豆腐をすりおろせばOKだから、自分で簡単に作れる。

砂糖の代わりに

エリスリトールという糖アルコールを含む甘味料を利用して

煮物や照り焼きなどの甘辛いおかずには、砂糖を使いますが、糖質が多いのでNG。その代わり、血糖値を上げない人工甘味料を使いましょう。人工甘味料は大量にとると体に害を及ぼすものもありますが、その中でも、エリスリトールという天然由来の糖アルコールのものがおすすめです。

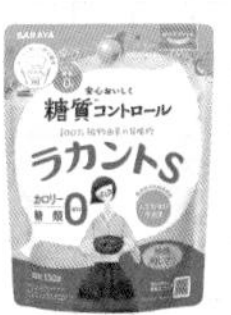

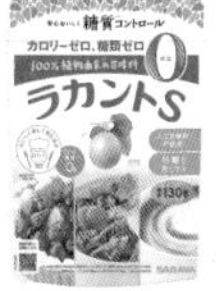

ラカントS
羅漢果の抽出エキスと、エリスリトールを原料とする甘味料。

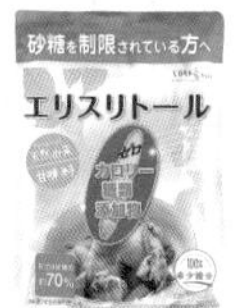

LOHAStyle エリスリトール
エリスリトール100%の甘味料

もっといいこと！

糖質オフで手に入れる 健康へのメリット

糖質オフの食事はやせるだけでなく、健康にもうれしい効果が期待できます。
ダイエット中以外の人も必見の、糖質オフで健康になる2つのメリットを見てみましょう。

糖質オフで「酸化ストレス」を減らして、がんやアルツハイマーの予防に

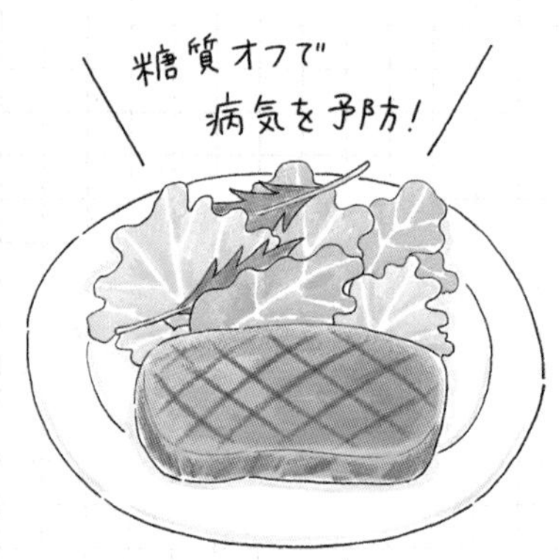

がんやアルツハイマー、動脈硬化などの様々な病気の原因に「酸化ストレス」があります。糖質をたくさん食べることで血糖値が上昇し、インスリンの分泌が増えると活性酸素が増加して、身体の中の血管が錆びていく現象が起きます。この現象が、人の身体に悪影響を及ぼすと考えられており、様々な病気の元凶なのではないかと言われています。すなわち、糖質を少なくする糖質オフの食事は、これらの病気の予防につながるのです。

酸化ストレスって？

糖質摂取による
食後の高血糖と
インスリンの分泌過剰

活性酸素が
増加

酸化ストレス
が増える
（体がさびる）

糖質オフの
食事

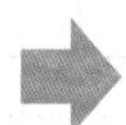

がんや
アルツハイマー予防に

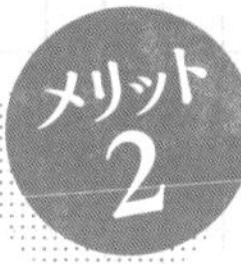

糖質オフで「AGEs」の蓄積を防いで若さと健康を手に入れる

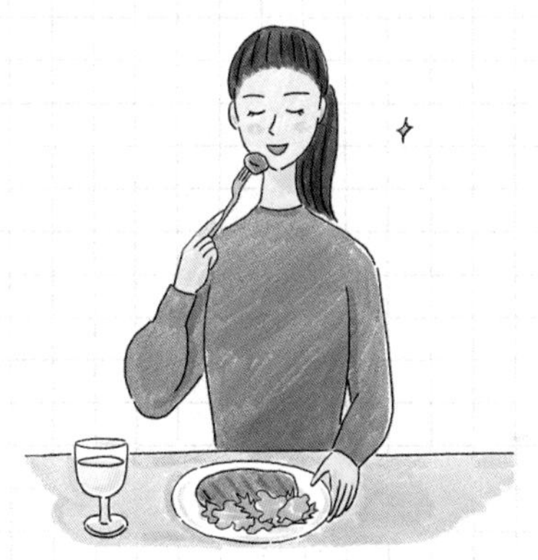

糖質のとりすぎは、老化を進めることもわかっています。糖質のとりすぎで血糖値が上がると、身体を構成するたんぱく質が「糖化」という反応を起こし、最終的にAGEs（エージーイーズ）という終末糖化産物を作り出します。これが骨にたまると「骨粗しょう症」に、血管にたまると「動脈硬化」に、皮膚にたまると「シワ、シミ」の原因にも。全身の老化をストップさせるためにも、糖質オフの食事で若さと健康を手に入れましょう。

AGEsって？

AGEs たんぱく質と糖が結合してできた物質 → 老化を進める

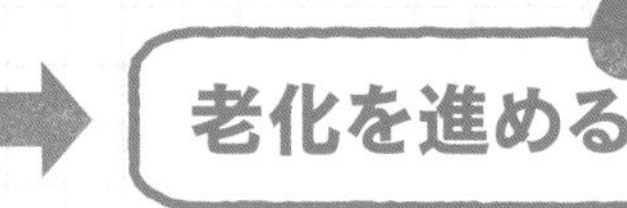

糖質オフの食事 → AGEsが蓄積されにくい → アンチエイジング、健康に！

老けやすい食品　ごはんやいも類の他、調味料も気をつけて

ごはん、パン、麺などの穀類、いも類、甘い味のする加工食品はNG。野菜の中でも、かぼちゃやれんこん、にんじん、玉ねぎなど、糖質の多いものは要注意。調味料も砂糖、みりんはもちろん、ソースやドレッシングも高糖質のものは避けましょう。加工食品や調味料は、成分表をチェックしながら、食品を選ぶこと。

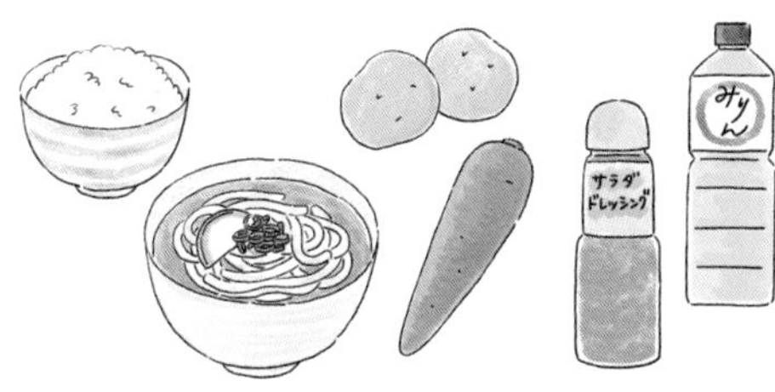

老けない食品　たんぱく質、野菜、チーズなどの乳製品もOK

肉や魚はたんぱく質が多い上、糖質が低いので積極的に食べましょう。チーズやバターなどの乳製品もカロリーは高めですが糖質オフではOK。野菜、海藻、きのこは基本OKですが、昆布だけは糖質が多いので要注意。いも類の中ではこんにゃくを、果物の中ではアボカドが低糖質。調味料はシンプルなものを。

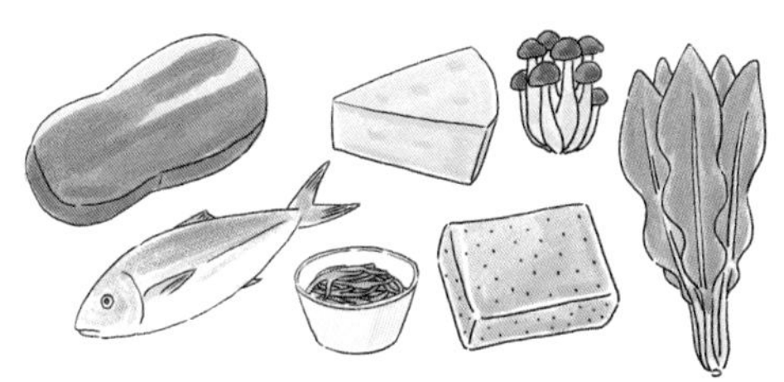

より効果を
得るために！

糖質オフダイエットの目標の立て方

しっかり結果を出すために、ダイエットの目標を立てておくことも大切です。
自分の現状と適正体重を知り、目標に合わせた糖質制限食を取り入れましょう。

まずは自分の適正体重と適正エネルギーを知ること

ダイエットを始めるなら、BMIの式で自分の適正体重を計算し、それをもとに、1日にどれぐらい食べるとよいのかをカロリー数で表した適正エネルギーを求めます。求めた適正エネルギーを目安として、糖質オフレシピを組み合わせて食べるのが理想的です。

❶ 適正体重を割り出す

BMI（ボディマスインデックス）数値22の体型が、病気にかかる率が低い理想的な体重と言われています。

$$\text{BMI} = \frac{\text{体重(kg)}}{\text{身長(m)}^2}$$

標準体重 ＝ 身長(m)×身長(m)×22

❷ 適正エネルギーを割り出す

エネルギー摂取量(kcal)
＝
標準体重(kg) × 身体活動量(kcal)

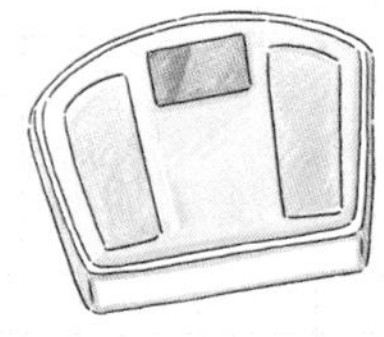

やや低い（デスクワーク中心、主婦など）＝25〜30kcal
適度（立ち仕事が中心）＝30〜35kcal
高い（力仕事が中心）＝35kcal〜

BMIが25以上

太り気味

スーパー糖質制限食

しっかり糖質オフしてやせる!

BMI25以上の人は、生活習慣病にかかりやすくなるので、しっかりとダイエットをしてやせたいところ。1日の糖質量を30〜60gのスーパー糖質制限食を実践しましょう。

BMIが18.5〜25未満

標準

スタンダード

糖質オフを適度に取り入れてやせる!

健康上は問題のない数値ですが、もう少し、すっきり美しくやせたいという人は、1日の糖質量を60〜90gにするなど、適度な糖質オフダイエットがおすすめ。

BMIが18.5未満

やせすぎ

プチ糖質制限食

ゆるやかな糖質オフでスタイルキープ!

やせすぎは、健康面に悪影響を与える場合があるので、BMI18.5をキープして。1日の糖質量を90〜120gにして、バランスのよい食生活で若さと健康を保ちましょう。

これで完ペキ！

目標別 糖質オフの実践法

目標が決まったら、実践あるのみ！2つの表の主食の取り方や、糖質量を参考に進めましょう。
平日はスーパー、週末はプチ糖質制限にするなど、メリハリをつけてもOKです。

1 主食を抜く

糖質オフの方法として、一番簡単なのが「主食を抜く」こと。ごはんやパン、麺などの炭水化物を食べず、おかずのみを食べる食生活にシフトしてみましょう。あとは、この本のおかずを組み合わせて食べれば完璧。スーパーは3食、スタンダードは2食、プチは1食抜くというように調整を。スタンダードとプチで主食を抜くなら、夕飯時がおすすめです。

種類	朝食	昼食	夕食
スーパー	×	×	×
スタンダード	×	○	×
プチ	○	○	×

2 1日の糖質量で調整する

本書には、すべての料理に糖質量を表示しているので、自分が食べたいおかずを探して組み合わるときは、1日の糖質量で調整を。メインのおかず、サブのおかず、というようにして選ぶ楽しみも出てきます。スタンダードやプチは、1～2食は糖質量20g以下に、それ以外は、少し糖質高めのメニューを選んだり、主食もどきをプラスしてもOKです。

種類	朝食	昼食	夕食	1日の摂取量
スーパー	10～20g	10～20g	10～20g	30～60g
スタンダード	10～20g	40～50g	10～20g	60～90g
プチ	40～50g	40～50g	10～20g	90～120g

MEMO

どうしても主食が食べたくなったら カリフラワーごはん、おからごはん、糖質ゼロの麺を

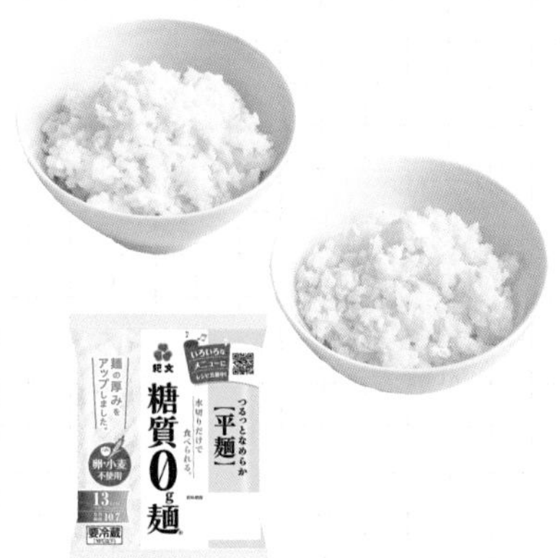

スーパー糖質制限食なら特に、主食抜きの食事になってしまいますが、ときどき、ごはんや麺、パンがどうしても食べたくなることもあるでしょう。そんなときはP72で紹介しているカリフラワー&おからごはんや市販のブランパン、糖質ゼロの麺を利用して。満足感もあるのでおすすめです。

挫折しないための

コンビニ&外食活用術

料理をするのが苦手な人や、お昼にお弁当を作るのが面倒な人は、コンビニ＆外食を頼るのもOK。そこで、コンビニ＆外食でのメニュー選びのポイントを紹介します。

お弁当やおにぎり、パンなどが豊富なコンビニですが、意外にも糖質の低い食品も豊富。最近は、糖質オフの商品を販売しているお店もあるので、上手に取り入れましょう。

原材料表示、栄養成分表示を必ずチェックして!

コンビニで買い物をするなら、パッケージに表示されている「原材料表示」「栄養成分表示」を必ずチェック！　原材料表示には、配合量の多い順に食材名や調味料名が表示されるので、小麦粉、砂糖などの糖質の多い食材名が前の方にある場合は要注意。栄養成分表示の「炭水化物」は糖質＋食物繊維のことで、最近では、糖質と食物繊維を分けて表示しているものもあるので、確認しましょう。

原材料表示例

名称	冷凍コロッケ
原材料名	野菜（ばれいしょ・たまねぎ）・牛肉・砂糖・発酵調味料・小麦粉・マーガリン・しょうゆ・脱脂粉乳・食塩・香辛料・衣（パン粉・小麦粉・マーガリン）・」揚げ油（紅花油）・調味料（アミノ酸等）・香料
内容量	180g
賞味期限	枠外の裏面に記載してあります
保存方法	マイナス 18℃以下で保存してください
製造者	SORA 食品工業株式会社
	〒 101-0051　東京都千代田区某 1-1-1

栄養成分表示例

栄養成分表示	1食（60g あたり）
エネルギー	263kcal
たんぱく質	17.8g
脂質	7.9g
炭水化物	15.7g
糖質	10.0g
食物繊維	5.7g
食塩相当量	0.5g

コンビニでおすすめ食品

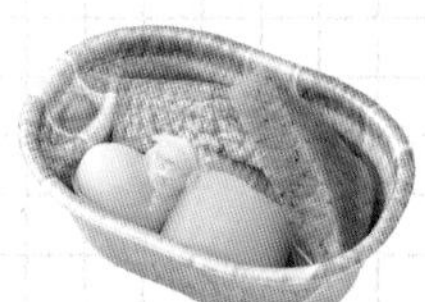

おでん
低糖質のこんにゃく、大根、牛すじ、卵、厚揚げなどがおすすめ。

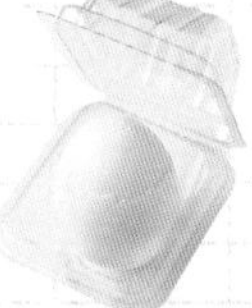

ゆで卵
ゆで卵は低糖質で高たんぱく質だから、ダイエット中は積極的に。

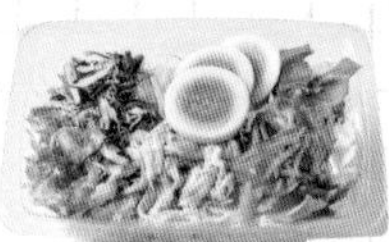

サラダ
食物繊維とビタミンが豊富。ドレッシングなしのタイプを選んで。

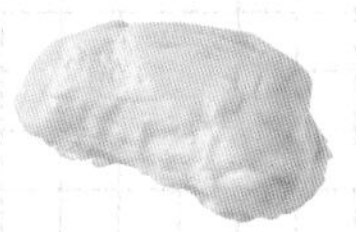

サラダチキン
低糖質、高たんぱくの優秀食材。様々なフレーバーを楽しんで。

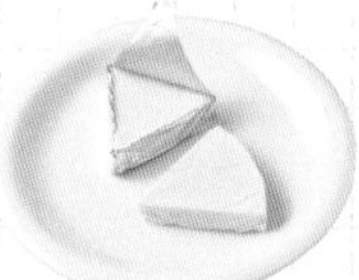

チーズ
高カロリーですが低糖質でダイエット向き。小腹が空いたときに。

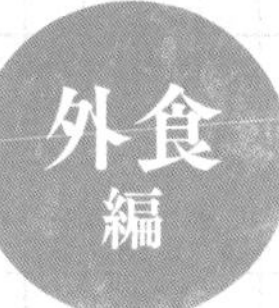

外食編

ダイエット中だって外食がしたい！飲みに行きたい！という人も、ポイントを押さえれば、糖質オフの食事が可能です。主食や砂糖を多く使った料理などは避けましょう。

おすすめ食材

▶バイキング

バイキング形式は、たくさんの種類の中から選べるから、糖質オフダイエット向き。主食は抜いて、肉や魚のおかずはシンプルなもの、なかなか普段食べられないきのこや海藻なども意識してたっぷりいただきましょう。

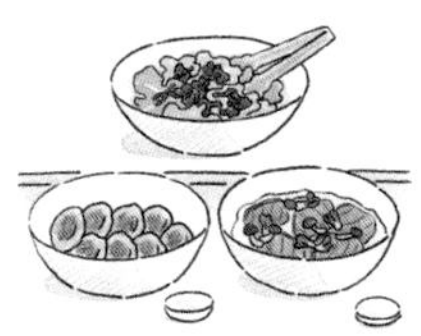

▶洋食（フレンチ・イタリアンなど）

洋食は高カロリーなのでNG？と思いがちですが、主食のパンやパスタなどを除けば、低糖質の料理ばかり。ただし、ホワイトソース、フライ、ポタージュなど、小麦粉やパン粉、いも類などを使用した料理は避けること。

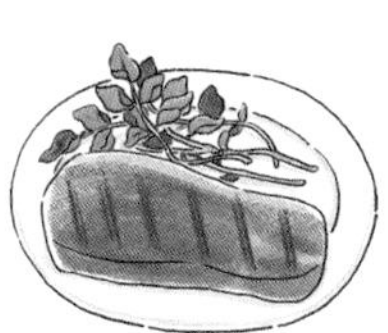

▶ファミレス

和・洋・中・エスニックとバラエティに富んだ食事を楽しめるのが魅力。低糖質の肉や魚料理、サラダなどを単品でオーダーするのがおすすめ。肉料理のつけ合わせは、糖質が多いこともあるので食べないように注意して。

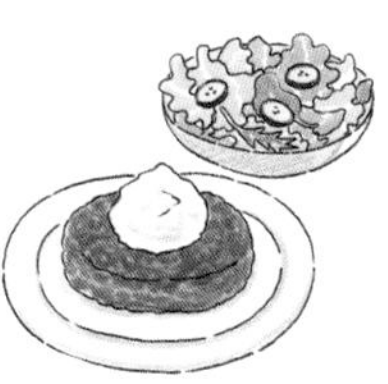

▶居酒屋

蒸留酒を選べば、お酒もOK。おつまみは、なるべくシンプルな味つけのものを選ぶこと。焼き鳥（塩）、刺身、サラダ、冷やっこ、枝豆などが安心。また、野菜から先に食べるなどの順番を意識するのも大切です。

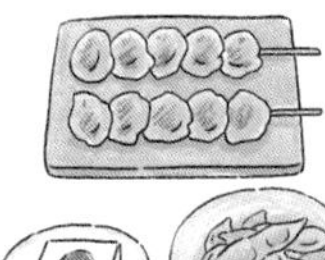

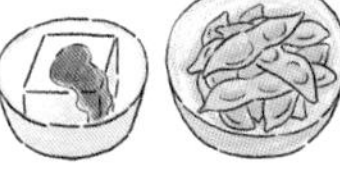

要注意外食

▶中華料理

ラーメン、焼きそば、チャーハン以外にも、餃子、シュウマイなど高糖質の料理が多いので気をつけて。また、炒め物でもとろみのある料理は、片栗粉を多く使っている場合があるので要注意です。

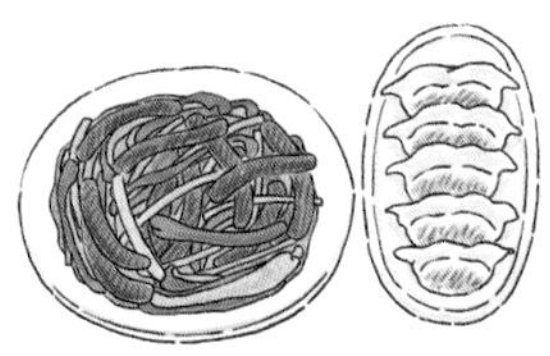

▶和食

ヘルシーに感じがちですが、煮物や照り焼きなどは、砂糖やみりんを使っているものが多く、糖質も高め。刺身定食なら安心ですが、天ぷら定食などは衣や天つゆに糖質がたっぷり入っています。

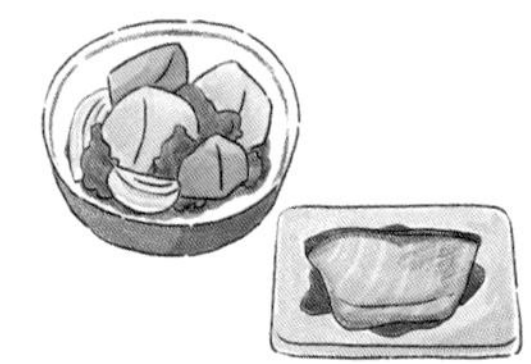

▶ファストフード

手軽に食べられるのが魅力ですが、バンズやソースに糖質がたっぷり。もし食べるなら、チキンナゲットやバンズを低糖質バンズやレタスに変えてもらうなどの工夫を。ポテトはもってのほかです。

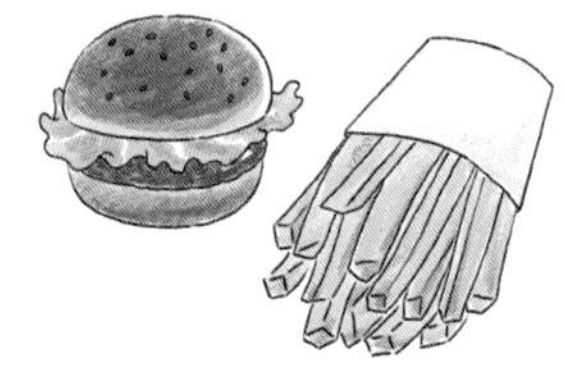

Index
さくいん

＊肉類・肉加工品＊

＊魚介・魚介加工品＊

◆長ねぎ・万能ねぎ

◆なす

◆菜の花

◆にら

◆にんじん

◆白菜

◆パクチー

◆パプリカ・ピーマン

◆ブロッコリー

◆ベビーリーフ

◆ほうれん草

◆水菜

◆三つ葉

◆みょうが

◆もやし

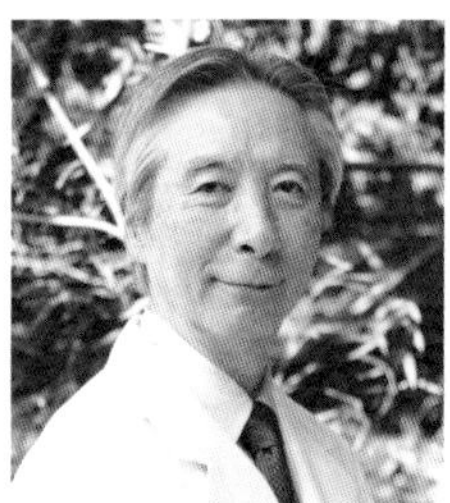

著書

江部康二（えべこうじ）

内科医／漢方医／一般財団法人高雄病院理事長／一般社団法人日本糖質制限医療推進協会理事長。
1950年京都府生まれ。1974年京都大学医学部卒業、京都大学胸部疾患研究所で研修。1978年より高雄病院に医局長として勤務。1999年に高雄病院に糖質制限食を導入。2000年理事長就任、2001年から糖質制限食に本格的に取り組む。2002年に自らも糖尿病であると気づいて以来、さらに糖尿病治療の研究に力をそそぎ「糖質制限食」の体系を確立。これにより自身の糖尿病も克服。主な著書・監修書に『決定版！スグやせ！糖質オフのラクうまレシピ150』（ナツメ社）、『内臓脂肪がストンと落ちる食事術』（ダイヤモンド社）など、多数ある。

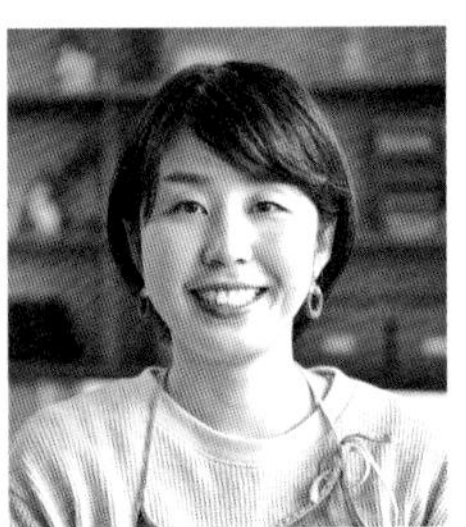

料理（レシピ制作・調理）

新谷友里江（にいやゆりえ）

管理栄養士、料理家、フードコーディネーター。祐成陽子クッキングアートセミナー卒業後、同講師、料理家・祐成二葉氏のアシスタントを経て独立。書籍・雑誌・広告などで、料理・お菓子のレシピ開発やフードスタイリング、メニュー提案などを行っている。お家ご飯を中心に、簡単でおいしい料理に定評がある。主な著書・監修書に『定番おかずがぜ〜んぶおいしく冷凍できちゃった100』（主婦の友社）、『医師が考えた 万能さば缶＆いわし缶レシピ』（学研プラス）、『決定版！作りおき＆レンチンで簡単！糖質オフのやせる！ラクうま弁当350』（ナツメ社）などがある。

Staff

撮影	田中宏幸
デザイン	矢﨑進　磯崎優（大空出版）
スタイリスト	宮沢ゆか
イラスト	今井夏子
調理アシスタント	紺野理奈　今牧美幸　松岡裕里子　高橋結
編集協力／執筆協力	丸山みき（SORA企画）
編集アシスタント	樫村悠香　岩本明子（SORA企画）
栄養計算	角島理美
編集担当	遠藤やよい（ナツメ出版企画）
撮影小道具リース協力	UTSUWA

本書に関するお問い合わせは、書名・発行日・該当ページを明記の上、下記のいずれかの方法にてお送りください。電話でのお問い合わせはお受けしておりません。
・ナツメ社webサイトの問い合わせフォーム
https://www.natsume.co.jp/contact
・FAX（03-3291-1305）
・郵送（下記、ナツメ出版企画株式会社宛て）
なお、回答までに日にちをいただく場合があります。正誤のお問い合わせ以外の書籍内容に関する解説・個別の相談は行っておりません。あらかじめご了承ください。

決定版！作りおき＆帰ってすぐでき！糖質オフのやせる！ラクうまレシピ350

2020年7月2日　初版発行
2023年9月1日　第9刷発行

著　者　**江部康二**
料　理　**新谷友里江**
発行者　**田村正隆**

発行所　**株式会社ナツメ社**
東京都千代田区神田神保町1-52　ナツメ社ビル1F（〒101-0051）
電話　03-3291-1257（代表）　FAX　03-3291-5761
振替　00130-1-58661

制　作　**ナツメ出版企画株式会社**
東京都千代田区神田神保町1-52　ナツメ社ビル3F（〒101-0051）
電話　03-3295-3921（代表）

印刷所　**大日本印刷株式会社**

ISBN978-4-8163-6864-6　Printed in Japan

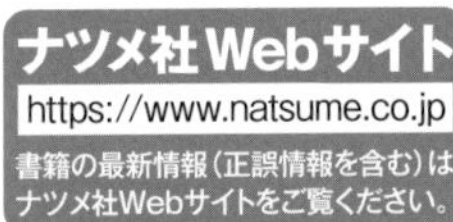